日间手术护理案例精解

鲍梦婷　胡静娜　何雁飞◎主编

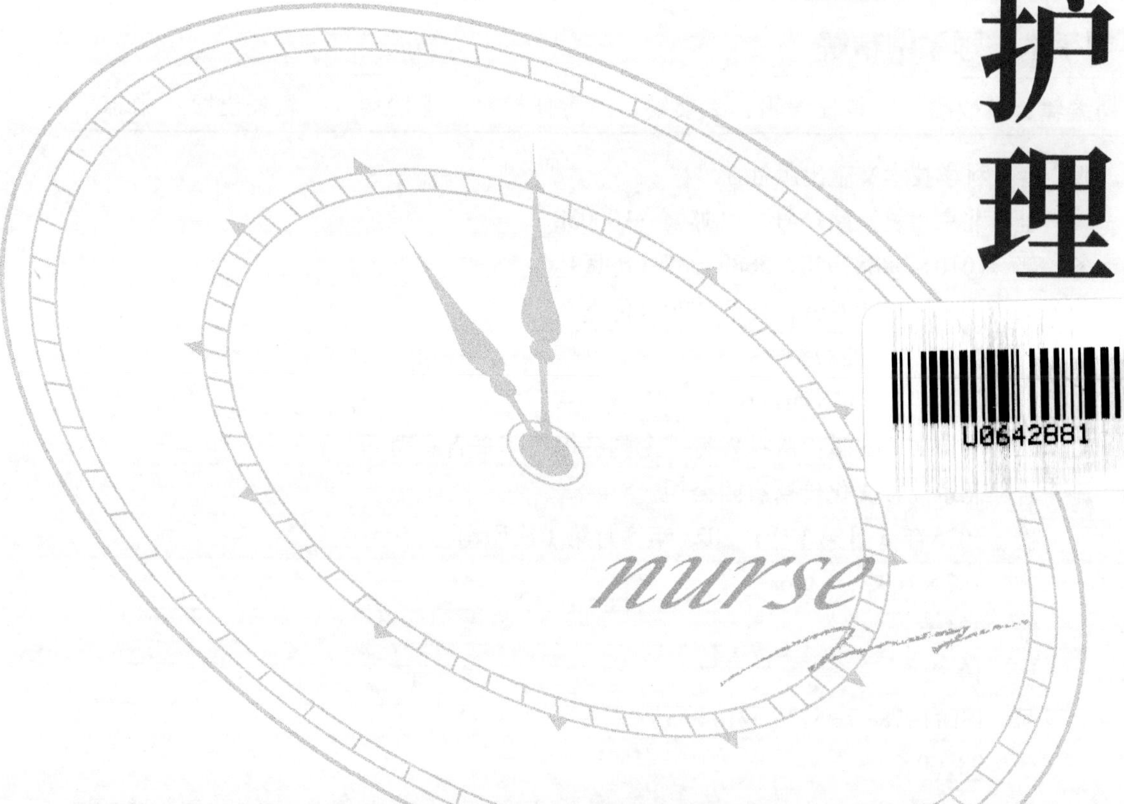

nurse

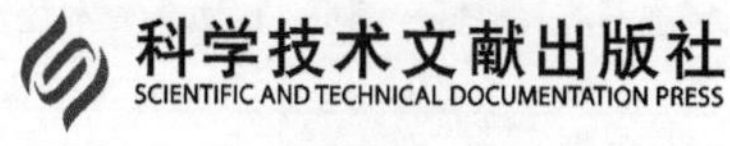
科学技术文献出版社
SCIENTIFIC AND TECHNICAL DOCUMENTATION PRESS
·北京·

图书在版编目（CIP）数据

日间手术护理案例精解 / 鲍梦婷，胡静娜，何雁飞主编. -- 北京 ：科学技术文献出版社，2025. 5.
ISBN 978-7-5235-2104-5

Ⅰ. R473.6

中国国家版本馆 CIP 数据核字第 2025HE5906 号

日间手术护理案例精解

策划编辑：袁婴婴　　责任编辑：袁婴婴　　责任校对：王瑞瑞　　责任出版：张志平

出 版 者　科学技术文献出版社
地　　址　北京市复兴路15号　　邮编　100038
编 务 部　(010) 58882938，58882087（传真）
发 行 部　(010) 58882868，58882870（传真）
邮 购 部　(010) 58882873
官方网址　www.stdp.com.cn
发 行 者　科学技术文献出版社发行　全国各地新华书店经销
印 刷 者　北京虎彩文化传播有限公司
版　　次　2025 年 5 月第 1 版　2025 年 5 月第 1 次印刷
开　　本　787×1092　1/16
字　　数　324千
印　　张　19.25
书　　号　ISBN 978-7-5235-2104-5
定　　价　98.00元

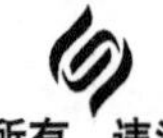

编委会

主　编　鲍梦婷　胡静娜　何雁飞

副主编　王东梅　张　瑜　范晓翔　刘　洋

编　委　（按姓氏笔画排序）

丁春波　王　盼　乐媛媛　成霞霞　吕辉辉　朱飞虹
阮　琦　杜雅琴　李婷婷　吴林飞　吴意行　岑利君
张　峰　张　瑜　张飞飞　张益莹　陈　晴　陈天娇
陈佩娜　陈美丽　陈洁洁　陈瑶枫　陈瑾瑜　邵　红
罗　冰　周春聪　周署霞　房芷伊　胡　蕾　胡婕儿
洪丽娜　洪珊珊　袁　丹　徐瑞玉　翁佳露　高佩琼
高春亚　郭珂圆　萁燕杰　储圆圆　鲁丹丹　鲁春艳
潘　青

目录

第一章 日间手术概述

第一节 日间手术的定义与起源

日间手术（ambulatory surgery）近几年在中国得到了快速发展。早在 1909 年，苏格兰格拉斯皇家儿童医院的 James Nicoll 就提出了日间手术的概念。日间手术较早的定义是 1995 年国际日间手术协会（International Association of Ambulatory Surgery，IAAS）成立之初归纳总结的，其对日间手术的定义是日间手术涉及外科手术与诊断性介入，大部分患者夜间不需要住在医院，而且能够和住院患者一样得到尖端的技术和设施服务，同时有严格的术后随访观察。2003 年 9 月 27 日在法国巴黎由 9 个欧洲国家（丹麦、德国、英国、葡萄牙、西班牙、法国、荷兰、挪威、意大利）和中国香港地区代表 IAAS 推荐的日间手术定义为患者入院、手术和出院在 1 个工作日内完成的手术，不包括在医师诊所或医院门诊开展的手术。需要过夜观察的患者，建议为“日间手术—延期恢复患者”，其定义是在日间手术室（独立的或者在医院内的）治疗的患者需要延期过夜恢复，次日出院。此外，该定义对医疗服务和设施做了相关规定，包括具备一定资质和设备的日间手术中心、专门的手术室、必要的麻醉监护设施、术后恢复病床、经验丰富的外科医师和麻醉医师、沟通能力较强的专业护士（可做好术前、术后护理和随访）、24 小时急救体系等。中国日间手术的定义是在 2015 年 10 月 15 日北京举办的第三届全国日间手术学术年会上由中国日间手术合作联盟（China Ambulatory Surgery Alliance，CASA）提出的，其定义为：患者在一个工作日内完成入院、手术和出院的一种手术模式，不包括在诊所或医院开展的门诊手术。我院（宁波市第二医院）按照该定义，对日间手术按住院进行管理，对于需要延期住院的患者，住院最长时间不超过 48 小时。

所谓的日间手术模式实际就是通过改变管理方式和诊治流程使过去需要住院几天的择期手术或操作在一日内完成的手术管理模式。简而言之，日间手术就是有计划、可择期在 24 小时内完成入、出院的手术或操作。“有计划”指日间手术是一个计划性手术，按预约的时间到医院进行手术；“可择期”则体现在两个方面，其一是指日间手术是择期手术，其二是指患者和日间手术室可双向选择手术时间；“24 小时”是指界定的住院时间不超过 24 小时。日间手术的开展能有效地缩短住院时间、降低住院费用、提高患者的住院满意度，也有利于调动医务人员的工作积极性。

参考文献

[1] 谢浩芬，姜建帅．日间手术医疗护理模式及发展现状 [J]. 中华现代护理杂志，2018，24（12）：1365-1368.

[2] 杨晓宇，王健，孟彦，等．中国日间手术在探索中前行 [J]. 中国卫生经济，2020，39（4）：19-22.

[3] 于丽华．中国日间手术发展的历程与展望 [J]. 中国医院管理，2016，36（6）：16-18.

（鲍梦婷）

第二节　日间手术的发展历程

1909 年 James Nicholl 在《英国医学杂志》发表了以日间手术模式治疗的 8988 个儿科病例，包括腹股沟疝、包茎或包皮过长、乳突炎、腭裂、马蹄足等儿外科手术，提出了日间手术的概念，但由于当时外科学专家们认为这种新模式下术后患者的安全没有保障，加之报道仅局限于儿外科手术，故之后的很长时间没有得到广泛的认同和发展。直到二十世纪五六十年代，爱丁堡大学医学院的 Farquharson 医师在《柳叶刀》杂志发表了其以日间手术模式开展的成人疝修补手术的成功案例。1966 年和 1968 年，华盛顿大学和罗得岛州普罗维登斯市分别成立了日间手术中心。二十世纪七八十年代，开展日间手术的医疗机构逐渐增加，日间手术得到了初步发展。到了二十世纪九十年代，住院治疗模式向非住院治疗模式的加速转变使医疗服务提供模式发生显著变革，日间手术模式正是这一变化的体现，特别是在 1995 年国际日间手术协会成立以后，日间手术在许多国家迅速发展。

我国日间手术起步较晚，2013 年成立了中国日间手术合作联盟，同年加入 IAAS。2015 年国务院办公厅印发了《关于城市公立医院综合改革试点的指导意见》（国办发

〔2015〕38号），首次在国务院层面提出“逐步扩大纳入医保支付的日间手术”。紧接着，国务院发布相关政策文件，扩大公立医院日间手术试点，将开展日间手术作为推动公立医院改革的重要组成部分，同时将日间手术开展情况作为公立医院绩效考核的重要指标等。2022年4月，国务院办公厅在《“十四五”国民健康规划》（国办发〔2022〕11号）中明确提出“推动三级医院日间手术等服务常态化、制度化，逐步扩大日间手术病种范围，稳步提高日间手术占择期手术的比例”。可见国家对日间手术的重视程度高，政策力度大，使得日间手术的发展更加常态化、规范化。

我国最早开展日间手术的是香港地区（1991年），其也是最早加入IAAS的地区，内地最早规模化开展日间手术的是上海申康医院发展中心，且早在2006年该中心就要求其下属医院均要开展日间手术。四川大学华西医院是最早规范化开展日间手术的医院，在开展日间手术的初期就制定了一系列保障质量和安全的措施，主要包括：①患者准入、医师准入、术式准入3个准入标准；②术前麻醉评估、出复苏室评估及出院评估3个评估标准；③住院期间应急预案和出院后应急预案及缜密的随访计划。

中国日间手术在国家卫生健康委员会的支持和CASA的带动下得到迅猛发展，目前全国已有近2000家医院开展日间手术，手术术式有1000余种，覆盖几乎所有外科专业及部分内科专业。

参考文献

[1] 于丽华. 中国日间手术发展的历程与展望[J]. 中国医院管理，2016，36（6）：16-18.

[2] 国家老年疾病临床医学研究中心（湘雅医院），国家科技部内镜微创技术装备与标准国际联合研究中心. 综合医院日间手术室运行和管理中国专家共识（2022版）[J]. 中华消化外科杂志，2022，21（9）：1173-1179.

[3] 俞德梁，刘小南. 日间手术发展展望[J]. 医学与哲学，2022，43（22）：61-64.

[4] 张继东，骆华杰，闻大翔，等. 上海仁济医院日间手术专科化道路发展实践及思考[J]. 中国医院，2023，27（9）：88-91.

（鲍梦婷）

第三节 日间手术的运营管理

医疗费用的持续上涨、医疗服务供需矛盾是各国卫生系统面临的共同难题，我国也不例外。现医疗卫生行业面对的问题是人口老龄化、疾病谱发生改变、慢性病不断增多；广大人民群众的医疗需求不断增加，医疗资源紧张与医疗费用上涨；患者“看病难、看病贵”的矛盾日益凸显，老百姓呼吁降低医疗费用、简化就医流程，需要安全、快捷、经济的服务；医疗机构分布不均衡，医疗优势资源集中在大中型医院，但却没有被高效利用。如何降低医疗费用、缩短患者住院等待时间、加快患者周转、合理利用现有医疗卫生资源已成为公众关心和政府亟待解决的一个重要问题。随着国外日间手术模式的广泛实施和成功经验的累积，日间手术模式安全、有效、便捷、价廉的医疗服务特性，以及提高医疗资源使用效率、方便患者、节约费用的优势，使其被视为缓解“看病难、看病贵”的一剂良方。

我院为更好地开展日间手术，根据医院要求，成立日间医疗质量管理委员会，由院长担任主任，分管副院长担任副主任，成员包括医务科、医疗质量管理科、医品中心、护理部等行政职能部门负责人及临床专家、学术带头人，下设委员会办公室，挂靠医疗质量管理科。制定工作例会制度，每季度召开工作会议，负责落实卫生健康主管部门关于日间医疗管理的规定；制定本院日间手术实施方案及管理制度、日间手术的操作规范和临床路径；制定日间手术准入标准并负责准入审批；制定日间医疗质控指标和质控标准，指导日间手术持续质量改进。各科室在委员会的指导下负责医院日间医疗的统筹管理，做好日间手术管理制度的制定并组织实施，设立各临床专科日间手术病种，对各科室日间手术进行直接管理。

日间手术科室职责包括：①手术科室：主刀医师负责日间手术患者的准入、术式的选择、手术安排、出院评估、应急预案的落实，负责诊疗期间患者的医疗安全；②麻醉科室：麻醉科 / 日间麻醉主任安排具体人员负责术前麻醉评估、术中组织实施麻醉，做好术后麻醉患者复苏前的监护工作，完成患者出麻醉复苏室的评估；③手术室：手术室护士长统筹安排手术房间及手术护士，协助完成手术；④日间手术病房：日间手术病房主任为日间手术病房医疗质量与安全的第一责任人，应安排当班 / 值班医师负责病房患者围手术期的医疗质量安全管理，应对突发状况，组织协调抢救。

日间手术管理模式包括以下几种：①集中收治模式：开展日间手术的临床科室将符合要求的患者集中收治于日间手术病房，手术统一安排在日间手术室，患者围手术期由主刀医师及其医疗组、日间手术病房、日间手术室医护团队集中管理。②分散收治模式：依托目前临床科室、手术室人力资源和手术场所统筹安排。开展日间手术的科室在各自病区床位收治日间手术患者，手术由病房医师统一完成，围手术期管理在普通病房进行，手术在常规手术室进行，患者由各科室分散管理。

日间医疗质量管理委员会制定日间手术授权管理申请、审批、调整和终止程序。由医务科负责医疗授权管理，对被授权科室和个人进行相关医疗质量和医疗安全培训，审查被授权科室和个人在医疗活动中有无行为失当或违规行为，并明确是否调整或终止授权。日间手术授权管理包括以下几个方面。

（1）新增日间手术术式授权流程：新术式在拟定为日间手术术式前，应先通过临床论证，由科主任充分评估后填写申请并上报医务科，经医务科评估后提交医院日间医疗质量管理委员会并经其授权同意后方可开展，未经委员会授权的术式不纳入日间手术管理。通过临床路径管理，系统地对日间手术的服务流程和质量进行把控。

（2）新增日间手术医师资质授权流程：拟申请日间手术权限的医师达到准入的基本条件后，由本人通过钉钉提交手术授权申请，所在科室主任评估同意后医务科根据其技术档案审核资质并授权，随后由医务科完成日间手术相关的医疗质量和医疗安全培训，方可开展日间手术。同时，为确保授权的连续性，针对所有已授权医师，建立院内日间手术医师资质档案，内容包括医师授权申请表、手术资格准入表、手术资格再授权表、年度医师工作考核表。通过以上内容可以直观地评价医师业务胜任能力，这不仅为再授权提供客观、充实的依据，还详细记录了医师的成长历程，为其职业发展规划、医院人才选拔奠定良好的基础。

（3）授权后的管理：医院对所有授权术式及医师建立“有进有出”的动态化管理机制。充分利用信息化手段建立日间手术医师权限信息库，及时与医院信息系统、手术麻醉系统同步，供手术室、麻醉科、日间手术病房、临床科室、行政职能部门查询核实，做到事前风险防控、事中有效监管、事后及时追踪的全过程监督，同时对反复发生医疗安全不良事件的授权人员及时取消授权，保障医疗质量与安全。此外，手术项目也采取动态化管理模式，根据专业实际发展需求增加手术项目与分级或对已有手术项目的分级进行调整，日间手术可选择术式的类别也绝非恒定不变，而是处于动态的管理状态，例如，新技术的引入改进了原有的手术方式，经过评估后，可以纳入日间手术项目范畴。同时，已在库的手术项目也将持续不断优化，减少并发症，提升患者感受。

日间手术医保政策包括患者在门诊进行术前检查的项目（医保规定的日间手术各病种术前检查项目）纳入医保报销，患者入院后按正常住院医保政策报销。如患者因病情等原因不适合出院，转入一般住院流程，不影响医保报销。

参考文献

[1] 陈益，沈杨，谢浩芬，等．日间手术精细化运营管理实践及体会 [J]. 中国医院，2022，26（8）：14-17.

[2] 夏萍，王卫，夏志鹏，等．日间手术全程管理模式探索及实践 [J]. 中国医院，2023，27（8）：99-101.

[3] 朱宏，王凯，孙辉，等．日间手术规范化管理实证调查分析 [J]. 中国医院，2022，26（8）：6-9.

[4] 袁华娣，张秀来，马戈，等．基于患者安全的日间手术管理体系构建 [J]. 中华医院管理杂志，2017，33（5）：352-354.

（范晓翔）

第四节 日间手术流程与准入

我院制定了日间手术准入制度，包括以下 3 个方面。

（1）病种准入：日间手术病种的选择以已经开展的、成熟的术式为主，这类术式应该是治疗该病种的标准手术，手术效果确切、流程安全，手术程序标准化，便于统一管理，一般遵循以下标准：①术后出血风险小；②术后气道损伤风险小；③能快速恢复饮食；④术后疼痛可用口服药物缓解；⑤不需要特殊的术后护理；⑥手术时间不超过 3 小时；⑦术后 24 小时内可离院。

（2）医师准入：遵照我院目前《医师手术分级准入管理办法》，根据目前医师的手术分级，准入原则具体标准如下：①具有相应级别的手术 / 操作资质授权；②相关日间手术术式操作熟练，主刀手术完成 100 例以上。

（3）患者准入：准入原则为病情不复杂、身体条件好、服务半径小的患者。具体标准为：①意识清醒，无精神疾病史，围手术期有家属陪伴；②愿意接受日间手术，对手术方式、麻醉方式理解并认可，家属理解围手术期护理内容，愿意并有能力完成出院后的照护；③全麻手术 ASA 分级为Ⅰ～Ⅱ级，非全麻手术 ASA 分级≤Ⅲ级且全身状况稳定 3 个月以上；④患者本人及家属联系可保持通畅，便于随访和应急事件的处理。

我院根据本院情况，制定了日间手术诊疗流程，详见图 1-4-1、图 1-4-2。

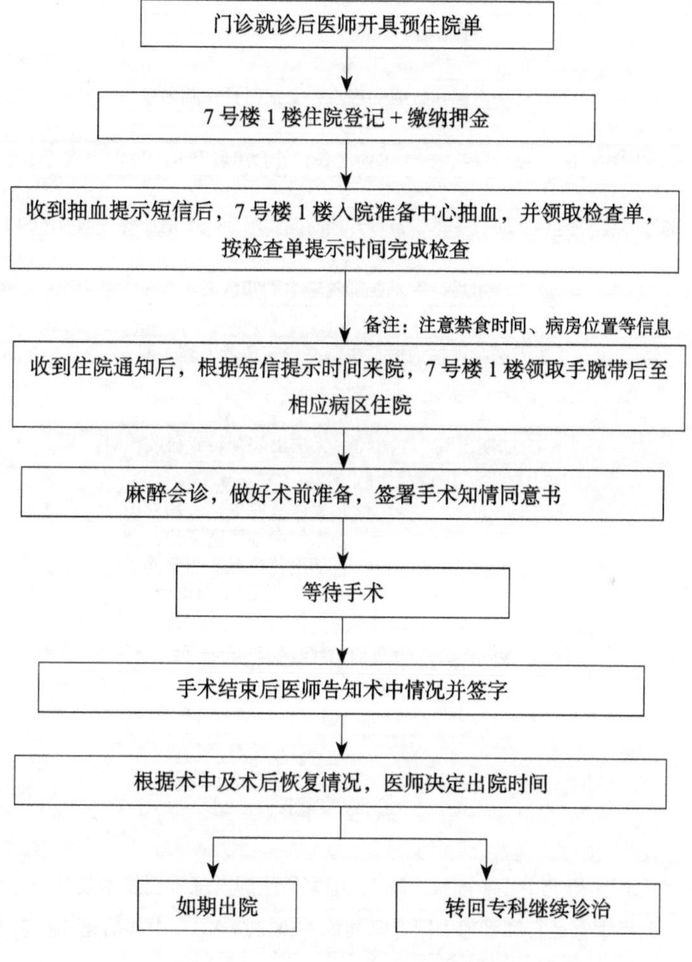

图 1-4-1　患者日间手术诊疗流程

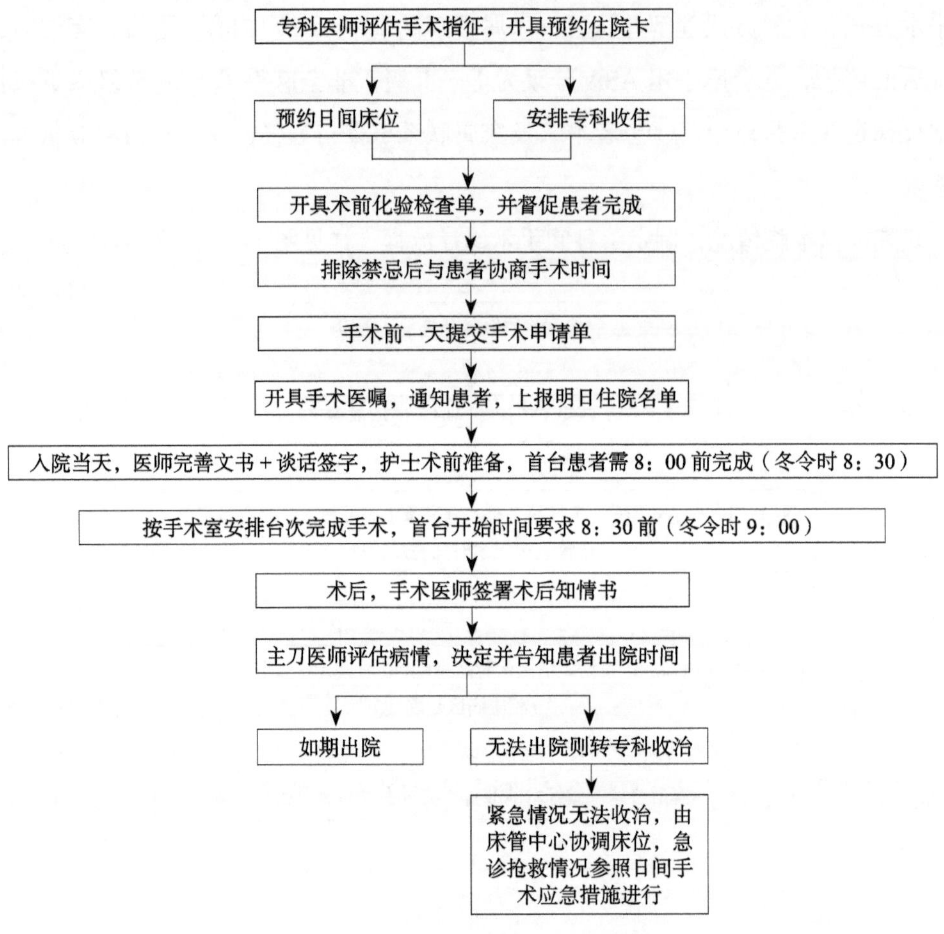

图 1-4-2 医师日间手术诊疗流程

参考文献

[1] 国家老年疾病临床医学研究中心（湘雅医院），国家科技部内镜微创技术装备与标准国际联合研究中心．综合医院日间手术室运行和管理中国专家共识（2022版）[J]. 中华消化外科杂志，2022，21（9）：1173-1179.

[2] 刘小南，俞德梁，赵青川，等．关于日间手术模式的研究及应用进展[J]. 医学与哲学，2014，35（4）：56-59.

[3] 袁华娣，张秀来，马戈，等．基于患者安全的日间手术管理体系构建[J]. 中华医院管理杂志，2017，33（5）：352-354.

（范晓翔）

第二章 日间手术护理管理

第一节　日间手术病房管理

一、日间手术病房硬件与人员配置

日间手术病房不需要患者在医院里过夜，患者等待周期短且可避免来回奔波，可以明显简化就医流程，各项费用也得以下降，能够高效利用医疗资源满足患者就医需求，在保障医疗安全的基础上，为患者提供更便捷、优质、高效的医疗服务。日间手术病房入院不受传统床位的限制，可更好地缓解患者住院“一床难求”的问题。

（一）病房位置的选择

日间手术病房人员流动频繁，人流量大，因此宜选择在医院主要病区外的住院楼建立。选择较低的楼层，设计独立的出、入口及路线，设置单独的门禁管理，标注明确的路标指引，既可缓解住院病房的交通压力，又保障了患者的安全，同时便于病房管理，使患者及家属容易到达。

（二）病房的设备与设施

1. 床位配置

日间手术病房的床位总数不仅与开展的日间手术类别及工作量相关，还应该与日间手术室的数量相匹配。根据科室整体情况，将病房设置为双人间及少量单人间，安静、舒适的病房环境有利于患者术后康复，同时根据患者性别、年龄、手术类型、病情严重程度进行合理的床位安排，例如，四级手术多集中在邻近护士站的病房；儿童患者尽量安排在同一病房，以便相互陪伴与玩耍；同种手术患者也尽量安排在同一病房，便于患者之间相互交流。

2. 病房设置

病房按综合医院相应标准设置，术后护理区域可共享护士站或其他辅助用房。

（1）每间手术室对应 4 ～ 8 张病床。

（2）每 4 张病床应提供 2 个洗手池及感应式水龙头。每间病房应配有消毒除菌液、壁挂式垃圾桶，还应向患者提供饮用水。

（3）每间病房应设有移动储物柜或悬挂式床头柜，以存放患者的餐食和个人用品，每个间隔应设置 1 把陪护用的椅子。

（4）护士站应设置一个与病房和手术室相连接的紧急呼叫系统，并应存储少量无菌用品和一次性清洁用品以备紧急使用，应设置洗手池。

（5）茶水间应位于护士站附近。

（6）病房应设置一个可上锁的衣物存储柜，用来存放从入院准备室转移过来的患者个人物品。

（7）病房区应设无障碍卫生间。

3. 医护办公区

（1）医护办公区为非治疗区，包含办公室、会议室、休息室、更衣室、研讨室、补餐室、茶水间、储藏间等。

（2）医护办公室应靠近手术区域，并设有门禁设施。

（3）办公室、休息室宜自然采光和自然通风。

（4）单人间办公室面积不宜超过 10 m^2，多人间办公室不宜超过 6 m^2/ 人。

（5）在办公室、研讨室与手术室、病房之间应设有紧急呼叫系统。

（6）茶水间可靠近休息室独立设置，也可结合休息室设置。

（7）办公区域的卫生间宜结合休息室、更衣室设置，卫生间内宜设感应式水龙头和洗手池。

（8）更衣室的设置应靠近手术室，以减少穿手术服医护人员的走动。

（9）更衣室内应配置卫生间和淋浴间，同时需提供镜子、吹风机、剃须刀和指甲刀等并放置在干燥区域。更衣室附近宜配备洗衣机。

（10）应提供手术鞋存放空间，并配备机械通风设施。

4. 等候区设备设施

（1）出入院等候区：在等候区设置舒适的座椅，提供饮水机，摆放绿色植物，以便营造平和、亲切的气氛，从而尽可能地减轻或缓解患者焦虑不安的情绪。等候区的护士站可进行入院办理、资料审核、床位安排、问题咨询及术后随访。

（2）首台等候区：根据患者台次，分批进入病房，办理入院。所有首台患者均在此签署相关医疗文书，完成术前准备，等候手术，根据日间手术量和手术间的配比，在等候区设置相应数量的座椅、可移动输液杆、床头标识栏、可移动桌及家属陪伴区等。

（3）手术等候区：病区与手术室走廊连接处为手术等候区。此处设置有相应座椅、茶几及物品寄存柜，方便患者在此等候手术。

5. 护士站设备设施

为避免当日出入院患者混淆，建议设置2个护士站，2个护士站分别对应不同的电梯出入口，以便于护理人员了解患者出入情况，设置刷卡式门禁系统，保障病区安全。护士站均为开放式，一个护士站背靠治疗室及医师办公室；另一个护士站紧邻收费窗口。护士站设有电话、电脑、打印机、收纳柜等，以方便护理人员工作。

6. 安全设备设施

（1）烟雾报警装置：在病区不同位置安装烟雾报警器。当火灾发生时，烟雾报警器将自动识别，进行喷水处置。

（2）一键式报警装置：在病区前后及护士站均安装一键式报警器。当发生危害人身安全事件时，触动一键式报警器，将自动发出警报到医院安全保卫部。

（3）消防栓装置：病区走廊、电梯旁、楼梯口及手术室入口处均设有消防栓装置，每年医院、科室均安排相应的消防应急演练，提高员工消防安全意识。

（4）消防通道：在病区前后及电梯旁均设置消防楼梯通道、防火卷帘门，当火灾发生时，此处门禁系统将自动失效，节省逃生时间。

7. 医疗设备及药品管理

（1）医疗设备：日间手术病房应配备必要的医疗设备，包括血压计、血糖仪、心电图机等。设备应定期检修和维护，确保其正常运行。

（2）药品管理：日间手术病房应有专门的药品管理制度，包括药品的采购、存储、配药和使用等。药品应按照规定进行分类、标识和储存，确保药品安全、有效。

（3）报废处理：过期或者损坏的药品和医疗设备应及时报废，并按照规定进行处理，以免对患者和环境造成危害。

8. 病区整体环境管理

科室管理小组成员对科室物品放置进行统一规范，张贴标识，便于取用和管理。医院环境管理小组定期对各科室环境进行检查，针对不同情况进行相应指导。

（三）病房的人员配置

1. 护理团队的组织架构

对于日间手术病房来说，清晰明确的组织架构及岗位设置便于开展工作。日间手术病房中护理团队的组织架构采用直线型结构，也是最简单的组织类型，即科护士长—护士长—护理组长—责任护士。

护士长在科护士长领导下对护理人员进行管理。同时，根据日间手术收治患者的疾病种类，承担临床、教学、科研等多项工作，科室设立专科护士，包括疾病专项类、科研管理类和临床专科类（表 2-1-1）。编制岗位说明书，明确各岗位职责、准入要求等，有效促进各项护理工作有序完成。除此之外，根据病房床位数设置 1 名工人和 2 名保洁员，协助完成清洁消毒、患者配餐等工作。

表 2-1-1　科室专科护士设置

疾病专科护士	科研管理专科护士	临床专科护士
甲状腺癌专科护士	质控护士	静脉治疗专科护士
肺癌专科护士	医院感染护士	血糖专科护士
乳腺癌专科护士	教学护士（规培教学、进修教学、实习教学）	静脉血栓栓塞防治专科护士
肠癌专科护士	科研护士	管道管理专科护士
血管疾病专科护士	阳光护士（心理）	快速康复外科营养专科护士
儿童外科疾病专科护士		疼痛管理专科护士

2. 护理人力配比

日间手术病房护士人力配比参考国家要求的普通病房人力配置，即床护比为 1 ：（0.4 ～ 0.6），同时应根据日间手术级别变化和病种类型进行调配。日间手术还包括预约、延续护理等重要环节，应根据患者数量、病种类型、信息化程度设置相应的院外护理管理团队（预约、延续护理）。

3. 护理排班设置

日间手术病房排班既要考虑手术种类和数量，又要考虑日间周转的情况，根据手术科室特征将人力配置重点放在工作日。若手术复杂程度和手术数量增加造成手术时间延长，可在夜班适当增加人力配置，保证工作量与人力搭配均衡，确保各时段患者的护理质量。

二、日间手术病房护理人员的培训与考核

日间手术是目前为适应社会发展的需要和满足患者的需求而开设的日间特需服务项目，是一种以患者为中心、介于门（急）诊与住院之间的诊疗模式，以基础治疗、基础护理为重点，日间手术病房有效地缓解了住院病房和门（急）诊病房出现的患者积压，充分提高了床位使用率，而且对医院能产生很好的社会效益和经济效益。随着日间手术的开展，《日间手术推荐目录（2022年版）》中的术式已达700余种，涉及病种繁多，且随着技术进步及流程管理的优化，四级手术日间手术模式逐渐开展，这对护理人员的核心能力提出了更高的要求。

（一）培训与考核要求

根据Benner理论模式，将护理人员分为N1～N4层级，并根据每个层级的特点制定了准入标准、理论培训与操作培训及考核要求（表2-1-2）。

表2-1-2 日间手术病房各层级护理人员的培训与考核要求

层级	准入标准	理论培训与考核要求	操作培训与考核要求
N1	规范化培训护士、1～2年资护士	①以护理学基础理论为主，兼顾日间手术相关理论、单病种围手术期相关知识 ②掌握医院感染知识、护士礼仪与行为规范；熟悉护理程序及责任制整体护理、护理质量与安全、危重患者的抢救及护理、人际沟通交流技巧；了解医疗纠纷的防范、护士心理与情绪调整 ③考核方式为理论考核，每年至少1次	①以基础护理操作技术为重点 ②完成各项基础护理技能操作训练，每月至少考核1次
N2	3～5年资护士	①以专科护理、理论知识为主，兼顾日间手术护理相关的新业务、新技术、新知识 ②掌握护理程序及责任制整体护理、护理质量与安全、危重患者的抢救及护理、人际沟通交流技巧、医疗纠纷的防范；了解护士心理与情绪调整，护理教学、科研及管理知识、疼痛管理、康复（包括快速康复）、心理护理、营养、新媒体运用与护理相关知识 ③考核方式为理论考核，每年至少1次，参加10次院内继续教育项目	①以专科护理技术操作为重点 ②巩固各项专科护理技术操作，重点为新业务、新技术，能根据单病种开展围手术期的全程护理工作 ③每半年至少考核1次
N3	6～9年资护士，10年资以上未能晋升中级职称者	①以巩固日间手术专科护理理论知识为主，兼顾护理教学、护理科研及护理相关的新业务、新技术、新知识的培训与考核 ②进一步熟悉护理教学、科研及管理知识，熟悉疼痛管理、康复（包括快速康复）、心理护理、营养、延续护理、新媒体运用等护理相关知识 ③考核方式为理论考核，每年至少1次，参加10次院内继续教育项目	①以专科护理技术操作为重点 ②巩固各项专科护理技术操作，重点为新业务、新技术，能根据单病种开展围手术期的全程护理工作 ③每半年至少考核1次

续表

层级	准入标准	理论培训与考核要求	操作培训与考核要求
N4	10年以上且具有中级及以上职称者	①熟练掌握专科护理理论及最新进展，以护理科研、教学培训为主 ②熟练掌握护理教学、科研、管理知识、护理专项管理、日间手术延续性护理、新媒体运用等护理相关知识，掌握医疗纠纷的处理方式 ③考核方式为理论考核，每年至少1次；进行专题讲座、组织疑难病例讨论或完成管理/教学查房至少1次；参加10次院内继续教育项目；完成1篇统计源期刊论文发表	①以专科护理操作技术为重点的培训与考核，熟练掌握专科护理技术操作并能完成操作示教 ②每年至少考核1次

（二）培训原则

1. 针对性原则

以科室及护士的实际需求与发展为出发点，通过多种途径、多种形式、多种模式开展培训，针对性地解决教学中现存的和未来可能发生的问题。

2. 系统性原则

以科室整体发展为本，注重培训的系统性，从而达到提高师资整体水平的目的。

3. 自主性原则

科室在医院护理部的总体要求下，对师资开展培训与管理，临床教师要自主学习、自主发展。

（三）业务学习管理

（1）日间手术病房患者的疾病种类多，病情复杂，这就要求护理人员具有丰富的临床工作经验，综合能力强，善于沟通与交流。

（2）为了尽快提高护理人员的业务水平，护理人员需轮流参加医院组织的医疗护理新业务、新技能的学习，每周安排1名医师或护士进行讲课，以积累经验，不断巩固知识；建立操作培训的长效机制，制定医护人员“三基三严”培训电子档案。有效实施全体护理人员的操作培训计划，做到“人人过关”，以全面提高大家的业务水平。

（四）院级培训

积极参加护理部、病房组织的分层次培训，提高专业能力；按要求选派各层级护理人员参加护理部组织的培训，提高其教学能力。选派高层次人员参加高校教师资格培训，取得高校教师资格证；选派业务能力强的护士参加省专科护士培训，取得专科护士资格证；选派中高级职称护士参加国内各类培训及学术会议、学术交流活动，提高业务与教学能力。

三、日间手术病房护理质量安全管理

护理质量管理，是指护理人员在符合成本效益的前提下，提供患者照护及有效监控质量的机制，护理人员需遵照既定的质量标准做量化评估，以保证达到护理要求的标准。

护理质量和安全是护理管理的核心，提升护理安全是推动医院高质量发展的基石。随着日间手术的不断成熟，三级、四级手术的不断准入给护理质量管理带来了较大的挑战。日间手术的蓬勃发展离不开规范的医疗护理管理流程，只有在保障患者安全的前提下，才能保障患者的医疗护理质量，从而促进日间手术的高效率、高质量发展。

（一）日间手术病房质量安全管理委员会组织架构（图 2-1-1）

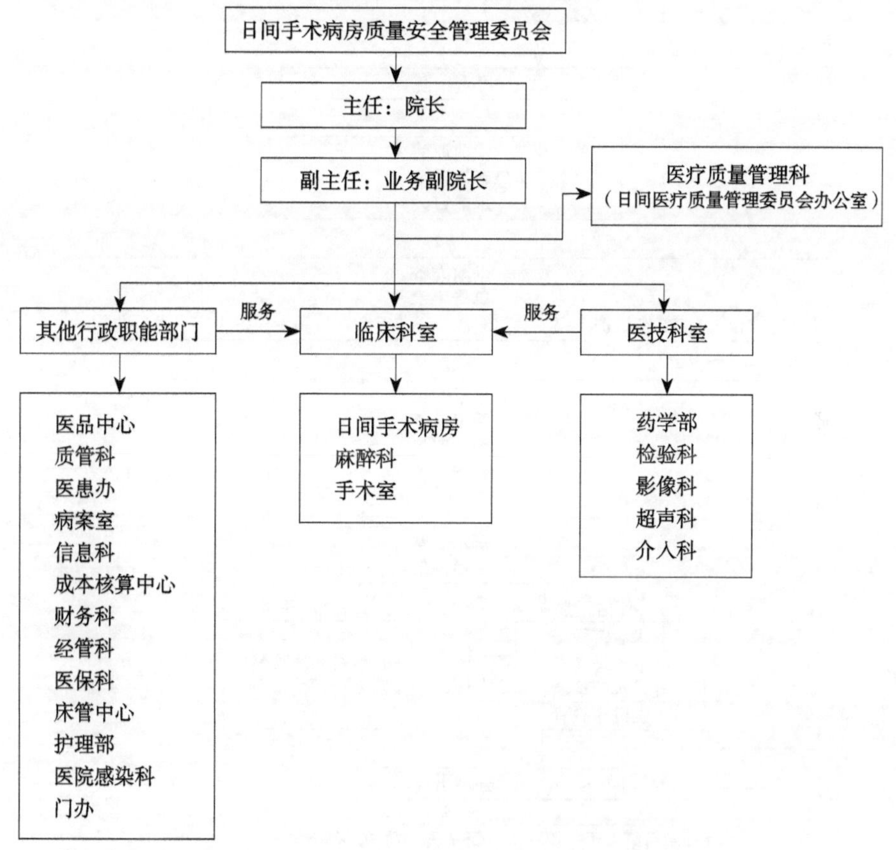

图 2-1-1 日间手术病房质量安全管理委员会组织架构

（二）标准化护理临床路径

从预约、入院、出院、随访各环节制定标准化护理临床路径，明确各阶段的护理工作内容和岗位职责，以确保最佳医疗护理方案（图 2-1-2）。

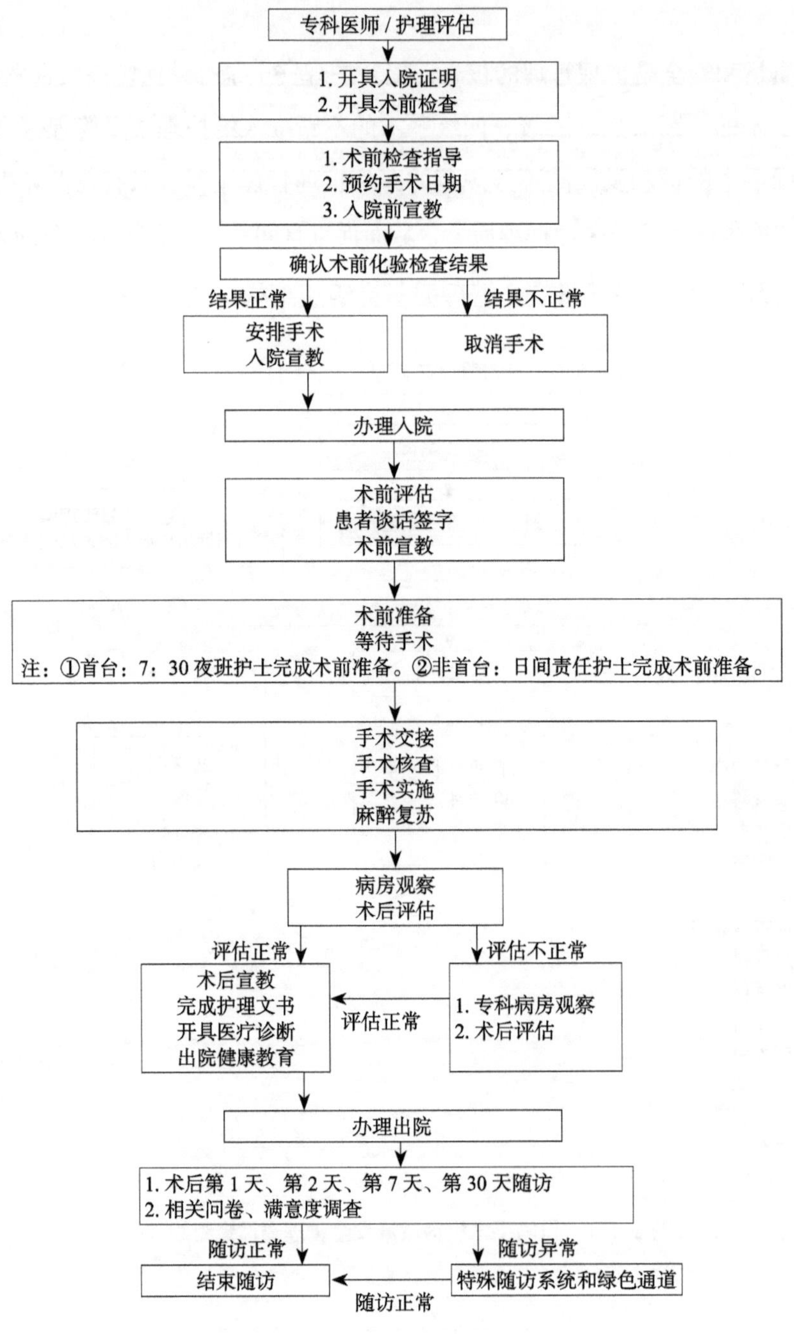

图 2-1-2　标准化护理临床路径

（三）护理质量评价标准

（1）有护理质量与安全管理组织，职责明确，有监管措施，能定期召开质量追踪分析会，有记录。

（2）提高患者识别准确性，对就诊患者实行唯一标识（医保卡、新型农村合作医疗卡编号、身份证号码、病历号等）管理；使用“腕带”作为识别患者身份的标识。

（3）完善关键流程（门诊、急诊、手术室之间流程）的患者识别措施，健全转科交接登记制度。

（4）有重点环节应急管理制度和重点环节应急预案（包括患者用药、输血、治疗、标本采集、围手术期管理、安全管理等）。

（5）严格执行护理不良事件登记、报告制度，建立网上报告系统，鼓励护士网上报告护理安全隐患、护理不良事件；每100张床位年报告不少于10件。

（6）有护理安全（不良）事件成因分析、改进机制、追踪评价。

（7）所有处方或用药医嘱在转抄和执行时有严格的核对程序，并有转抄和执行者签字。对于住院患者，应由医师下达医嘱，药学技术人员统一摆药，护士按照规范实施发药，确保给药安全。

（8）对患者实施护理相关操作、特殊诊疗（如化疗）或输血及使用血液制品、贵重药品和耗材等时需向患者或其近亲属、授权委托人说明，应履行书面知情同意手续。

（9）有紧急抢救情况下执行口头医嘱的相关制度与流程：医师下达的口头医嘱，执行者需复述确认，双人核查后方可执行，下达的口头医嘱应及时补记。

（10）接收非书面危急值报告者应规范、完整、准确地记录患者识别信息、检查结果和报告者的信息，复述确认无误后及时向经治或值班医师报告，并做好记录。

（11）有手术安全核查与手术风险评估制度与流程，实施“三步安全核查”程序，当涉及双侧、多重结构（手指、脚趾、病灶部位）、多平面部位（脊柱）的手术时，对手术侧或部位有规范统一的标记，并正确记录，确保手术部位正确、操作正确、患者正确。

（12）有护理应急预案，护士知晓应急程序；有重点护理环节（如输血、输液、管道护理及药物不良反应等）的管理措施；有跌倒、坠床等意外事件报告制度、处理预案与可执行的工作流程；有压疮风险评估与报告制度，正确实施预防压疮的有效护理措施。

（13）有麻醉药品、精神药品、高浓度电解质、化疗药物等特殊药品的独立存放区域，标识清晰，毒麻药物实行专柜、专锁、专人管理，严格交接班登记，对使用情况有记录。

（14）口服药物原始包装保存，无“三无”（无生产日期、生产厂家、保质期）药品；冰箱内无过期药品、物品。特殊药物严格按其要求保存（如注射用胰岛素置于冰箱内保存，开启后注明开启日期、时间并签名，保存方法及使用期限按说明书要求）；其他药物按规范放置。

（15）建立相关评估制度，对住院患者跌倒、坠床风险进行实时评估，对特殊患者（如儿童、老年人、孕妇、行动不便和残疾患者等）主动告知跌倒、坠床危险，采取适当措施防止跌倒、坠床等意外，如设置警示标识、语言提醒、搀扶或请人帮助、使用床挡等。

（16）保持安全消防通道通畅，通道、管道井、配电房内无杂物堆放；应急箱处于备用状态。

（四）日间病房急救流程和培训

（1）培训频率：每年全院参与演练 2 次。

（2）日间病房值班 + 急救医疗团队运作方式：采用 24 小时值班制，岗位责任制。

（3）凡日间手术病房中的患者发生突发性意识丧失、急性循环或呼吸功能严重障碍等危及生命征象的状况，现场人员应判断是否启动全院急救，如为呼吸、心搏骤停［突发性意识丧失、大动脉搏动消失、无呼吸或无正常呼吸（如叹息样呼吸）］者，立即启动急救医疗小组救援，急救小组按救援流程参与急救（图 2-1-3）。

（4）日间病房医务人员发现心搏骤停后立即呼救并拨打院内 24 小时急救专线。

（5）急救小组成员接到通知后即刻携带急救包，5 分钟内赶到现场，提供高级生命支持并主导抢救。

（6）支援人员：上下楼层及邻近科室员工目击或听到广播后必须立即前往现场支援；抢救车和除颤仪管理科室人员 5 分钟内携带抢救车和除颤仪赶赴现场。

（7）医院安保人员需立即到达急救发生区域并维持秩序。医院消控中心值班人员按呼叫操作流程进行急救动员，负责医院消控系统的维护工作。

（8）记录与监测：心肺复苏记录单和急救事件资料收集表由急救小组护士负责完成，在急救结束后 6 小时内完成，急救医师审核急救事件资料收集表后，按月上报急救医疗质量管理小组。

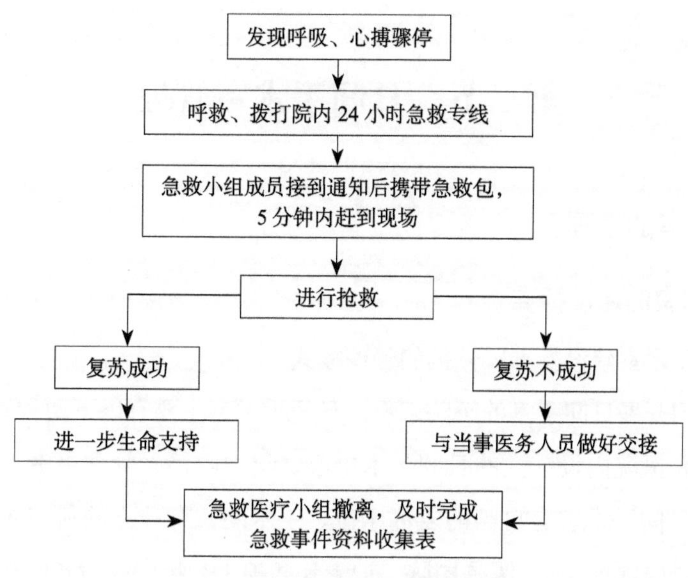

图 2-1-3　急救医疗小组救援流程

参考文献

[1] 刘丽华，胡枝，杜宁莉．基于工时测定的我院肿瘤日间病房护理人力资源配置研究 [J]. 循证护理，2021，7（5）：629-632.

[2] 张姬，冯霞，董鹤，等．后疫情时代护理人力资源配置与管理策略思考 [J]. 中国临床护理，2023，15（4）：257-260.

[3] 李沛，牛娅婷，刘妍．日间病房护理模式对腹腔镜腹股沟疝修补术患者的效果研究 [J]. 国际医药卫生导报，2024，30（4）：677-681.

[4] 程小英．日间病房护理在脂肪瘤患者中的应用价值 [J]. 婚育与健康，2023，29（24）：142-144.

[5] 刘美玲，龚桂芳，杨秋梅，等．基于快速康复外科的分散式日间病房护理管理实践及效果评价 [J]. 护理管理杂志，2020，20（5）：334-338.

[6] 王小红．"1+3"模式护理安全管理对肿瘤科护理质量及不良事件的影响分析 [J]. 现代诊断与治疗，2023，34（9）：1414-1417.

[7] 路威，胡瑞丹，沈灵敏，等．基于循证理论的护理质量敏感指标在手术室安全管理中的应用 [C]// 上海市护理学会．第五届上海国际护理大会论文摘要汇编（上）．[出版者不详]，2022：2.

[8] 杨志萍，朱怡芳，张玲玲，等．研究并分析对手术治疗患者使用日间手术病房管理护理模式的效果 [J]. 实用临床护理学电子杂志，2019，4（33）：161，171.

[9] 胡娜莉．分析日间手术病房管理护理模式 [J]. 医学食疗与健康，2019（2）：132.

（储圆圆　李婷婷）

第二节　日间手术室管理

一、手术室的管理

（一）手术室的建设标准

1.《日间手术室建设标准》依据的管理模式

从目前我国开展日间手术的医院来看，日间手术室主要有以下两种管理模式。

（1）在综合医院内设独立的日间手术中心，集中收治、管理患者。类似于医院内独立的科室，日间手术室有自己的复苏床位、手术间，有独立的科室主任（通常由外科医师或麻醉科医师担任）、医师团队、护士长和护士，集中收治各专科符合条件的患者。这种模式建立了一套完善的管理制度与实施方案，可以独立进行日间手术。

（2）从医院洁净手术部中划出几间手术室，专做日间手术。分散收治，统一管理，由全院统一安排日间手术。日间手术室由医务处管理，包括制定制度、控制准入等。各科病房自己收治患者，根据医务处安排，排队进行日间手术。手术患者通常由各专科分散收治，由一名主任（或护士长）统一管理、安排手术，患者术后回到各专科室中。这种模式在日间手术开展的初级阶段易于管理与实施，但难以做大。

有的医院对日间手术患者采取集中和分散收治相结合的模式，但独立日间手术中心如果缺乏强大的医疗技术和后勤支持，术后患者一旦出现并发症或其他意外，其风险很难把控，特别是在跨机构转诊的过程中。建设日间手术室除了重视手术区域，更要关注综合服务区域与病房区域，以及建立术后随访和沟通机制。

2.《日间手术室建设标准》对平面布局的要求

日间手术室不同于洁净手术室、诊所，应分为 3 个区域：综合服务区域、手术区域和病房区域，其中手术区域和病房区域是受控环境。日间手术室的医疗工艺、医疗流程与平面布局应符合我国国情，我国医院收治的患者多，患者与医护人员的比例与国外差异较大，需要根据日间手术的特点研究新的平面布局与人 / 物流线。日间手术对流程的要求非常精细，包括术前检查、筛选、评估、预约、术中麻醉技术的运用和手术人员的配合、术后复苏与安全等。与洁净手术室相比，日间手术室要求配置的辅房种类、数量与布局都不同。一般来说，日间手术时间较短，医护人员与患者进出较为频繁，为了保障日间手术室的良好运转，术前患者更衣与卫生处置、通过区域，术后复苏、评估与更衣流程，以及复苏室与手术室配比等均不同于洁净手术室，这都为其平面布局及人/物流线的设计提出了新的要求。

为此，《日间手术室建设标准》规范了日间手术室的平面布局、人/物流线、手术室与辅房配置、区域环境及不同手术环境控制等内容，这对提高日间手术室的运营效率、避免交叉污染十分有益，同时也可有效地降低造价与运行费用。

日间手术室的三区域划分与布局的基本原则应是一致的，一个精心设计的日间手术室应避免手术前区域和手术后区域的交叉。患者应该能够以单向方式通过该设施，从主入口进入的患者必须与术后从门厅离开的患者分开，等待手术的患者与术后的患者也不应相见，以免引起心理上不必要的障碍。日间手术室平面布局的要点包括：术前与术后区域不交叉；人流的单向路线（环形走廊，国内俗称“跑道式”）；患者入院接待厅与出院厅分开。

日间手术室建设既不能直接引用国外日间手术指南，也不可照搬我国洁净手术室布局模式。《日间手术室建设标准》只是规定了基本原则，目前各地日间手术室的医疗工艺与流程不一样，布局各异，多年来也积累了不少经验与教训，并不断改进与创新。只有符合《日间手术室建设标准》的基本原则，借鉴国内外成熟经验，才能找出适合本院的最佳医疗工艺流程与布局。

3.《日间手术室建设标准》中的医疗环境控制措施

既然日间手术不是一类新的手术，而是一种管理模式，那么手术环境控制可以参照《医院洁净手术部建筑技术规范》（GB 50333－2013）。但是考虑到日间手术不是门诊手术，而是原来需要住院完成的手术随着微创手术技术、麻醉技术与康复技术的进步缩短至 24 小时内，因此，对日间手术装备和手术环境的要求不仅不能低于住院手术室，反而要更高。可见，日间手术室不能照搬《医院洁净手术部建筑技术规范》，不能将其建成缩小版的洁净手术部。同时，日间手术开展的是成熟手术，以微创手术为主，而非追求实施复杂、高难度的前沿手术。尽管近年来日间手术涉及的病种越来越多，从普外手术到较复杂的手术，甚至目前正逐步开展三级或四级日间手术，但是日间手术室一般不需要设Ⅰ级洁净手术室，而是以Ⅱ级标准洁净手术室为主，辅以少量Ⅲ级一般洁净手术室，多联手术室较为适合日间手术室的形式。

保证手术环境不失控对于频繁换台的日间手术尤为重要。要使手术环境始终处于受控状态，必须采用净化效率高的装置进行手术间的净化处理。电净化装置具有高净化且循环净化的功能，使用电净化装置可以有效降低出风口的细菌浓度，减少手术环境失控现象，避免引发感染。

《日间手术室建设标准》对病房区域的医疗环境控制措施参照了《综合医院建筑设计规范》（GB 51039－2014）中的ICU相关条文，强调了合规的换气次数、合理的气流组织及合适的回风过滤器3项基本原则。

日间手术不仅是一种高效率、低成本的手术模式，而且能耗低，就一台手术涉及的能耗来说远低于住院手术，是一种典型的提高能源效率的医疗模式。日间手术使得过去在洁净手术室中开展的许多手术现在可以在日间手术室中开展，降低了手术环境控制的能耗。

（二）日间手术室类别及数量

1. 类别

医疗机构应根据具体情况建立日间手术室，其类别有洁净手术室或普通手术室，普通手术室宜配置空气消毒设备。

2. 数量

（1）日间手术室的数量与医院拟开展的日间手术项目及收治患者的数量密切相关，并与日间观察病床数量相匹配，一般可按照日间病床数量的1/15～1/10确定，不宜少于2间。设计足够的手术辅助用房，按照日间手术治疗流程合理分区与布局。

（2）因日间手术相对时间短、频率高，所需的麻醉复苏室床位相对较多，建议麻醉复苏室床位与手术间的比例应不低于1.5 ∶ 1。

（三）各区域要求

通用要求手术区域由术前等候区、麻醉准备区、刷手区、无菌物品储藏室、手术室、复苏区（一期复苏）、影像设备隔间、器械预处理室、污洗间（洁具间）、污物存放间、存储区、实验室、血库、药品间等相关区域组成。

1. 术前等候区

术前等候区应设有护士站，并宜独立设置等候隔间，每个隔间面积不宜小于5 m^2，且应考虑陪同人员的座位设置。术前等候区还应设有轮椅存放处、无障碍卫生间。

2. 麻醉准备区

麻醉隔间数量不少于手术室数量，每个隔间面积不小于6 m^2，并留有空间存放应急麻醉设备。麻醉准备区应在病床四周留出通道，以便医师接触患者；应能连通走廊和手术室，且两组门不宜正对；门的宽度应能容纳患者及相关设备通过，净宽度不宜小于1.4 m，每组门上都需设“正在使用”的电子面板；顶部应设有可调节检查灯；患者脚部相对的一侧墙面应设有带秒针的时钟，并兼具麻醉计时功能。每个麻醉隔间应设置紧急呼叫按钮，与复苏单元、医护休息区直接联系，并设有复位指示灯。

3. 刷手区

刷手区的面积可容纳多名医护人员同时刷手、走动。刷手区水龙头数量按照每间手术室 2 个配备。水槽应采用抗菌材质，配置感应式水龙头、洗手液架、壁挂式纸巾架，水槽溅水面应使用单独的防水板，或用密封材料密封。周边地面应防滑，清洁过程中不应有积水。

4. 无菌物品储藏室

无菌物品储藏室应可以容纳若干器械和一次性物品，净面积不宜小于 12 m^2。无菌物品储藏室存放无菌器械小车，设置存储柜，存放消毒液、缝合材料、无菌液体、器械和手术清单所需的敷料包。无菌物品储藏室应连通走廊和手术室，门净宽不宜小于0.9 m，并应设置门禁。

5. 手术室

日间手术室的建筑设计要求应符合 GB 50333—2013 的相关规定。手术室大小应根据要执行的手术类型、所需的工作人员数量及将使用的设备数量和大小来确定；或以 0.9 m × 2.1 m 的手术台尺寸为基准，由所需的手术室无菌区域、循环路径、可移动设备区域和麻醉工作区的面积组合来确定所需手术室面积。手术室内的无菌区域应包括手术台两侧能容纳患者和医护人员的区域。手术台周边应环通，为医护人员提供双向通行的空间。麻醉工作区是一个 1.8 m × 2.5 m 的工作空间，一旦麻醉和检测程序完成，该区域顶部的 0.6 m 就可用作循环通路的一部分。手术室的最小净面积不宜小于25 m^2，其中无菌操作区的手术台、移动手术台或手术床的四周各 0.9 m；循环通道和移动设备区组合设置的无菌区两侧各 0.9 m，患者头部和脚部各 0.6 m。如果手术室需要额外的工作人员和设备，其最小净面积不宜小于 37 m^2，其中手术台、移动手术台或手术床的四周各 0.9 m；循环通道的无菌区两侧各 0.9 m，无菌区底部 0.6 m；可移动设备区在侧面需 0.75 m，在循环通道底部需 0.6 m。

手术室宜与术前准备区及苏醒区位于同一楼层。推床通过的手术室门净宽不宜小于 1.4 m，且宜设置自动启闭装置，安装防激光百叶窗并与激光设备联动。每扇手术室门的上方都应安装一盏“手术室正在使用”的显示灯。当手术室采用电动门时，门应具有自动延时关闭和防撞击功能，并具有手动功能；当使用铅衬防辐射或衬有其他防电磁干扰材料的门时，每扇门的承重量不应小于 250 kg。

二、麻醉复苏的管理

麻醉复苏期是指患者从麻醉状态恢复到自主呼吸、意识清醒和生理功能稳定的过程，是麻醉管理的重要组成部分。由于手术、麻醉等原因，患者在麻醉复苏期间会经历一系列的生理病理变化，可能发生严重的并发症，甚至危及患者的生命安全。因此，明确麻醉复苏室的工作内容，保证术后患者得到合理、安全的监测和治疗，使术后患者能平稳、安全、舒适地度过麻醉恢复期是非常重要的。

（一）麻醉复苏室的设施

（1）麻醉复苏室应与手术室和 ICU 相毗邻，便于麻醉医师和手术医师及时了解、处理患者病情，当患者出现紧急情况时又能及时返回手术间做进一步治疗。

（2）麻醉复苏室门口配备专用电梯。

（3）根据手术间数量和开展的手术类型确定麻醉复苏室床位数（不低于 1.5 ∶ 1），床间距不得少于 1.2 m。

（4）麻醉复苏室内设有层流净化系统，环境安静，光线充足，室温维持在 20 ～ 25 ℃，湿度为 50% ～ 60%。每天进行空气消毒，定期做好环境中的细菌监测。

（5）麻醉复苏室的床有车轮和刹车固定装置、可升降护栏，床头可随意抬高，方便接收和转运患者。

（6）每张复苏床配有电源开关、电源插座、中心供氧装置、中心负压装置、呼吸机专用终端和心电监护仪。

（7）麻醉复苏室内配有抢救车（1 台）、除颤仪、心电图机、简易呼吸机和麻醉机等急救设备。

（8）麻醉复苏室根据科室备常用药和麻醉药，要求药品标识清楚、储藏的温湿度合适，专人管理，定期检查，定期清理。麻醉药物实行“三级、五专”管理。做好交接班。

（二）麻醉复苏室人员的资格要求

（1）医师资格：由获得医师资格证书并经医院授权的本院麻醉医师担任。

（2）护士资格：由获得护士资格证书及护士执业证书并经过麻醉复苏室工作培训的本院护士担任。

（3）麻醉复苏室管理员：由指定的麻醉医师或护士管理，人员由麻醉科主任、护士长指定。

（三）麻醉复苏室人员的职责

（1）麻醉复苏室医师：负责麻醉复苏室的日常运行，全面评估麻醉复苏室患者，负责患者的诊疗；指导麻醉复苏室护士工作；处理特殊情况、联络外科医师；遇到不能处理的问题及时向上级医师和科主任汇报；护送危重患者转运至专科科室以进一步治疗。

（2）麻醉复苏室护士：在麻醉复苏室医师的指导下负责麻醉复苏室患者的监护和治疗；详细记录麻醉复苏室患者的各项生命体征等数据；遇到特殊情况及时向麻醉复苏室医师汇报，协助医师进一步治疗和处理；护送患者回病房。

（四）麻醉复苏室的收治与转出标准

1. 患者术后进入麻醉复苏室的标准

（1）除直接转入 ICU 外，接受全麻、椎管内阻滞平面在第 5 胸椎以上的麻醉患者、呼吸循环不稳定的患者、接受操作性镇静的患者，以及麻醉医师认为有必要的患者，都必须转入麻醉复苏室观察。

（2）接受局麻的患者，因病情需要，在手术医师或麻醉医师认为有必要时应转入麻醉复苏室观察。

（3）特殊情况下患者可在手术室内复苏，但必须严格参照麻醉复苏室标准执行，如晚间麻醉复苏室已经关闭或有特殊感染的患者等。

2. 患者转出麻醉复苏室的标准

（1）意识完全清醒、定向能力恢复、平卧时抬头大于 10 秒、能辨认时间和地点、能完成指令性动作。

（2）循环状态稳定、没有不明原因的心律失常或严重的出血，心输出量能保证充分的外周组织和器官灌注；心率、血压改变不超过术前静息值的 ±20% 并维持稳定在 30 分钟以上；心电图无 ST-T 改变或恢复到术前水平。

（3）可自主维持气道通畅，气道的保护性反射、呼吸和氧合情况恢复至正常范围或是达到术前水平，呼吸频率为 12 ～ 20 次 / 分，在吸入空气情况下 PaO_2 高于 70 mmHg（或 SpO_2 高于 95%）。

（4）体温正常。

（5）术后疼痛和恶心、呕吐得到控制，并有离开麻醉复苏室后的镇痛措施。

（6）椎管内麻醉患者感觉和运动阻滞已经恢复，麻醉平面在第 6 胸椎以下，距离最后 1 次局麻药使用时间 1 小时以上，呼吸循环功能稳定，无须用升压药。

（7）术后在麻醉复苏室使用过镇静、镇痛药物的患者，用药后至少观察 30 分钟方可转出麻醉复苏室。

（8）无急性麻醉或手术并发症，如气胸、活动性出血等。

（9）在患者出麻醉复苏室前，应由麻醉复苏室医师对患者苏醒程度做总的评估。按《复苏室评分标准》进行评分，当患者评分≥ 9 分时，可考虑出麻醉复苏室回病房，或可以在成年家属陪同下离院；评分＜ 9 分或有其他异常情况时，经麻醉复苏室医师评估后，应考虑转入 ICU 进一步治疗。

（10）对患者进行疼痛评分，对疼痛评分大于 6 分的患者进行及时处理。

（五）麻醉复苏室的工作内容

（1）患者由手术室转往麻醉复苏室的过程中，麻醉医师负责维持患者呼吸和循环功能的稳定。

（2）患者进入麻醉复苏室后，立即给予常规的监测和治疗，包括意识、呼吸、心率、血压、血氧饱和度等的监测；保持呼吸道通畅，进行吸氧、输液或输血等治疗；使用气管导管和呼吸功能未恢复者，应辅助或控制呼吸。负责麻醉的医师应与麻醉复苏室的医师和护士做好交接班。

（3）负责麻醉的医师交接后离开麻醉复苏室前，应获取患者的血压、心率、血氧饱和度等数据，确定患者病情稳定后方可离开。

（4）麻醉复苏室医师全面检查患者并对患者麻醉后恢复情况做出评估。

（5）连续监测患者的血压、脉搏、心率、血氧饱和度、呼吸频率及神志恢复情况，每 15 分钟记录 1 次。若出现病情不稳定者应随时测量和处理，并及时记录。

（6）检查各种引流管（胃管、导尿管、胸导管等）及静脉输液通路的通畅情况，监测出入量及引流液颜色并记录。

（7）观察患者伤口情况，有无渗血、渗液现象，并注意观察其颜色、性质及量，做好记录。

（8）查看患者有无因手术体位摆放或电刀使用等原因导致的皮肤损伤。

（9）复苏期间注意患者的保暖。

（10）做好患者的安全措施，避免跌倒 / 坠床、皮肤压力性损伤等情况的发生。

（11）麻醉复苏室工作人员保持安静，禁止大声讨论患者病情或谈笑。

（12）患者出现病情变化或异常时，立即通知负责的麻醉医师，并做好记录。

（13）当患者转出麻醉复苏室时，应详细记录各种检查结果，将患者及其所有病历记录送到相应科室。

（14）严格掌握患者转回病房的标准，由麻醉复苏室的护士或麻醉医师护送，并与接收科室的医护人员做好交接班。

（15）保证患者在运送途中的安全，病情稳定者需戴简易呼吸气囊和面罩，病情不稳定者在转运中需要进行循环监测。

（16）在转运途中患者出现恶心、呕吐、躁动，以及呼吸、心搏骤停等情况时，护送人员均要及时采取相应的急救措施，确保患者安全。

（17）与病房护士交接时，交接内容包括患者的诊断、手术名称及麻醉方式；患者在手术中及麻醉复苏室的情况；患者的意识状态、生命体征及引流管、手术切口部位、术中出入量；用血数量及备血余量。交接完后在手术交接单上签字。

参考文献

[1] 郭莉 . 手术室护理实践指南 [M]. 北京：人民卫生出版社，2019：169-187.

[2] 吕砚青，展翔，段希斌 . “集中管理 + 分散收治” 日间手术管理模式经验分享 [J]. 华西医学，2024，39（2）：279-282.

[3] 中华医学会麻醉学分会 . 日间手术麻醉指南 [J]. 中华医学杂志，2023，103（43）：3462-3471.

[4] 孙德峰 . 日间手术麻醉规范化管理策略 [J]. 实用医学杂志，2024，40（3）：283-288.

[5] 戴燕，马洪升，张雨晨 . 华西日间手术护理管理制度规范构建与实践 [J]. 华西医学，2017，32（4）：497-499.

（陈瑾瑜　胡静娜）

第三节　日间手术医院感染管理

医院感染管理和医疗质量与患者安全密切相关。2018 年 5 月，中华人民共和国国家卫生健康委员会发布的《医院感染预防与控制评价规范》规定了医院感染预防与控制的内容与要求。按照国家标准，结合日间手术的特点，医院制定了日间手术感染管理的具体规范，以防止医院工作人员和患者在医疗活动过程中获得相关感染。

一、工作人员的管理

（1）医务工作人员都应该穿着医院统一的工作服。

（2）工作人员生病时，应该报告单位主管部门，由其评估后决定是否进行适当的工作调配。

（3）按洗手时机严格执行手卫生。

（4）每年接受 1 次体检。

（5）积极参加医院感染管理相关知识和技能培训。

（6）从事无菌技术诊疗操作时应遵守无菌技术操作规程。

（7）工作人员做好个人防护。

二、环境的管理

（1）病房地面用 500 mg/L 的含氯消毒剂擦拭，每日 2 次。地巾一间一换，用后集中清洗、消毒、干燥保存。

（2）病房床单元用 500 mg/L 的含氯消毒剂擦拭，每日 2 次，毛巾应一用一换，用后集中清洗、消毒、干燥保存。患者出院、转科时对床单元进行终末消毒。

（3）患者衣服、床单、被套应一人一换，住院时间超过 1 周时应给予更换，被血渍、体液污染时应及时更换。枕芯、被芯、窗帘、隔帘每年清洗 2 次，如有污渍或特殊感染时应即刻清洁更换。禁止在病房、走廊清点更换下来的衣物。

三、使用物品的管理

（1）每天检查无菌物品的有效期，按有效期的先后排定物品的使用顺序，超过有效期者应丢弃或重新包装灭菌。

（2）清洁物品应该与污染物品分开放置。

（3）可重复使用的物品使用后统一送消毒供应中心清洗消毒。

（4）加强监护仪器设备、环境等的清洁与消毒管理。按照《清洁消毒制度》对各使用中的设备物品进行清洁消毒。

四、废物的管理

（1）按照《医疗废物管理条例》《医疗废物分类目录》对医疗废物进行分类管理。

（2）收集的感染性医疗废物放置于防渗漏的专用垃圾袋内；收集的损伤性废物放置于防穿透的专用密闭容器内。

（3）医疗废物容器盛装不得超过3/4，必须严密封口。

（4）工作人员做好医疗废物的登记、交接工作。

（5）医疗废物收集、运送、贮存、处置等工作人员和管理人员应接受相关知识的培训，配备必要的防护用品，收集医疗废物的工作人员应戴好口罩、手套，穿好工作衣裤、防渗透靴、防渗透围裙。

（6）医疗废物丢失按照《医疗废物丢失处置制度》处理。

（7）病房各室应开窗通风，必要时使用循环风空气消毒器（或等离子体空气消毒器）消毒30～60分钟。

（8）环境卫生学监测、消毒剂监测按《消毒灭菌效果监测制度》执行。

（9）若有医院感染病例需及时上报。

五、外科手术部位感染的管理

日间手术患者在院时间短，但是其手术部位感染（surgical site infection，SSI）的发生率并不低于住院手术患者，SSI已经成为日间手术患者再入院的主要原因之一。

发生SSI的高危因素有高龄、营养不良、糖尿病、吸烟、肥胖、使用免疫抑制剂、其他部位感染、重要脏器功能不全、恶性肿瘤病史等，可控因素有肥胖、糖尿病、吸烟、营养不良、肝肾功能不全等，对这些因素应进行有效干预，如控制体重、调控血糖、戒烟、改善营养不良、纠正贫血及低蛋白血症等。为降低SSI的发生还应注意：①术前1天在家里沐浴，确保手术部位清洁无污渍；②手术当日更换清洁的病员服；剪短指甲；③不佩戴首饰，不穿自己的内衣、内裤；④手术前15～30分钟进行手术部位的皮肤准备；⑤术中注意保暖；⑥严格按照要求使用抗生素。对术前即存在血糖控制不佳及多种耐药菌感染的患者，均不宜纳入日间手术。

六、医院感染监测指标与措施

（1）每月监测医务人员手、空气、物表、使用中的消毒液。

（2）采用空气洁净技术的手术室按规定做好初、中、高效过滤网和过滤器的更换、清洁和保养，按规定监测各项参数，有记录。严格按照《空气净化管理制度》《洁净手术部维护管理规范》执行。

（3）洁净手术室的日常监测：①静压差：每天查看压力表，保证手术间正压运行并做好记录。负压手术间做好日常维护，每月至少查看一次负压并记录，使用前也必须查看负压并记录，保证负压手术间正常运行。②相对温度和湿度：手术间室温控制在 21 ～ 25 ℃，相对湿度为 30% ～ 60%，静压差为 5 ～ 15 Pa。

（4）洁净手术室每年进行一次年检，由具有资质的第三方进行监测，并保留监测报告。

参考文献

[1] 陈德键，缪传文，顾春红，等. 日间手术手术部位感染防控体系的构建及应用探索 [J]. 中国医院管理，2023，43（1）：45-48.

[2] 陶一明，王志明.《外科手术部位感染的预防指南（2017）》更新解读 [J]. 中国普通外科杂志，2017，26（7）：821-824.

（胡静娜　刘洋）

第四节　日间手术应急事件管理

一、日间手术病房应急管理体系组织架构

日间手术病房主任为日间手术病房医疗质量与安全的第一责任人，应安排当班 / 值班医师负责病房患者围手术期的医疗质量安全管理，应对突发状况，组织协调抢救。

二、日间手术病房急救培训制度

1. 培训目标

日间手术病房急救培训目标是提高医护人员的急救意识，使他们掌握基本的急救知识和技能，以应对突发事件。医务人员及医院工作人员（包括保洁员、运送师傅、保安等后勤人员）均接受心肺复苏技术的培训并熟练掌握该项技能，随时应对患者突发心搏骤停的紧急状况，提高现场急救速度和能力，以及危重患者的抢救成功率，从而提升医院整体急救水平。

2. 培训内容

（1）心肺复苏（cardiopulmonary resuscitation，CPR）：指对心搏骤停患者所采取的现场急救技术，包括基本的心肺复苏步骤、使用自动体外除颤器（automated external defibrillator，AED）等。

（2）基础生命支持（basic life support，BLS）：指患者心搏骤停后，立即进行基础生命支持的复苏抢救措施。

（3）窒息处理：包括异物阻塞气道的处理等。

（4）中毒处理：包括药物过量、药物过敏等。

（5）其他常见急症处理：如手术并发症、心肌梗死、脑梗死急性发作、哮喘发作等。

3. 培训方式

采用理论讲解和实践操作演练相结合的方式。

4. 培训时间

每季度进行培训演练。

5. 培训评估

通过考试或者实操考核来评估日间手术病房急救知识的掌握程度，定期组织复训和复习活动，并鼓励学员参加相关的专业认证考试。同时根据日间手术病房急救应急预案和流程开展急救工作，以便在紧急情况下能够快速有效地处理突发事件。

三、日间手术病房应急措施

（1）患者术前出现病情变化：主刀医师在预约登记日间手术时应向患者做好宣教，若患者在入院前病情发生变化，应及时到就近的医疗机构或到拟行日间手术的医院急诊就诊，并向日间手术预约服务台反馈。

（2）患者已到日间手术室办理入院，但未到达病房时病情发生变化：按照院内急救流程进行抢救，送急诊抢救室按照急诊就诊流程进行，并请主刀医师急会诊，协助诊治。

（3）患者到病房后出现病情变化：由日间手术病房医务人员进行抢救，并请手术医师急会诊，评估患者病情，根据患者情况决定其是否留日间手术病房观察治疗或转入住院病房治疗，如需行急诊手术，应及时联系急诊手术室或调整日间手术顺序，安排急诊手术。

（4）患者术中出现并发症或突发情况：患者术中出现严重并发症或其他突发情况，台上立即进行三方抢救，并请相关科室医师台上会诊，同时向患者家属或代理人做好医患沟通，如需改变手术方式，须向患者家属或代理人进行书面告知并签字确认。

（5）患者术后出现并发症：①术后出院前出现并发症：日间手术病房医师加强患者术后情况评估，依据临床路径预案处置术后并发症；如术后突发其他合并疾病，积极对症处置，做好生命体征监测，联系主刀医师协调处置，必要时请相应专科医师会诊并协助诊治，做好患者及家属的解释工作。根据临床路径预案无法控制的并发症（如严重的出血、肠穿孔、晕厥、肺栓塞、心脏病等）应及时启动相应急救流程并积极处置，同时及时通知手术医师评估患者情况，给予治疗。若患者病情不允许 24 小时内出院，根据病情转专科病房或 ICU 进一步治疗。原则上优先转入主刀医师所在科室，如紧急情况下暂时无法转入，可报备床管中心协调床位，病情紧急则报备医务科处理。②术后出院后随访期间出现并发症：随访人员须指导患者或家属进行简单处理，并告知其就近就医或通知救护车接患者到日间手术病房急诊就诊；出院小结时留存医院联系方式，患者出院后出现并发症，可直接联系手术医师或日间手术病房医师进行电话指导。

（6）日间手术病房区域应急流程：日间手术病房内人员或患者一旦发生危及生命的病情变化（如心搏骤停等），为了能够立即获得专业医护人员最有效的急救措施，可启动急救医疗小组协助抢救，对患者进行专业有效的抢救工作，同时制定规则指导日间手术病房工作人员参与急救。

参考文献

[1] 代建华，李海宁，王婷婷 . RRT 小组在基层医院心搏骤停患者抢救工作中的应用 [J]. 实用临床护理学电子杂志，2018，3（26）：62，78.

[2] 褚汉卿，胡娟娟，陆雯 . 院内快速反应小组对住院患者心跳呼吸骤停事件的干预效果分析 [J]. 现代实用医学，2022，34（11）：1493-1495.

[3] 徐莉，潘胜东，夏萍，等 . 大型公立综合医院实施快速反应小组的效果评价 [J]. 中华急诊医学杂志，2021，30（11）：1390-1393.

[4] 王莉娜，房君，金艳艳，等 . 院级急救医疗小组护理能级保障体系的构建及应用效果 [J]. 中国高等医学教育，2017（8）：51-52.

（胡静娜）

第五节 日间手术患者出院随访管理

日间手术与传统手术相比，住院时间更短、经济负担更小、医院床位周转更快，是我国目前大力推行的新型手术管理方式。日间手术可以提高医疗效率，缓解患者看病难等问题，但围手术期准备和患者康复等大部分都在院外完成，患者得到的专业照护时间大大减少，存在一定的风险。有统计显示，日间手术患者非计划性再入院的概率为 2.02% ～ 2.40%，如何保证日间手术患者出院后的安全至关重要。大部分患者存在术后护理知识和信息缺乏、心理准备不足、术后疼痛、出院后康复的不确定性和复诊需求等问题，且出院后缺乏完善的院外服务系统，增加了患者的不安全感和焦虑感。日间手术患者出院后应对其进行有计划的随访，并选择合适的随访方式，确保患者严格按医嘱执行，及时发现并处理并发症，促进其有效恢复，提升患者满意度，保障患者术后的医疗护理安全。

一、日间手术术后随访计划

日间手术患者出院 24 小时内主刀医师或其医疗组成员需要完成首次随访，与患者沟通后了解、掌握其病情，指导后续康复治疗。主刀医师所在医疗组医师术后 30 天内需对患者开展至少 2 次随访。

二、随访内容

日间手术随访内容包括常见术后并发症（疼痛、恶心、呕吐、发热、伤口感染、出血等），以及患者术后精神、进食、活动、心理情况。除上述共同问题，还需要根据专科手术后的并发症提供个性化的随访内容：如腹腔镜胆囊切除术后需要观察腹痛、皮肤和巩膜黄染情况；胃肠息肉切除术后需要随访患者腹痛、大便的颜色及性状；乳腺癌术后需要随访患者皮瓣愈合情况、肢体活动情况等。

出现并发症时，随访人员应指导患者或家属做简单的处理或救治；告知患者到急诊就诊并通知急诊科进行处治，建立急诊绿色通道，必要时收入院治疗；联系主刀医师或专科主任处置患者；报告主刀医师，参与协调和沟通，同时做好相应记录。

三、随访方式

（一）电话随访

电话随访是利用电话对患者进行院外有规律的随访，强调自我监测管理的重要性，提高患者依从性，改善预后，提高生活质量。研究结果显示，医护一体化的电话随访可降低日间手术患者术后并发症发生率及再入院率，提升患者生活质量和随访满意度。

（二）门（急）诊随访

当无法准确判断患者的病情变化时，需要患者到医院门诊或急诊处理，如门诊就诊，需要告知患者主刀医师的门诊时间，提前预约挂号，方便患者及时就诊；如患者发生紧急情况需要紧急处理，告知患者急诊就诊，同时联系主刀医师，以便及时开展救治工作，从而消除患者恐慌、术后焦虑，促进患者康复。

（三）互联网 + 云医院线上问诊

互联网随访形式对日间手术患者出院后管理有巨大的推动作用。患者可以通过APP答疑解惑、消除无助感、减轻术后焦虑、增强主动沟通的意愿，不仅可了解疾病相关知识，还可缓解焦虑情绪。

（四）微信

患者通过微信不仅可以和医护人员交流康复过程中的问题和进展，彼此之间也能建立联系、互相交流经验、分享康复过程中的体验。使用互联网 + 微信的随访模式，不仅可以降低患者术后并发症的发生率，还可提高患者认知水平，改善生活质量。

参考文献

[1] 孟婧文，安璐，郝欣欣，等．日间手术随访方式的研究进展 [J]. 北京医学，2023，45（9）：822-825.

[2] 戴燕，黄明君．日间手术护理管理的实践 [J]. 中国护理管理，2021，21（6）：951-956.

[3] 陈相军，宋应寒，陈敏，等．四川大学华西医院日间手术质量和安全管理规范 [J]. 华西医学，2019，34（2）：155-158.

（胡静娜）

第三章 日间手术护理案例

案例 1　腹腔镜下淋巴结活检术

病历摘要

现病史：患者，男，60 岁，20 余天前无明显诱因出现腹胀、腹痛及嗳气，阵发性疼痛，疼痛可耐受，饥饿时加重，进食后可缓解，不伴恶心、呕吐，外院胃镜检查提示十二指肠球炎、慢性非萎缩性胃炎伴糜烂、贲门溃疡（考虑癌变）（已取活检，结果暂未出），诊断为“胃肿瘤”。门诊以“胃肿瘤”收入院。

既往史：体健，否认高血压、糖尿病等疾病史，2003 年行阑尾切除术，2013 年行青光眼矫正手术，否认药物过敏史，预防接种史不详。

个人史：原籍长大，无特殊宗教信仰，小学文化，退（离）休人员，性格外向，家庭关系和睦；烟龄 20 年、已戒 6 年；饮酒 25 年，每日 100 g；否认吸毒史，否认药物依赖及成瘾史，否认不洁性生活史。

家族史：父亲已故，死于肝癌；母亲已故，死因不详；1 位姐姐已故，死于肺癌，其余兄弟姐妹体健；否认二系三代中有类似疾病及家族性遗传病史。

专科体检：意识清醒，脉搏 78 次 / 分，呼吸 18 次 / 分，血压 134/70 mmHg，体温 36.3 ℃，自主体位，急性病容，体重 69.5 kg，身高 1.75 m，BMI 22.69 kg/m^2。查体：神志清，精神可，皮肤、巩膜无黄染，全身浅表淋巴结未触及明显肿大。双肺呼吸音清，心音正常，未闻及明显杂音。腹平软，无膨隆，全腹部无压痛、反跳痛及肌紧张，双肾区无叩击痛，肝脾肋下未触及，触诊未及明显肿物，肠鸣音 4 次 / 分，移动性浊音阴性。神经系统查体阴性，双下肢无水肿。

住院期间： 患者入院当天行“腹腔镜检查＋大网膜组织切除活检＋腹腔化疗泵置入＋输液港置入术”，术后平卧位休息，腹部切口敷料干燥，切口钝痛，数字分级评分法（numerical rating scale，NRS）评分 2 分，自理能力评定为中度依赖，跌倒 / 坠床评分 3 分，压力性损伤评分 13 分，营养评分 4 分。医嘱给予一级护理、禁食、鼻导管吸氧 3 L/min、心电监护；测血压、脉搏、血氧饱和度（q2h）；抗感染、护胃、护肝、止痛、止血、止吐、营养支持等对症治疗。鼓励患者术后早期活动，并行双下肢踝泵运动以预防深静脉血栓。患者术后 2 小时少量饮水无呛咳，可在床上取半坐卧位；术后 4 小时进食 50 mL 米汤无腹胀，可双脚下地站立；术后 6 小时在协助下可床边行走，医嘱更改为二级护理，半流质饮食，停止鼻导管吸氧和心电监护，患者已自解小便。术后第 2 天，医嘱予以出院，完善出院健康宣教。

知识拓展

一、概述与日间手术标准

（一）概述

腹腔镜下淋巴结活检术是一种微创手术方式，利用腹腔镜技术，通过小切口在腹腔内对淋巴结进行精确的活检取样。这种手术方法具有许多显著优势，在淋巴结疾病的诊断和治疗中发挥重要作用。

（二）日间手术标准

（1）患者应具备良好的全身状况，无严重的心肺疾病、凝血功能障碍或其他手术禁忌证。

（2）术前应完善相关检查，如血常规、凝血功能、心电图等，确保患者身体状况稳定，适合进行日间手术。

（3）医师需对患者病情进行充分评估，确保淋巴结活检术对于疾病的诊断和治疗具有必要性。

（4）年龄≤ 65 周岁，且无严重合并症、器质性疾病。

（5）患者同意在日间手术室行腹腔镜下淋巴结活检术。

二、入院前护理

（一）指导完成术前各项检查

入院准备中心护士指导患者完成术前各项检查与化验，患者经评估符合准入标准，于门诊预约手术日期。术前检查类型及项目详见表 3-1-1。

表 3-1-1 术前检查类型及项目

检查类型	检查项目
实验室检查	血常规＋血型、凝血功能（凝血酶原时间、凝血酶原时间活动度、国际标准化比值、抗凝血酶Ⅲ、纤维蛋白原、纤维蛋白原降解产物、D- 二聚体）、生化（血糖、肝功能、肾功能、血脂、电解质）、乙肝五项＋丙肝抗体、人类免疫缺陷病毒（human immunodeficiency virus，HIV）抗体、梅毒螺旋体抗体（筛查试验）
影像学检查	心脏、双下肢 B 超全身扫描：①胃恶性肿瘤突破浆膜；胃周、肝胃间隙多发小淋巴结，FDG 代谢轻度增高，考虑部分转移；大网膜、右侧结肠旁沟腹膜、右侧肾前筋膜增厚，FDG 代谢轻度增高，转移性可能大。②双肺数个微小结节，FDG 代谢未见增高，建议 CT 随诊；双肺少许纤维灶；双肺肺气肿；双肺门、纵隔及腋窝多发小淋巴结炎性增生；左侧冠状动脉钙化灶。③左锁骨上区数个小淋巴结，FDG 代谢未见增高，目前转移性依据不足，建议超声随诊；甲状腺密度不均匀减低，FDG 代谢未见增高，建议超声随诊。④前列腺增生伴钙化。⑤老年性脑改变。⑥脊柱退行性变
心电图检查	窦性心律
术前麻醉评估	ASA 分Ⅰ～Ⅱ级，无严重心肺疾病
专科检查	胃镜：十二指肠球炎、慢性非萎缩性胃炎伴糜烂、贲门溃疡（考虑癌变）

（二）常规次日手术院前准备

1. 健康宣教

（1）告知患者手术及麻醉方式、可能出现的并发症和治疗方案。

（2）指导患者术前停药时间：如华法林等抗凝血药物至少停药 1 周，糖尿病患者手术当日暂停降糖药物的使用，高血压患者术前 2 小时口服降压药。

（3）饮食指导：全麻手术患者术前 6 小时禁食固体饮食，术前 2 小时禁食清流质饮食，详见表 3-1-2。

（4）告知患者办理入院的时间、住院病房、生活物品的准备、医保缴费等相关事宜，告知的主要形式为发放纸质宣教材料及口头宣教，患者签署入院须知，解答患者提出的疑问。

表 3-1-2 术前饮食指导

时间	饮食类型	具体饮食种类
术前 8 小时	软食	米饭、面条、蛋类、瘦肉类、鱼类
术前 6 小时	流质饮食	米汤、奶制品、水
术前 2 小时	无渣非碳水饮料	水、果汁，总量不超过 200 mL

2. 询问病史

（1）有无其他基础疾病，如糖尿病、高血压、高血脂等，及时监测并控制近期血糖、血压的变化。

（2）过敏史：有无药物、食物过敏史。

（3）家族史及个人史：有无家族性遗传病史、个人异常生活史。

3. 心理护理

护士在整个护理过程中应有针对性地进行心理指导，使患者及家属了解腹腔镜下淋巴结活检术的过程，解除思想顾虑，积极配合术前准备，保证手术的顺利进行，使患者快速康复出院。

三、住院期间日间手术护理

（一）当日术前准备

（1）入院后发放干净的手术衣服和裤子，并贴身更换（不包括内衣、内裤），取下眼镜、饰品、活动性义齿等物品，佩戴腕带，戴上一次性帽子和脚套。

（2）左上肢留置静脉通路，常规使用18G留置针。

（3）术前留置胃管、导尿管。

（4）核对手术交接单。

（二）术中麻醉

给予气管插管和静脉麻醉，麻醉过程中常规静脉给予氟比洛芬酯入壶预防疼痛、托烷司琼预防性止吐，体位取仰卧位。

（三）术后护理

1. 个体监护

术后密切观察患者的生命体征及病情变化，特别注意有无出血、感染等并发症。如发现异常情况，应及时报告医师并采取相应的处理措施。

2. 体位管理

术后平卧位或低半卧位，待脉搏、血压维持平稳后再调整体位，老年患者应加强翻身和叩背处理。

3. 氧气疗法

术后遵医嘱给予鼻导管吸氧3 L/min，改善患者呼吸并促进麻醉药物代谢。

4. 饮食指导

按表 3-1-3 指导患者术后逐渐恢复正常饮食，从流质饮食过渡到半流质饮食，再逐渐过渡到普通饮食。鼓励患者多吃高蛋白、高热量、富含维生素的食物，以促进伤口愈合和身体恢复。如果患者出现恶心、呕吐，暂时停止进食，遵医嘱使用止吐药物。指导患者适当活动、局部热敷和腹部按摩以促进肛门排气。

表 3-1-3 术后饮食指导

时间	饮食类型	具体饮食种类
术后 2 小时	禁食，可少量饮水	返回病房 30 分钟内可试饮水 10 ～ 20 mL，如无呛咳等不适，15 分钟后可增加饮水量
术后 4 小时	清流质饮食	无渣果蔬饮料、轻薄米汤
术后 6 小时	易消化的半流质饮食	稠米汤、藕粉、蛋羹、牛奶、烂面条
术后 8 小时	半流质饮食	蔬菜、水果、鱼类

5. 疼痛护理

根据患者疼痛程度采用药物与非药物方法镇痛。推荐疼痛的缓解方式有音乐放松疗法、正念冥想法、深呼吸放松法等，以非药物方式提高疼痛阈值。常规使用数字分级评分法评估疼痛情况，观察疼痛部位、程度、性质、持续时间、诱因，疼痛评分＞ 3 分时按医嘱正确使用止痛药物，并评估用药效果。

6. 活动指导

术后鼓励患者早期下床活动，以促进肠道蠕动和防止下肢深静脉血栓的形成。根据患者的身体状况和手术情况合理安排活动量，避免过度劳累。

7. 术后常见并发症的观察与护理

（1）出血：术后可能出现极少量出血，通常表现为切口周围的轻度渗血或淤血。应密切观察患者的生命体征及切口周围情况，如发现出血较多，应及时通知医师处理。

（2）恶心、呕吐：进行腹腔镜手术时，CO_2 气体的使用可能导致患者出现恶心、呕吐的症状，若出现应保持患者头偏向一侧，以防止呕吐物误入呼吸道，并给予适当的止吐药物。术后早期进食，以促进肠道蠕动，恢复肠功能。

（3）疼痛：术后患者可能会出现一定程度的疼痛，护理时应根据患者的疼痛程度给予适当的镇痛药物，并鼓励患者进行深呼吸、咳嗽等动作，以促进肺部扩张和减少疼痛。

（4）感染：告知患者术后不要过于紧张，避免大幅度活动，叮嘱患者及家属切勿触碰切口，做好切口换药。每次检查切口 1 ～ 2 遍，更换被污染的敷料，观察切口有无红肿、疼痛及发热等，若出现异常立即上报临床医师。

（5）皮下气肿：是指胸部的皮下组织内有气体积存，用手按压会看到气体在皮下组织内移动，可出现捻发感或握雪感，按压皮下气肿部位时，用听诊器可听到类似捻动头发的声音，胸部皮下气肿多因肺、气管或胸膜受损后，空气通过病变部位进入皮下组织。因此，在护理过程中，应密切关注患者皮肤是否出现肿胀、腹部是否肿胀等，若出现以上情况，应立即上报临床医师。此外，腹腔内残留的 CO_2 气体在一定程度上对膈神经具有刺激作用，可引起肩背部酸痛，护士应向患者详细讲解肩背部酸痛的原因，鼓励患者术后早期下床活动，术后 1 ～ 2 天该症状可自行消失，消除患者心中疑虑及恐惧。

四、出院

（一）出院标准

（1）生命体征平稳。

（2）无严重并发症。

（3）疼痛得到有效控制。

（4）伤口愈合良好。

（5）饮食及活动恢复正常。

（6）可自行排尿。

（二）随访

手术当日出院后 4 小时及出院后第 1 天晨起电话随访，询问患者术后血压、心率、体温及饮水、进食等情况；术后是否有寒战、发热（体温≥ 38 ℃）、腹痛、腹胀、切口严重疼痛等问题。术后第 7 天门诊复诊，复查血常规及生化指标，追踪病理结果。术后 1 周、1 个月、3 个月至我院营养科门诊就诊，评估术后营养状况。患者术后 3 个月在门诊进行复查。

参考文献

[1] 顾玉莹 . 普外科腹腔镜手术的护理研究进展 [J]. 首都食品与医药，2021，28（3）：12-13.

[2] 顾芳芳 . 快速康复护理在普外科腹腔镜手术患者中的应用效果分析 [J]. 东方药膳，2021，22：120.

[3] 韩金燕，丁蓉霞，戴琳峰，等 . 快速康复外科对腹腔镜围手术期影响的护理进展 [J]. 外科研究与新技术，2019，8（3）：216-219.

[4] 王丽敏，孟利伟 . 腹腔淋巴结肿大腹腔镜检查活检的结果分析 [J]. 浙江创伤外科，2006，11（2）：174-175.

（岑利君）

案例 2 腹腔镜下阑尾切除术

病历摘要

现病史：患者，男，30 岁，1 天前无明显诱因出现腹部脐周疼痛，持续性，钝痛，不向其他部位放射，伴恶心，无呕吐，无呕血、黑便。后疼痛转移并固定在右下腹，不伴高热，于今日来我院急诊就诊，诊断为“急性阑尾炎”，现为手术治疗收入我科。

既往史：体健，否认高血压、糖尿病等疾病史，否认手术史、药物过敏史，预防接种史不详。

个人史：原籍长大，无特殊宗教信仰，高中文化，普通职员，性格外向，家庭关系和睦；否认吸烟、饮酒史；否认吸毒史，否认药物依赖及成瘾史，否认不洁性生活史。

家族史：父亲、母亲体健，无兄弟姐妹，否认二系三代中有类似疾病及家族性遗传病史。

专科体检：意识清醒，脉搏 70 次 / 分，呼吸 18 次 / 分，血压 119/70 mmHg，体温 37 ℃，自主体位，无病面容，体重 60 kg，身高 1.7 m，BMI 20.76 kg/m^2。查体：腹软；腹部无包块；季肋点和上中输尿管点无压痛；右下腹有压痛，尤其以麦氏点明显，无明显反跳痛，腰大肌试验阴性，闭孔内肌试验阴性；肝脾未触及，胆囊未触及，无压痛，墨非征阴性；振水音阴性。

住院期间：患者入院当天行“腹腔镜下阑尾切除术”，术后平卧位休息，腹部切口敷料干燥，切口钝痛，NRS 评分为 3 分，自理能力评定为中度依赖，跌倒 / 坠床评分为 1 分，压力性损伤评分为 19 分，营养评分为 2 分。医嘱给予一级护理、禁食、鼻导管吸氧 3 L/min、心电监护；测血压、脉搏、血氧饱和度（q2h）；抗感染、护胃、护肝、止痛、止血、止吐、营养支持等对症治疗。鼓励患者术后早期活动，并行双下肢踝泵运动以预防深静脉血栓。患者术后 2 小时少量饮水无呛咳，可在床上取半坐卧位；术后 4 小时进食 50 mL 米汤无腹胀，可双脚下地站立，小便已自解；术后 6 小时在协助下可床边行走，医嘱更改为二级护理，半流质饮食，停止鼻导管吸氧和心电监护；术后 8 小时，医嘱予以出院，完善出院健康宣教。

知识拓展

一、概述与日间手术标准

（一）概述

日间腹腔镜下阑尾切除术一般在全麻下进行，在脐左上缘皮皱处切开 10 mm，建立气腹，插入 10 mm 穿刺套管，再由此插入带有摄像头的腹腔镜，把图像投射到显示屏上，手术者通过观看显示屏，经腹壁在下腹正中腹白线及右下腹各切开一个 0.5 ～ 1.5 cm 的小切口，各插入 5 mm、10 mm 穿刺套管，并使用腹腔镜器械完成阑尾切除。

（二）日间手术标准

1. 纳入标准

（1）依据患者的临床表现、超声和实验室检查结果确诊为急性阑尾炎，并排除阑尾穿孔和阑尾周围脓肿的患者。

（2）患者无全麻和腹腔镜手术的禁忌证。

（3）患者无精神疾病史，认知功能正常，能准确配合医护人员进行 NRS 评分。

2. 排除标准

（1）有消化道功能紊乱性疾病、恶性肿瘤的患者。

（2）未遵医嘱规范完成加速康复外科（enhanced recovery after surgery，ERAS）管理模式者。

（3）中转开放手术者。

二、入院前护理

（一）指导完成术前各项检查

入院准备中心护士指导患者完成术前各项检查与化验，患者经评估符合准入标准，于门诊预约手术日期。术前检查类型及项目详见表 3-2-1。

表 3-2-1 术前检查类型及项目

检查类型	检查项目
实验室检查	血常规+血型、C 反应蛋白、凝血功能（凝血酶原时间、凝血酶原时间活动度、国际标准化比值、抗凝血酶Ⅲ、纤维蛋白原、纤维蛋白原降解产物、D-二聚体）、生化（血糖、肝功能、肾功能、血脂、电解质）、输血前筛查（梅毒、HIV、乙肝）
影像学检查	X 线：可见盲肠扩张和气液平面，偶尔可见钙化的肠石和异物影 超声：可发现肿大的阑尾或脓肿 CT 或增强 CT：有助于检查阑尾周围脓肿情况
心电图检查	心律与心率如有异常，需进一步检查
术前麻醉评估	ASA 分级为Ⅰ～Ⅱ级，无严重心肺疾病
专科检查	CT 检查 （1）直接征象：①阑尾增粗、外直径超过 6 mm；②阑尾周围出现片絮状或者云雾状渗出影；③阑尾周围积液积气影 （2）间接征象：①阑尾脓肿；②盲肠末端肠壁增厚 US 阳性征象 （1）直接征象：阑尾肿大，横径≥6 mm，压之不变形，长轴为“指状”“蚯蚓状”“管状”，短轴呈“靶环征”，阑尾壁增厚，连续完整或中断、错位，腔内为无回声或弱回声 （2）间接征象：可伴有粪石强回声团，后方伴声影；右下腹压痛区局限性混合回声包块；肠间隙或右侧髂窝区积液；盲肠壁水肿增厚、肠管淤胀；肠系膜淋巴结肿大

（二）常规次日手术院前准备

1. 健康宣教

（1）告知患者手术及麻醉方式、可能出现的并发症和治疗方案。

（2）指导患者术前停药时间，如华法林等抗凝血药物至少停药 1 周，糖尿病患者手术当日停用降糖药物，高血压患者术前 2 小时口服降压药。

（3）饮食指导：术前 6 小时禁食固体食物，术前 2 小时禁食流质食物，患者若无糖尿病病史，可在术前 2 小时喝适量糖水，详见表 3-2-2。

（4）告知患者办理入院的时间、住院病房、生活物品的准备、医保缴费等相关事宜，告知的主要形式为发放纸质宣教材料及口头宣教，患者签署入院须知，解答患者提出的疑问。

表 3-2-2 术前饮食指导

时间	饮食类型	具体饮食种类
术前 6 小时	软食	米饭、面条、蛋类、瘦肉类、鱼类
术前 2 小时	无渣非碳水饮料	清水、果汁，总量不超过 200 mL

2. 询问病史

（1）有无其他基础疾病，如糖尿病、高血压、高血脂等，及时监测并控制近期血

糖、血压的变化。

（2）过敏史：有无药物、食物过敏史。

（3）家族史及个人史：有无家族性遗传病史、个人异常生活史。

3. 心理护理

护士在整个过程中应有针对性地进行心理指导，使患者及家属了解腹腔镜下阑尾切除术的过程，解除思想顾虑，积极配合术前准备，保证手术的顺利进行，使患者快速康复出院。

三、住院期间日间手术护理

（一）当日术前准备

（1）入院后发放干净的手术衣服、裤子，并贴身更换（不包括内衣、内裤），取下眼镜、饰品、活动性义齿等物品，佩戴腕带，戴上一次性帽子和脚套。

（2）左上肢留置静脉通路，常规使用18G留置针。

（3）术前不留置胃管、导尿管。

（4）核对手术交接单。

（二）术中麻醉

给予气管插管和静脉麻醉，尽可能地使用半衰期短、麻醉速度快、剂量小的麻醉剂。术中给予罗哌卡因（伤口局部浸润或腹腔注射）联合地塞米松有助于缓解术后疼痛，托烷司琼可预防呕吐。体位取头高脚低左侧卧位。

（三）术后护理

1. 个体监护

术后6小时内给予心电监护及监测血氧饱和度，完善病情记录，尤其注意切口渗液、渗血情况，若发现异常指标立即向医师汇报并及时处理。

2. 体位管理

术后取平卧位或低半卧位，待脉搏、血压维持平稳后再调整体位，老年患者应加强翻身和叩背处理。

3. 氧气疗法

术后6小时遵医嘱给予鼻导管吸氧3 L/min，改善患者呼吸并促进麻醉药物代谢。

4. 引流护理

日间手术常规不留置引流管，若术中病情需要会留置。对引流管的引流情况进行密切观察，留意引流液的性质、颜色、量的变化，在巡视中检查引流管的固定情况，交代牵拉脱管风险，遵医嘱在术后首日安全拔除。

5. 饮食指导

按表 3-2-3 指导患者术后逐渐恢复正常饮食，如果患者出现恶心、呕吐，暂时停止进食，遵医嘱使用止吐药物。指导患者局部热敷和腹部按摩以促进肛门排气。

表 3-2-3　术后饮食指导

时间	饮食类型	具体饮食种类
术后 2 小时	禁食，可少量饮水	返回病房 30 分钟内可试饮水 10～20 mL，如无呛咳等不适，15 分钟后可增加饮水量
术后 6 小时	清流质饮食	无渣果蔬饮料、轻薄米汤
排气后	易消化的半流质饮食	稠米汤、藕粉、蛋羹、牛奶、烂面条
术后 1～2 天	低脂饮食	蔬菜、水果、鱼类

6. 疼痛护理

根据患者疼痛程度采用药物与非药物方法镇痛。推荐疼痛的缓解方式有音乐放松疗法、正念冥想法、深呼吸放松法等，以非药物方式提高疼痛阈值。常规使用数字分级评分法评估疼痛情况，观察疼痛部位、程度、性质、持续时间、诱因，疼痛评分＞3 分时按医嘱正确使用止痛药物，并评估用药效果。

7. 活动指导

应快速康复的要求，鼓励患者早期下床活动，按循序渐进的原则，以未引起不适为宜。患者术后 2 小时可床上坐起，术后 4 小时可下床站立，术后 6 小时可床边行走。出院后 1 个月内禁止提超过 5 kg 的重物和剧烈活动，避免腹部张力增加引起伤口疼痛，影响愈合。

8. 术后常见并发症的观察与护理

（1）切口感染：严格控制血压、血糖，及时补充营养。术中遵守无菌操作原则，清洁消毒切口，术后定期更换敷料、观察切口情况，若有红肿、流脓等现象，及时汇报处理。

（2）术后出血：常见的出血部位是阑尾残端，此部位有隐蔽性、特殊性，会增加临床诊治的难度，若阑尾残端大出血则血液直接向肠腔流入，腹部无体征，这是导致患者死亡的常见原因。注意对患者生命体征的密切监测，根据自身病情恢复程度早期开展相关运动，注意合理控制运动强度及振幅，避免用力过度而增加腹压，导致再次出血，若有出血现象，则需积极寻找出血原因，及时提供输血、补液等疗法。

（3）粘连性肠梗阻：与腹腔内脏器损伤后形成纤维性粘连、炎症渗出有关，故术后协助患者取半卧位，这对腹部切口疼痛可起到缓解作用，避免聚集积液，间隔 2 小时协助患者翻身，在患者术后早期指导下床活动、康复训练。若患者正常排气未恢复，则禁忌给予易引起胀气或消化不良的食物，如豆制品、奶制品等。适当辅助腹部按摩，加快胃肠道蠕动速度。

（4）排尿障碍：麻醉作用于会阴部、盆腔骶神经，导致患者排尿反射阻断，部分群体因腹部切口疼痛而改变排尿姿势，导致患者伴不适感，不能主动排尿，膀胱过度充盈，最终引起尿潴留，故建议术前告知患者术后排尿困难是正常现象，术前指导排尿训练，叮嘱其在排尿时适当按压切口，避免引起疼痛刺激，辅助膀胱热敷、促进排尿。深入了解患者的心理情绪，给予针对性的心理疏导，这对抗拒、焦虑等心理可起到缓解作用。

四、出院

（一）出院标准

（1）生命体征平稳。

（2）术前腹痛、恶心、呕吐等症状明显缓解。

（3）术后视觉模拟评分法（visual analogue scale，VAS）评分≤ 3 分。

（4）白细胞基本正常或较术前下降 30% 以上。

（5）能自主进食、排尿与行走。

（6）居家时有陪同人员，方便微信或电话随访。

（二）随访

自出院起将自动进入随访程序，以微信为主要沟通载体，了解术后恢复情况。本病例依据现有文献的随访经验，将随访时间设定为术后 30 天，评估患者术后并发症及生活情况。

参考文献

[1] 潘华峰，成汇，董艳，等．探讨日间腹腔镜阑尾切除术的推广模式 [J]. 腹腔镜外科杂志，2023，28（6）：444-448，453.

[2] 江志伟，李宁，黎介寿．快速康复外科的概念及临床意义 [J]. 中国实用外科杂志，2007，27（2）：131-133.

[3] 孙浩，储宪群，朱镇，等．腹腔镜阑尾切除术日间手术模式的临床分析 [J]. 腹腔镜外科杂志，2018，23（2）：116-119.

[4] 高金．循证护理在急性阑尾炎阑尾切除术后并发症中的应用效果 [J]. 中国医药指南，2023，21（17）：139-141，145.

（郭珂圆）

案例 3　肝癌射频消融术

病历摘要

现病史：患者男性，79 岁，3 年余前因“体检发现肝脏占位 1 周”就诊，门诊拟“肝恶性肿瘤、慢性活动性乙型病毒性肝炎、肝炎后肝硬化”收入院。

既往史：体健，否认高血压、糖尿病等疾病史，否认药物过敏史，预防接种史不详。

个人史：原籍长大，高中文化，普通职员，性格外向，家庭关系和睦；否认吸烟、饮酒史；否认吸毒史，否认药物依赖及成瘾史，否认不洁性生活史。

家族史：父亲、母亲体健，无兄弟姐妹，否认二系三代中有类似疾病及家族性遗传病史。

专科体检：意识清醒，脉搏 64 次 / 分，呼吸 18 次 / 分，血压 134/78 mmHg，体温 36.5 ℃，自主体位，无病面容，体重 66 kg，身高 1.70 m，BMI 23.66 kg/m^2，无贫血貌，全身皮肤、巩膜无明显黄染，全身浅表淋巴结未触及明显肿大，全腹平软，未见肠型及蠕动波，肝脾肋下未触及，无反跳痛，无肌紧张，未触及包块，肠鸣音 5 次 / 分，移动性浊音阴性，双肾叩击痛阴性，双下肢无水肿。

住院期间：患者当天在B超引导下行“肝癌射频消融术”，术程顺利，于15：35全麻清醒后安返病房，病理（肝肿物切除标本）结合常规HE镜检查及免疫组化结果，符合肝细胞性肝癌，中分化，肿块大小为4.5 cm × 4.0 cm × 3.5 cm。微血管侵犯（microvascular invasion，MVI）风险分级：M1，无神经侵犯，肝脏烧灼切缘阴性，周围肝组织汇管区慢性炎细胞浸润。术后患者平卧位休息，腹部持续性钝痛，NRS评分为3分，自理能力评定为中度依赖，跌倒 / 坠床评分为1分，压力性损伤评分为19分，营养评分为1分。医嘱给予一级护理、禁食、鼻导管吸氧3 L/min、心电监护；测血压、脉搏、血氧饱和度（q2h）；抗感染、护胃、护肝、止痛、止血、止吐、营养支持等对症治疗。鼓励患者术后早期活动，并行双下肢踝泵运动以预防深静脉血栓。患者术后1～2小时少量饮水无呛咳；术后4小时进食50 mL米汤无腹胀，床上解小便；术后6小时取床上半卧位，无腹痛、腹胀；术后8小时双脚下地站立，在协助下可缓慢行走。医嘱更改为二级护理，半流质饮食，停止鼻导管吸氧和心电监护；术后10小时医嘱予以出院，完善出院健康宣教。

知识拓展

一、概述与日间手术标准

（一）概述

肝脏射频消融术属于微创手术，是在超声、CT等引导下，将射频针穿过皮肤刺入肝脏肿瘤内，高频电流通过针头导致周围组织升温，从而杀死附近的肝癌细胞，在临床上对于原发性肝癌的治疗有很好的效果。

（二）日间手术标准

（1）无麻醉药物或碘造影剂过敏史。

（2）单发肿瘤，最大直径≤ 5 cm。

（3）肿瘤数目≤ 3个，最大直径≤ 3 cm。

（4）没有脉管癌栓，邻近器官未被侵犯。

（5）年龄≤ 65周岁，且无严重合并症、器质性疾病。

（6）未长期使用抗凝药物。

二、入院前护理

（一）指导完成术前各项检查

入院准备中心护士指导患者完成术前各项检查与化验，患者经评估符合准入标准，于门诊预约手术日期。术前检查类型及项目详见表 3-3-1。

表 3-3-1 术前检查类型及项目

检查类型	检查项目
实验室检查	血常规、凝血功能、生化功能、乙肝五项＋丙肝抗体、肿瘤标志物
影像学检查	胸部 CT、腹部 CT
心电图检查	发现异常检测指标，需进一步检查心脏功能
专科检查	腹部彩色多普勒超声检查

（二）常规次日手术院前准备

1. 健康宣教

（1）皮肤准备：需要做好个人卫生，如洗头、洗澡等。治疗前剃除治疗区毛发，以利于医师操作和预防伤口感染。

（2）胃肠道准备：可选择低盐、适量优质蛋白、高维生素的食物，如鱼、瘦肉、新鲜的蔬菜和水果等。治疗前需要禁食禁饮 6 ～ 8 小时，以防止治疗中及治疗后发生恶心、呕吐。

（3）其他事项：穿宽松舒适的衣服，在家取下假牙、手表、手机、戒指、耳环等物品。

（4）指导患者术前停药时间：如华法林等抗凝血药物至少停药 1 周，糖尿病患者手术当日暂停降糖药物的使用，高血压患者术前 2 小时口服降压药。

（5）告知办理入院的时间，签署入院须知。

2. 询问病史

（1）无其他基础疾病。

（2）有无药物、食物过敏史。

三、住院期间日间手术护理

（一）当日术前准备

（1）入院后发放干净的手术衣服和裤子，并贴身更换，佩戴腕带。

（2）左上肢留置静脉通路，常规使用 18G 留置针。

（3）核对手术交接单。

（二）术中护理

（1）护理人员应密切注意患者的生命体征变化，并经常询问患者的感受，如果患者出现不适或生命体征异常，及时采取相应的护理措施。

（2）部分患者在治疗期间容易出现恶心、呕吐等症状，护士需要帮助患者将头偏向一侧，促使呕吐物能顺利排出，防止因呕吐物堵塞造成窒息。

（3）如果患者难以忍受治疗的疼痛，给予适当的镇痛药物进行治疗，并与患者交流，引导其放松心情。

（4）如果治疗过程中患者询问治疗进展情况，护理人员应耐心告知患者。

（5）手术治疗的整个过程中护理人员应尽可能陪伴患者，并给予适当的语言安慰和鼓励，提高患者的治疗依从性，促使手术治疗能顺利完成。

（三）术后护理

1. 饮食与运动

患者局麻术后 2 小时可以进清淡流质饮食，循序渐进地过渡到低脂软食。术后 6 小时内床上活动，6 小时后可适当下床活动，术后 3 天避免剧烈运动，以防引起出血。

2. 体温观察

术后应密切观察体温变化，射频消融术后由于机体对肿瘤坏死组织吸收而产生吸收热，几乎所有患者均有不同程度的发热。对于体温未超过 38.5 ℃的患者可采用物理降温，如温水（或酒精）擦浴，如果体温超过 39 ℃，可联合应用退热栓纳肛或者应用退热剂（如柴胡注射液）等，必要时应给予补液治疗，防止发生电解质紊乱及水电解质失衡。注意做好生活护理，及时更换床单和衣裤等，保持皮肤清洁、干燥。

3. 疼痛

多为穿刺部位疼痛，也可有肝区胀痛，多由肿瘤组织凝固性坏死、瘤周充血水肿致肝包膜紧张度增高引起，一般口服非甾体抗炎药症状即可缓解。

4. 术后常见并发症的观察与护理

（1）出血：由于实施 B 超引导下肝癌射频消融术时患者的肝脏处于暴露状态，一旦动脉钛夹的位置不正确，就容易发生术后出血。术后 6 小时内，每隔 0.5 ～ 1 小时监测患者的血压、脉搏等，若发现血压下降及脉搏加快，应及时检查患者血常规，一旦出现血细胞比容降低，应警惕为术后出血；当患者向医护人员诉说不适时，应提高警惕，如腹胀、腹痛等，应明确原因，给予对症处理。

（2）感染：护士术后告知患者不要过于紧张，避免大幅度活动，叮嘱患者及家属切勿触碰切口，做好切口换药。每次检查切口 1 ～ 2 遍，更换被污染的敷料，观察切口有无红肿、疼痛。

（3）恶心、呕吐：患者术前产生的焦虑及抑郁等情绪也会导致术后恶心及呕吐。同时，麻醉药物的使用会导致患者出现神经兴奋，刺激胃肠道，进而产生恶心、呕吐。护士根据医嘱使用预防恶心、呕吐的药物，如出现恶心、呕吐，将患者头偏向一侧，及时清理口腔内呕吐物，以防误吸；及时清理污物，避免刺激气味导致症状加剧。同时，稳定患者情绪，说明呕吐的原因，消除紧张心理。

（4）肝功能损害：肝癌射频消融术治疗引起肿瘤周围肝组织坏死及坏死组织吸收，加重肝组织负担，治疗后有明显的总蛋白下降，术后出现腹水或腹水加重。护理：①鼓励患者多进食高蛋白、高热量、高维生素、易消化的食物，避免生硬、粗糙食物；②对应用利尿剂的患者应注意了解其有无明显腹胀、少尿、下肢水肿情况，密切观察腹水的消长情况，及时反映病情动态；③观察患者皮肤、巩膜有无黄染情况。

四、出院

（一）出院标准

（1）生命体征平稳。

（2）无严重并发症。

（3）进食后无明显不适。

（4）可自行排尿。

（二）随访

一般患者术后无并发症，当天即可出院，出院后 1 个月建议患者复查，复查内容包括肿瘤标志物（如 AFP、CEA）、腹部 B 超及全腹增强、平扫 CT。

参考文献

[1] 刘海静，谷芬，罗文，等 . 肝脏肿瘤射频消融术后患者出血的观察及护理 [J]. 护理研究，2016，30（17）：2176.

[2] 胡兴莲 . 超声引导下经皮射频消融术治疗肝脏肿瘤的临床护理体会 [J]. 中国全科医学，2017，20（S3）：354-355.

[3] 解静，党辉．腹腔镜下行射频消融术后对肝脏肿瘤患者所临床护理措施分析 [J]. 心理月刊，2019，14（12）：95.

[4] 卫锦秀，郝爱芹，段海叶，等．激励式心理疏导对原发性肝癌经皮穿刺射频消融术后患者心理状态、睡眠质量的影响 [J]. 癌症进展，2020，18（13）：1401-1404.

（罗冰）

案例 4　肛周脓肿切开术

病历摘要

现病史：患者，男，17 岁，4 天前无明显诱因出现便后肛门旁肿块，并伴有轻微触痛及瘙痒，劳累后肿块可增大，严重时有脓血性液体流出，流出后肿块缩小，时有反复。大便 2 次 / 日，性状柔软条状，便后无明显疼痛，无血便、脓血便、黑便，无恶心、呕吐，无腹胀、腹泻，无发热、盗汗，当时未就诊。今日肛周疼痛加重，无发热，无腹痛、腹胀、腹泻，无恶心、呕吐，大便干燥，1 次 / 日。腹部 CT 示肛周团片状低密度影，可能为脓肿，现门诊以“肛周脓肿”收入院。

既往史：体健，否认高血压、心脏病、糖尿病、脑卒中、肺及支气管病、肝病、肾病及其他心脑血管、内分泌系统等疾病，否认肝炎、结核、疟疾等传染病病史，否认手术、外伤史，否认输血史，否认食物、药物过敏史，否认中毒史，预防接种史不详。

个人史：原籍长大，长期居住于本地，无外地久居史，高中文化，学生，性格外向，家庭关系和睦；否认化学性物质、粉尘、放射性物质、有毒物质接触史；否认疫区、疫情、疫水接触史，否认牧区、矿山、高氟区、低碘区居住史；否认吸烟、饮酒史；否认吸毒史，否认药物依赖及成瘾史，否认冶游史。

家族史：父亲、母亲体健，兄弟、姐妹体健，否认二系三代中有类似疾病及家族性遗传病史。

专科体检：意识清醒，脉搏 118 次 / 分，呼吸 18 次 / 分，血压 91/77 mmHg，体温 36.9 ℃，自主体位，无病面容，体重 80 kg，身高 1.8 m，BMI 24.69 kg/m^2，查体（肛诊）肛门后位压痛明显，可见皮肤红肿。

住院期间：患者入院后予以二级护理，半流质，抗感染对症治疗，完善相关术前检查，入院后当天在腰麻下行“肛周脓肿切开引流 + 挂线 + 内痔硬化剂注射术”，术后去枕平卧，肛周切口敷料干燥，切口持续性钝痛存在，NRS 评分为 2 分，自理能力评定为重度依赖，跌倒 / 坠床评分为 1 分，压疮危险评分为 19 分，双下肢血运好，感觉、活动尚未恢复，医嘱予以二级护理、半流质饮食、鼻导管吸氧 3 L/min、心电监护；抗感染、止痛、止血、补液等对症治疗，嘱其去枕平卧 8 小时，如出现呕吐，应将头偏向一侧，不要憋气，避免呛咳。鼓励患者术后早期下床活动，并行双下肢踝泵运动以预防深静脉血栓。术后 8 小时患者双下肢知觉恢复，少量饮水无呛咳，进食少量米粥无腹胀不适，鼓励患者大量饮水，并嘱其术后 24 小时排便。术后第 2 天，停心电监护、鼻导管吸氧，协助其下床活动，术后第 3 天，医嘱予以出院，完善出院健康宣教。

知识拓展

一、概述与日间手术标准

（一）概述

肛周脓肿切开术一般在局麻或腰麻下进行，常规消毒铺巾后于脓肿波动明显处做放射状切口，排尽脓液，去除坏死组织，用球头探针对脓腔探查，左手示指插入肛门配合探头找到内口，并将探头自肛门引出，明确脓腔与内口的位置并对应处理后，用过氧化氢及生理盐水冲洗脓腔及创面，并用凡士林纱布填塞脓腔及创面。

（二）日间手术标准

（1）临床诊断为肛周脓肿。

（2）未长期使用抗凝药物。

（3）年龄≤ 75 周岁，儿童患者除外。

（4）全身状况良好，ASA 分级为Ⅰ～Ⅱ级；分级为Ⅲ级的患者全身状况需稳定 3 个月以上，且术中需密切监测。

（5）有成年人陪伴，能够协助完成出院后照护，出院后手术伤口换药条件便利。

（6）出院后有相对固定的住处及通畅的联系电话，有能力在出院后出现紧急状况时进行呼救，以及配合完成出院后的电话随访。

（7）患者具备良好的沟通能力，可接受日间手术模式。

二、入院前护理

（一）指导完成术前各项检查

入院准备中心护士指导患者完成术前各项检查与化验，患者经评估符合准入标准后入院手术。术前检查类型及项目详见表 3-4-1。

表 3-4-1　术前检查类型及项目

检查类型	检查项目
实验室检查	血常规＋血型、凝血功能（凝血酶原时间、凝血酶原时间活动度、国际标准化比值、抗凝血酶Ⅲ、纤维蛋白原、纤维蛋白原降解产物、D- 二聚体）、生化（血糖、肝功能、肾功能、血脂、电解质）、乙肝五项＋丙肝抗体、HIV 抗体、梅毒螺旋体抗体（筛查试验）
影像学检查	胸部正侧位 X 线、复发性脓肿和肛提肌上脓肿需行超声、MR 或 CT 定位
心电图检查	心律与心率如有异常，需进一步检查
术前麻醉评估	ASA 分级为Ⅰ～Ⅱ级，无严重心肺疾病
专科检查	肛门指检

（二）常规次日手术院前准备

1. 健康宣教

（1）告知患者手术及麻醉方式，可能会出现的并发症及治疗方案。

（2）指导患者术前正确用药：如华法林等抗凝药物术前至少停药 1 周，术日停用降糖药物，术前常规服用降压药。

（3）局麻患者无须禁食、禁饮，腰麻或是全麻患者术前 20：00 开始禁食，22：00 开始禁饮，空腹至次日手术。

（4）告知患者办理入院的时间、住院病房、生活物品的准备、医保缴费等相关事宜，告知的主要形式为发放纸质宣教材料、短信通知及口头宣教，患者签署入院须知，解答患者疑问。

2. 询问病史

（1）有无其他基础疾病，如糖尿病、高血压、冠心病等，及时监测并控制近期血糖、血压的变化，做好相关术前检查并排除手术禁忌。

（2）有无药物、食物过敏史。

（3）有无家族性遗传病及个人异常生活史。

3. 心理护理

肛周脓肿患者多以局部疼痛难忍入院，易产生焦虑不安的紧张情绪，护士在整体的护理过程中应实施针对性的心理指导，告知患者肛周脓肿手术的基本方式，疼痛的特点，伤口愈合的大致时间，减轻患者的思想负担，树立治疗信心，积极配合术前准备，保证手术顺利进行，快速康复出院。

三、住院期间日间手术护理

（一）当日术前准备

（1）入院后发放干净的手术衣裤并贴身更换，不穿内衣、内裤，取下眼镜、饰品及活动性义齿等物品，佩戴腕带，戴一次性帽子及脚套，排空膀胱。

（2）留置静脉通路，常规使用 18G 留置针。

（3）核对术中用药等带入的术中用物。

（4）根据手术交接单逐条核对术前准备是否完善。

（5）对疼痛难忍者给予安慰，遵医嘱给予止痛药物。

（二）术中麻醉

个体化麻醉：根据不同类型的肛周脓肿采用合适的麻醉方式，多为腰麻或局麻。

（三）术后护理

1. 个体监护

术后根据医嘱进行心电监护及血氧饱和度监测，注意体温变化，注意肛周切口有无渗血、流脓，若有异常立即汇报医师并及时处理。

2. 体位管理

腰麻术后严格去枕平卧 6 ～ 8 小时。

3. 氧气疗法

术后遵医嘱给予鼻导管吸氧 3 L/min，改善患者呼吸并促进麻醉药物代谢。

4. 疼痛护理

指导患者正确使用数字分级评分法等评估疼痛等级，观察疼痛部位、程度、性质、持续时间等，采用多种预防性镇痛方式。家属陪伴并指导患者使用音乐放松疗法及深呼吸放松法等非药物方式提高疼痛阈值，术后常规使用止痛药物预防术后疼痛，减轻患者痛苦。

5. 饮食指导

指导患者进营养丰富、清淡、少渣、易消化的饮食，少食辛辣、煎炒、油炸、烈酒等不易消化和刺激性的食物，多食蔬菜水果，预防便秘。劝导患者科学饮食，防止患者因惧怕排便时肛门疼痛而采用少食来减少大便，导致全身营养条件差，从而导致伤口愈合延迟。

6. 活动指导

局麻术后即可活动，腰麻术后 6 ～ 8 小时麻醉反应消退后鼓励患者早期下床活动，注意不可剧烈活动。

7. 坐浴及换药护理

由于肛门周围神经较丰富，对切口疼痛较为敏感，肛肠科伤口大多为开放性创面，术后排便易造成污染，创面愈合相对较缓慢，因此术后换药在治疗中占有重要地位，也是肛周脓肿术后患者恢复过程中最为关键的一步。指导患者每次大便后及时坐浴，可用 1 ： 5000 的高锰酸钾溶液或煎熬的中药坐浴熏洗肛门，每次 10 ～ 15 分钟。患者换药前多因害怕疼痛而有心理顾虑，在换药前应给予心理疏导、加强宣教，使其放松，可采取侧卧位或截石位，让患者用一只手将臀部扒开，以尽量暴露换药创面，创面肉芽以鲜红为佳，如遇肉芽组织高出表皮，可给予修剪。注意保持创面的引流通畅，填塞凡士林纱条或药条时应紧贴创面，内口也应该填塞到位，以创面肉芽由下朝上、从内到外生长为最佳，这样就能避免假性愈合，获得最佳疗效。

8. 术后常见并发症的观察与护理

（1）尿潴留：尿潴留是直肠及肛门术后常见的并发症。一方面是由于肛周脓肿多采用腰麻的麻醉方式，导致排尿反射抑制；另一方面是由于术后切口疼痛引起膀胱和后尿道括约肌反射性痉挛，以及患者不习惯床上排尿等。对该类患者术后观察患者排尿情况，若术后 8 小时仍未排尿，下腹部胀痛不适，有尿意却排尿困难者，可采用听流水声或热毛巾热敷膀胱区刺激排尿，上述处理无效可留置导尿管。限制直肠及肛门日间手术围手术期液体的摄入量可降低术后尿潴留的发生率。

（2）出血：术后 24 小时内密切观察患者切口敷料情况，密切观察生命体征，若患者便意强烈，切口敷料有鲜血渗出，面色苍白，心慌、脉速，应考虑出血可能，立即汇报医师，查看切口，有活动性出血时配合止血。

（3）感染：肛周脓肿术后易发生感染、体温持续升高，应保持切口敷料清洁干燥，定期更换敷料，发热时物理降温或对症治疗，围手术期应用抗生素预防感染。

四、出院

（一）出院标准

（1）生命体征平稳。

（2）无严重并发症。

（3）肛周疼痛可忍。

（4）大便通畅，可自行排尿。

（二）随访

术后 72 小时内进行电话随访，了解患者出院后身体恢复和伤口愈合情况，解答患者围手术期出现的各种问题，指导患者康复。随访内容应包括：①全身情况：如有无寒战、发热等；②手术部位情况：如切口有无出血及愈合情况、有无感染、疼痛是否耐受、大便是否通畅等；③生活恢复情况：如饮食、睡眠等，发现严重不良事件时（如术后高热、伤口出血、严重疼痛及各种需要紧急处理的状况），要求患者立即返院处理。术后第 7 天患者于门诊进行复诊。

参考文献

[1] 杨彬，沈树安 . 517 例肛周脓肿手术治疗体会 [J]. 四川医学，2014，35（7）：835.

[2] 刘伟红 . 健康教育对肛周脓肿换药患者的影响 [J]. 国际医药卫生导报，2011，17（6）：757-758.

[3] 丁曙晴，丁义江 . 肛周脓肿和肛瘘诊治策略—解读美国和德国指南 [J]. 中华胃肠外科杂志，2012，15（12）：1224-1226.

[4] 中国医师协会肛肠医师分会指南工作委员会 . 肛周脓肿临床诊治中国专家共识 [J]. 中华胃肠外科杂志，2018，21（4）：456.

[5] 国家老年疾病临床医学研究中心（湘雅），中国日间手术合作联盟 . 直肠肛门日间手术临床实践指南（2019 版）[J]. 中华外科杂志，2019，22（11）：1001-1011.

（陈瑶枫）

案例 5 血栓痔剥离术

病历摘要

现病史：患者，女，30 岁，患者便后肛门口肿物突出伴胀痛 4 天，偶排便后手纸上带有少许鲜红色血液，大便黄软成形，1 ～ 2 日 1 次，无里急后重，现门诊以“混合痔、血栓性痔”收入院。

既往史：体健，否认高血压、糖尿病等疾病史，否认手术史、药物过敏史，预防接种史不详。

个人史：原籍长大，无特殊宗教信仰，大学文化，普通职员，性格外向，家庭关系和睦；否认吸烟、饮酒史；否认吸毒史，否认药物依赖及成瘾史，否认不洁性生活史。

家族史：父亲、母亲体健，无兄弟姐妹，否认二系三代中有类似疾病及家族性遗传病史。

专科体检：意识清醒，脉搏 95 次 / 分，呼吸 18 次 / 分，血压 118/76 mmHg，体温 37.1 ℃，自主体位，无病面容，体重 50 kg，身高 1.55 m，BMI 20.81 kg/m^2。视诊：肛门口左侧可见痔块突出，内见血栓，质韧，部分破溃，无明显触痛。直肠指检：肛门括约肌无松弛，内痔区略肿胀，距肛门约 6 cm 直肠未触及明显肿块及狭窄，指套退出无染血。肛门镜检：直肠肠腔内无血迹，内痔区充血水肿，无活动性出血。

住院期间：患者入院当天在腰麻下行“血栓痔剥离术”，术后去枕平卧位休息，肛周切口敷料干燥，切口钝痛，NRS 评分为 1 分，自理能力评定为轻度依赖，跌倒 / 坠床评分为 1 分，压力性损伤评分为 20 分。医嘱给予二级护理、少渣半流质饮食，以及止痛、止血、营养支持等对症治疗，鼓励患者术后早期活动。患者术后 6 小时少量饮水无呛咳，在协助下可床边行走，患者术后 8 小时已自解小便，在协助下可下床活动。患者术后 12 小时，医嘱予以出院，完善出院健康宣教。

知识拓展

一、概述与日间手术标准

（一）概述

血栓痔剥离术是在肿块外侧皮内注射 0.5% ～ 1% 的利多卡因注射液，先做皮丘，然后由皮丘处将 2 ～ 5 mL 的利多卡因注射液均匀地注入肿块周围的组织中，以血管钳夹起肿块表面皮肤，切开一个与肛管长轴平行的小切口。对于与周围组织无粘连的孤立血栓，用拇指和示指将血栓向外全部挤出即可；对于与周围组织有粘连的血栓，提起创缘皮肤，用弯尖头剪刀或纹式血管钳沿皮肤和血栓之间分离，完整游离出血栓，然后将血栓取出，切除多余皮肤，用纱布压迫止血，重新消毒创口，用丝线缝合切口 1 ～ 2 针。

（二）日间手术标准

（1）正在服用抗凝药物（氯吡格雷等）或抗血小板药物（阿司匹林等）的患者，应在内科医师指导下停药至少 5 天方能预约手术。

（2）有发热、腹泻等身体不适者不宜手术，女性患者月经期不宜手术，孕期、哺乳期应慎重手术。

（3）术后有成人陪同，住所有 24 小时急诊医院且车程在 1 小时内的。

（4）年龄≤ 65 周岁，且无严重合并症、器质性疾病。

（5）同意行不过夜日间痔疮手术。

二、入院前护理

（一）指导完成术前各项检查

入院准备中心护士指导患者完成术前各项检查与化验，患者经评估符合准入标准，于门诊预约手术日期。术前检查类型及项目详见表 3-5-1。

表 3-5-1　术前检查类型及项目

检查类型	检查项目
实验室检查	血常规＋血型、凝血功能（凝血酶原时间、凝血酶原时间活动度、国际标准化比值、抗凝血酶Ⅲ、纤维蛋白原、纤维蛋白原降解产物、D- 二聚体）、生化（血糖、肝功能、肾功能、血脂、电解质）、乙肝五项＋丙肝抗体、HIV 抗体、梅毒螺旋体抗体（筛查试验）
影像学检查	胸部正侧位 X 线，或胸部 CT
心电图检查	心律与心率如有异常，需进一步检查

续表

检查类型	检查项目
术前麻醉评估	ASA 分级为Ⅰ～Ⅱ级，无严重心肺疾病、腰麻禁忌证（腰背疾病、脊柱疾病、感染疾病、中枢神经系统疾病等）
专科检查	肛门指检、肛门镜

（二）常规次日手术院前准备

1. 健康宣教

（1）告知患者手术及麻醉方式、可能出现的并发症和治疗方案。

（2）指导患者术前停药时间：如华法林等抗凝血药物至少停药 1 周，糖尿病患者手术当日暂停降糖药物的使用，高血压患者术前 2 小时口服降压药。

（3）饮食指导：术前嘱患者多饮水，多食富含纤维素的食物以促进排便，忌食辛辣刺激的食物，避免饮酒。

（4）告知患者办理入院的时间、住院病房、生活物品的准备、医保缴费等相关事宜，告知的主要形式为发放纸质宣教材料及口头宣教，患者签署入院须知，解答患者提出的疑问。

2. 询问病史

（1）有无其他基础疾病，如糖尿病、高血压、高血脂等，及时监测并控制近期血糖、血压的变化。

（2）过敏史：有无药物、食物过敏史。

（3）家族史及个人史：了解家庭成员有无静脉管壁先天薄弱病史。

（4）既往史：患者是否有妊娠、长期便秘、久坐、久立，是否有盆腔巨大肿瘤等病史。

3. 心理护理

患者在接受手术治疗前，往往有对手术的迷茫和恐惧，因此，护士应实施针对性的心理指导，由专人给患者详细讲解手术目的、方法、麻醉方式、手术体位及术中、术后可能出现的症状和配合方式等，以提升患者对手术的信心，解除患者顾虑，让患者安心配合治疗，使患者快速康复出院。

三、住院期间日间手术护理

（一）当日术前准备

（1）入院后发放干净的手术衣服和裤子，并贴身更换（不包括内衣、内裤），取下眼镜、饰品、活动性义齿等物品，佩戴腕带，戴上一次性帽子和脚套。

（2）左上肢留置静脉通路，常规使用 18G 留置针。

（3）术前不留置胃管、导尿管。

（4）核对手术交接单。

（二）术中麻醉

腰麻最常用体位是侧卧位，并取低头、弓腰、抱膝姿势。成人一般选择第 3 ～ 4 腰椎或第 4 ～ 5 腰椎棘突间隙为穿刺点，皮肤消毒后铺消毒洞巾。确定穿刺点，并对皮肤、棘上韧带及棘间韧带做完善的局部浸润麻醉，以减轻穿刺时的疼痛。将腰麻针经穿刺点与皮肤垂直刺入，沿穿刺针轴心方向推进，依次穿过皮肤、皮下组织、棘上韧带及棘间韧带、黄韧带、硬脊膜和蛛网膜，再进针突破硬脊膜，进入蛛网膜下隙，取出针芯可有脑脊液流出。穿刺成功后固定针体，回吸有脑脊液回流，再将一定浓度和剂量的局麻药物经腰椎穿刺针注入蛛网膜下腔。

（三）术后护理

1. 个体监护

术后测量生命体征，观察双下肢血运及活动情况、敷料情况，若发现异常立即汇报医师并及时处理。

2. 体位管理

去枕平卧 6 小时，以防脑脊液自穿刺点渗出引起头痛。

3. 控制排便

术后 1 ～ 2 天可服用药物减少肠蠕动，控制排便，尽量术后 2 天再排便，保持伤口清洁，促进愈合，排便时不要用力过猛，防止伤口裂开，若发生便秘，可口服缓泻剂，禁止灌肠。

4. 饮食指导

术后指导患者饮食要循序渐进，术后当天流质饮食（米汤、牛奶、果汁等），第 2 天半流质饮食（稀饭、面条等），之后应多吃蔬菜水果，如果出现恶心、呕吐，暂时停止进食，遵医嘱使用止吐药物。

5. 疼痛护理

因括约肌痉挛引起的疼痛，如无出血危险，可温水坐浴、局部热敷，擦涂消炎镇痛软膏，以缓解肛门括约肌痉挛；因肛管内敷料填塞过紧引起的疼痛，可松动敷料；因粪便刺激导致的疼痛，应加强肛周皮肤护理。

6. 活动指导

应快速康复的要求，鼓励患者早期下床活动，按循序渐进的原则，以未引起不适为宜。患者术后 6 小时可床边行走，24 小时内减少剧烈活动，指导患者根据病情逐渐增加活动量，延长活动时间。术后 3 周忌剧烈活动、重体力劳动、用力屏气，以防出血。

7. 术后常见并发症的观察与护理

（1）创面出血：直肠肛管的静脉丛丰富，术后易因止血不彻底、用力排便、粪便干燥等导致创面出血，出血多发生在术后 1 周内，指导患者根据病情逐渐增加活动量，延长活动时间。保持排便通畅，粪便干燥会划伤创面引起出血。伤口愈合后可恢复正常工作、学习和劳动，避免久立、久坐、久蹲。观察肛门敷料有无渗血、切口出血，如出现恶心、呕吐、面色苍白伴肛门直肠坠胀感和急迫排便感进行性加重等症状，立刻报告医师。

（2）尿潴留：多与术后切口疼痛、麻醉药物抑制排尿、排尿体位及环境改变有关。术后24小时内，每4～6小时嘱患者排尿1次，患者术后8小时仍未排尿且下腹部胀痛、隆起，可行热敷、按摩诱导排尿。

（3）切口感染：直肠肛管部位易受粪便、尿液的污染，术后易发生切口感染。术前做好肠道准备，多饮水，进食含纤维素多的食物，必要时口服泻药，禁忌清洁灌肠，防止反复插管损伤肛门皮肤黏膜。术前评估全身营养情况，及时纠正贫血，提高机体免疫力。加强术后会阴护理，清洁肛门皮肤，防止粪便残留刺激皮肤。若皮肤出现红肿，甚至破损，便后可用 1 ∶ 5000 的高锰酸钾温水坐浴，切口定期换药，保持充分引流。

（4）肛门狭窄：多为术后瘢痕挛缩导致，术后应观察患者有无排便困难、大便变细，以排除肛门狭窄，如发生狭窄，术后尽早进行扩肛治疗。

四、出院

（一）出院标准

（1）生命体征平稳。

（2）无严重并发症。

（3）肛门创面无异常分泌物，无明显水肿、出血。

（二）随访

手术当日患者出院后4小时及出院后第1天晨起电话随访，询问术后自测血压、心率、体温及敷料清洁情况，术后是否有排尿困难、头晕等不适。术后第7天患者于门诊复诊并换药。

参考文献

[1] 国家老年疾病临床医学研究中心（湘雅），中国日间手术合作联盟．直肠肛门日间手术临床实践指南（2019版）[J]. 中华外科杂志，2019，22（11）：1001-1011.

[2] 中国中西医结合学会大肠肛门病专业委员会．经肛吻合器治疗脱垂性痔中国专家共识 [J]. 中华胃肠外科杂志，2020，23（12）：1135-1138.

[3] 陈希琳，陈朝文，段宏岩，等．痔诊疗日间手术专家共识（2020年版）[J]. 实用临床医药杂志，2020，24（10）：1-8.

（房芷伊）

案例6　腹腔镜下胆囊切除术

病历摘要

现病史：患者，男，42岁，3年余前进食油腻食物后出现右上腹胀痛，伴腰背部酸胀不适，疼痛不剧烈能忍受，无恶心、呕吐，无皮肤、巩膜黄染，无畏寒、发热等不适，腹部B超提示胆囊结石，现门诊以“胆囊结石伴慢性胆囊炎”收入院。

既往史：体健，否认高血压、糖尿病等疾病史，否认手术史、药物过敏史，预防接种史不详。

个人史：原籍长大，无特殊宗教信仰，高中文化，普通职员，性格外向，家庭关系和睦；否认吸烟、饮酒史；否认吸毒史，否认药物依赖及成瘾史，否认不洁性生活史。

家族史：父亲、母亲体健，无兄弟姐妹，否认二系三代中有类似疾病及家族性遗传病史。

专科体检：意识清醒，脉搏 70 次 / 分，呼吸 18 次 / 分，血压 121/76 mmHg，体温 36.5 ℃，自主体位，无病面容，体重 55 kg，身高 1.6 m，BMI 21.48 kg/m^2。查体：腹部平坦，未见蠕动波，腹壁柔软，无压痛、反跳痛，包块未触及。肝脏肋下未触及，胆囊未触及，墨菲征阴性，脾脏肋下未触及。肾区无叩击痛，肠鸣音 4 次 / 分，移动性浊音阴性，双下肢无水肿。

住院期间：患者入院当天行“腹腔镜下胆囊切除术”，术后平卧位休息，腹部切口敷料干燥，切口钝痛，NRS 评分为 3 分，自理能力评定为中度依赖，跌倒 / 坠床评分为 1 分，压力性损伤评分为 19 分，营养评分为 2 分。医嘱给予一级护理、禁食、鼻导管吸氧 3 L/min、心电监护；测血压、脉搏、血氧饱和度（q2h）；抗感染、护胃、护肝、止痛、止血、止吐、营养支持等对症治疗。鼓励患者术后早期活动，并行双下肢踝泵运动以预防深静脉血栓。患者术后 2 小时少量饮水无呛咳，可床上半坐卧位；术后 4 小时进 50 mL 米汤无腹胀，可双脚下地站立；术后 6 小时在协助下可床边行走。医嘱更改为二级护理，半流质饮食，停止鼻导管吸氧和心电监护，患者已自解小便。术后 8 小时，医嘱予以出院，完善出院健康宣教。

知识拓展

一、概述与日间手术标准

（一）概述

腹腔镜下胆囊切除术（laparoscopic cholecystectomy，LC）一般在全麻下进行，在脐部切开 1 cm 的小切口，用一种特制的气腹针往腹腔内充入一定量的 CO_2 气体后，插入 1 cm 穿刺套管，再由此插入带有摄像头的腹腔镜，把图像投射到显示屏上，手术者通过观看显示屏经腹壁切开 0.5 ～ 1.5 cm 的小切口 2 ～ 3 个，插入 0.5 cm、1 cm 穿刺套管，并使用腹腔镜器械完成胆囊切除。

（二）日间手术标准

（1）临床诊断为良性胆囊疾病，包括胆囊结石、胆囊息肉样病变、胆囊憩室。

（2）急性胆囊炎发作 72 小时内，或近 3 个月无急性胆囊炎发作。

（3）未长期使用抗凝药物。

（4）术后有成人陪同，住所有24小时急诊医院且车程在1小时内的。

（5）既往无上腹部手术史（腹腔粘连可能性小）。

（6）年龄≤65周岁，且无严重合并症、器质性疾病。

（7）同意行不过夜日间腹腔镜下胆囊切除术。

二、入院前护理

（一）指导完成术前各项检查

入院准备中心护士指导患者完成术前各项检查与化验，患者经评估符合准入标准，于门诊预约手术日期。术前检查类型及项目详见表3-6-1。

表3-6-1 术前检查类型及项目

检查类型	检查项目
实验室检查	血常规＋血型、凝血功能（凝血酶原时间、凝血酶原时间活动度、国际标准化比值、抗凝血酶Ⅲ、纤维蛋白原、纤维蛋白原降解产物、D-二聚体）、生化（血糖、肝功能、肾功能、血脂、电解质）、乙肝五项＋丙肝抗体、HIV抗体、梅毒螺旋体抗体（筛查试验）
影像学检查	胸部正侧位X线 肝胆胰脾双肾超声：B超显示胆管增宽，既往有黄疸或胰腺炎病史及其他怀疑胆道扩张或胆道结石的患者需行磁共振胆胰管成像检查
心电图检查	心律与心率如有异常，需进一步检查
术前麻醉评估	ASA分级为Ⅰ～Ⅱ级，无严重心肺疾病
专科检查	腹部彩色多普勒超声检查

（二）常规次日手术院前准备

1. 健康宣教

（1）告知患者手术及麻醉方式、可能出现的并发症和治疗方案。

（2）指导患者术前停药时间：如华法林等抗凝血药物至少停药1周，糖尿病患者手术当日暂停降糖药物的使用，高血压患者术前2小时口服降压药。

（3）饮食指导：全麻手术患者术前6小时禁食固体饮食，术前2小时禁食清流质饮食，详见表3-6-2。

（4）告知患者办理入院的时间、住院病房、生活物品的准备、医保缴费等相关事宜，告知的主要形式为发放纸质宣教材料及口头宣教，患者签署入院须知，解答患者提出的疑问。

表 3-6-2　术前饮食指导

时间	饮食类型	具体饮食种类
术前 8 小时	低脂软食	米饭、面条、蛋类、瘦肉类、鱼类
术前 6 小时	流质饮食	米汤、奶制品、水
术前 2 小时	无渣非碳水饮料	水、果汁，总量不超过 200 mL

2. 询问病史

（1）有无其他基础疾病，如糖尿病、高血压、高血脂等，及时监测并控制近期血糖、血压的变化。

（2）过敏史：有无药物、食物过敏史。

（3）家族史及个人史：有无家族性遗传病史、个人异常生活史。

3. 心理护理

护士在整个护理过程中应针对性地进行心理指导，使患者及家属了解腹腔镜下胆囊切除术的过程，解除思想顾虑，积极配合术前准备，保证手术的顺利进行，使患者快速康复出院。

三、住院期间日间手术护理

（一）当日术前准备

（1）入院后发放干净的手术衣服、裤子，并贴身更换（不包括内衣、内裤），取下眼镜、饰品、活动性义齿等物品，佩戴腕带，戴上一次性帽子和脚套。

（2）左上肢留置静脉通路，常规使用 18G 留置针。

（3）术前不留置胃管、导尿管。

（4）核对手术交接单。

（二）术中麻醉

给予气管插管和静脉麻醉，麻醉过程中常规静脉给予氟比洛芬酯入壶预防疼痛、托烷司琼预防呕吐，体位取头高脚低左侧卧位。

（三）术后护理

1. 个体监护

术后 6 小时给予心电监护及血氧饱和度监测，完善病情记录，尤其注意切口渗液、渗血情况，若发现异常指标立即汇报医师及时处理。

2. 体位管理

术后取平卧位或者低半卧位，待脉搏、血压维持平稳后调整体位，老年患者应加强翻身和叩背处理。

3. 氧气疗法

术后6小时遵医嘱给予鼻导管吸氧3 L/min，以改善患者呼吸并促进麻醉药物代谢。

4. 引流护理

日间手术常规不留置引流管，若术中病情需要再留置。对引流管情况进行密切观察，注意引流液的性质、颜色和量的变化，检查固定情况，交代患者牵拉脱管风险，并遵从医嘱争取在术后首日安全拔除。

5. 饮食指导

按表3-6-3指导患者术后逐渐恢复正常饮食，如果患者出现恶心、呕吐，应暂时停止进食，遵医嘱使用止吐药物。指导患者局部热敷和腹部按摩以促进肛门排气。

表3-6-3 术后饮食指导

时间	饮食类型	具体饮食种类
术后2小时	禁食，可少量饮水	返回病房30分钟内可试饮水10～20 mL，如无呛咳等不适，15分钟后可增加饮水量
术后4小时	清流质饮食	无渣果蔬饮料、轻薄米汤
术后6小时	易消化的半流质饮食	稠米汤、藕粉、蛋羹、牛奶、烂面条
术后8小时	低脂饮食	蔬菜、水果、鱼类

6. 疼痛护理

根据疼痛程度采取药物与非药物方法镇痛，推荐以非药物方式缓解疼痛，如音乐放松疗法、正念冥想法、深呼吸放松法等。常规使用数字分级评分法评估疼痛情况，观察疼痛部位、程度、性质、持续时间、诱因，评分大于3分时遵医嘱正确应用止痛药物，并评估用药效果。

7. 活动指导

应快速康复的要求，鼓励患者早期下床活动，按循序渐进的原则，以未引起不适为宜。患者术后2小时可床上坐起，术后4小时可下床站立，术后6小时可床边行走。出院后1个月内禁止提超过5 kg的重物和剧烈活动，避免腹部张力增加引起伤口疼痛并影响愈合。

8. 术后常见并发症的观察与护理

（1）胆道损伤与胆漏：腹腔镜下胆囊切除术可能出现胆道损伤或胆漏，是所有并发症中最严重的。其中胆漏是胆道损伤的主要表现，常在术后发生，如何早期判断及明确胆漏的发生是护理观察的重点。术后 1 ～ 5 天若患者出现不明原因的突发性上腹部剧烈疼痛、呕吐及恶心等，且拒绝进食，进而出现全腹疼痛及反跳痛等，此为胆漏的信号。因此，护士应密切观察患者是否出现腹部压痛、肌紧张、反跳痛等，同时若有腹腔引流管，还应密切观察引流液的颜色、量、性质等，一旦出现异常情况，应立即上报医师及时处理。

（2）恶心、呕吐：患者术前产生的焦虑及抑郁等情绪也会导致术后恶心及呕吐。同时腹腔镜下胆囊切除术需静脉泵入麻醉药物，这会导致神经兴奋，刺激患者胃肠道，产生恶心、呕吐。因此，护士应根据医嘱使用预防恶心及呕吐的药物。术后 6 小时护理人员可酌情为患者提供流质饮食（白开水或米汤）以刺激胃肠道收缩、分泌，从而促进胃肠功能恢复，但应避免食用易胀气或刺激性的食物，且采取少食多餐的方式，严禁食用生冷、硬、膨化、油腻等食物。

（3）出血：由于实施腹腔镜下胆囊切除术时患者的胆囊床处于暴露状态，一旦动脉钛夹的位置不正确，就容易发生术后出血。因此，术后 6 小时内每 0.5 ～ 1 小时监测患者血压、脉搏等，若发现血压及脉搏加快，应及时检查患者血常规，一旦血细胞比容出现降低，应警惕术后出血；当患者向医护人员诉说不适时，应提高警惕，如腹胀、腹痛等，应明确原因，给予对症处理；注意观察患者引流液的颜色、性质及量，术后对引流管定时实施相应的挤压操作，确保引流管运行通畅。

（4）感染：护士术后告知患者不要过于紧张，避免大幅度活动，叮嘱患者及家属切勿触碰切口，做好切口换药。每次检查切口 1 ～ 2 遍，更换被污染的敷料，观察切口有无红肿、疼痛及发热等，若出现异常立即上报临床医师。

（5）皮下气肿：内容同案例 1。

四、出院

（一）出院标准

（1）生命体征平稳。

（2）无严重并发症。

（3）进食后无明显不适。

（4）可自行排尿。

（二）随访

手术当日出院后 4 小时及出院后第 1 天晨起电话随访，询问术后自测血压、心率、体温及饮水、进食情况；术后是否有寒战、发热（≥ 38 ℃）、尿黄、眼睛发黄、切口严重疼痛等问题。术后第 7 天门诊复诊，复查血常规及生化，追查病理结果。术后 3 个月门诊复查腹部 B 超。

参考文献

[1] 臧安童，席小明，刘军，等. 腹腔镜胆囊切除不过夜日间手术 78 例临床分析 [J]. 中国微创外科杂志，2016，16（9）：780-783.

[2] 宋瑞梅，施雁，庄英，等. 基于快速康复理念的腹腔镜胆囊切除日间手术病房管理的实践 [J]. 护理学杂志，2018，14：60-62.

[3] 康凯旋. 快速康复护理在腹腔镜胆囊切除术中的应用效果观察 [J]. 首都食品与医药，2020，27（2）：140.

[4] 陈世云. 腹腔镜下胆囊切除术后胆漏患者的观察及护理 [J]. 中国城乡企业卫生，2023，11：71-72.

（何雁飞）

案例 7　经皮胆总管取石术

病历摘要

现病史：患者，男，70 岁，晚上进食后感上腹剧烈疼痛，伴发热、黄疸不适，腹部 B 超提示胆总管结石，现门诊以“胆总管结石”收入院。

既往史：体健，否认高血压、糖尿病等疾病史，既往行“腹腔镜下胆囊切除术、胆总管探查取石术”。无药物过敏史，预防接种史不详。

个人史：原籍长大，无特殊宗教信仰，小学文化，退休，性格外向，家庭关系和睦；否认吸烟、饮酒史；否认吸毒史，否认药物依赖及成瘾史，否认不洁性生活史。

家族史：父亲、母亲体健，无兄弟姐妹，否认二系三代中有类似疾病及家族性遗传病史。

专科体检：意识清醒，脉搏 67 次 / 分，呼吸 18 次 / 分，血压 130/74 mmHg，体温 37.5 ℃，自主体位，无病面容，体重 60 kg，身高 1.7 m，BMI 20.76 kg/m^2。查体：腹部平坦，蠕动波未见，腹壁紧张度柔软，无压痛、反跳痛，包块未触及。肝脾肋下未触及，胆囊未触及，墨菲征阴性。肾区无叩击痛，肠鸣音 4 次 / 分，移动性浊音阴性，双下肢无水肿。

住院期间：患者入院当天行"经皮胆总管取石术"，术后平卧位休息，腹部穿刺处敷料干燥，穿刺处钝痛，NRS 评分为 3 分，胆道引流管（1 根）在位，固定妥善，引流出淡血性液体，自理能力评定为中度依赖，跌倒 / 坠床评分为 1 分，压力性损伤评分为 19 分，营养评分为 2 分。医嘱予以一级护理、禁食、鼻导管吸氧 3 L/min、心电监护；测血压、脉搏、血氧饱和度（q2h）；抗感染、护胃、护肝、止痛、止血、止吐、营养支持等对症治疗。鼓励患者术后早期活动，并行双下肢踝泵运动以预防深静脉血栓。患者术后 2 小时少量饮水无呛咳，可床上半坐卧位；术后 4 小时进食 50 mL 米汤无腹胀，可双脚下地站立；术后 6 小时，在协助下可床边行走，医嘱更改为二级护理，半流质饮食，停止鼻导管吸氧和心电监护，已自解小便，在协助下可下床活动。术后 8 小时，医嘱予以出院，完善出院健康宣教。

知识拓展

一、概述与日间手术标准

（一）概述

经皮胆总管取石术一般在全麻下进行，对照术前影像学图像，经皮向肝内胆管穿刺建立取石通道，用胆道镜取石，有时还需借助胆道引流管冲压胆道碎石或激光碎石，最终达到取净结石的目的。

（二）日间手术标准

（1）胆道结石经1次或以上胆道手术仍有结石残留，愿意接受经皮胆总管取石术治疗。

（2）未长期使用抗凝药物。

（3）术后有成人陪同，住所有 24 小时急诊医院且车程在 1 小时内的。

（4）同意行不过夜日间手术。

二、入院前护理

（一）指导完成术前各项检查

入院准备中心护士指导患者完成术前各项检查与化验，患者经评估符合准入标准，于门诊预约手术日期。术前检查类型及项目详见表 3-7-1。

表 3-7-1 术前检查类型及项目

检查类型	检查项目
实验室检查	血常规 + 血型、凝血功能（凝血酶原时间、凝血酶原时间活动度、国际标准化比值、抗凝血酶Ⅲ、纤维蛋白原、纤维蛋白原降解产物、D- 二聚体）、生化（血糖、肝功能、肾功能、血脂、电解质）、乙肝五项 + 丙肝抗体、HIV 抗体、梅毒螺旋体抗体（筛查试验）
影像学检查	胸部正侧位 X 线 肝胆胰脾双肾超声：B 超显示胆管增宽，提示既往有黄疸或胰腺炎病史及其他怀疑胆道扩张或胆道结石的患者需行磁共振胆胰管成像检查
心电图检查	心律与心率如有异常，需进一步检查
术前麻醉评估	ASA 分级为Ⅰ～Ⅱ级，无严重心肺疾病
专科检查	腹部彩色多普勒超声检查

（二）常规次日手术院前准备

1. 健康宣教

（1）告知患者手术及麻醉方式、可能出现的并发症和治疗方案。

（2）指导患者术前停药时间：如华法林等抗凝血药物至少停药 1 周，糖尿病患者手术当日暂停降糖药物的使用，高血压患者术前 2 小时口服降压药。

（3）饮食指导：全麻手术患者术前 6 小时禁食固体饮食，术前 2 小时禁食清流质饮食，详见表 3-7-2。

（4）告知患者办理入院的时间、住院病房、生活物品的准备、医保缴费等相关事宜，告知的主要形式为发放纸质宣教材料及口头宣教，患者签署入院须知，解答患者提出的疑问。

表 3-7-2 术前饮食指导

时间	饮食类型	具体饮食种类
术前 8 小时	低脂软食	米饭、面条、蛋类、瘦肉类、鱼类
术前 6 小时	流质饮食	米汤、奶制品、水
术前 2 小时	无渣非碳水饮料	水、果汁，总量不超过 200 mL

2. 询问病史

（1）有无其他基础疾病，如糖尿病、高血压、高血脂等，及时监测并控制近期血

糖、血压的变化。

（2）过敏史：有无药物、食物过敏史。

（3）家族史及个人史：有无家族性遗传病、个人异常生活史。

3. 心理护理

护士在整个护理过程中应针对性地进行心理指导，使患者及家属了解腹腔镜下胆囊切除术的过程，解除思想顾虑，积极配合术前准备，保证手术的顺利进行，使患者快速康复出院。

三、住院期间日间手术护理

（一）当日术前准备

（1）入院后发放干净的手术衣服、裤子，并贴身更换（不包括内衣、内裤），取下眼镜、饰品、活动性义齿等物品，佩戴腕带，戴上一次性帽子和脚套。

（2）左上肢留置静脉通路，常规使用 18G 留置针。

（3）术前不留置胃管、导尿管。

（4）核对手术交接单。

（二）术中麻醉

给予气管插管和静脉麻醉，麻醉过程中常规静脉给予氟比洛芬酯入壶预防疼痛、托烷司琼预防呕吐，体位取头高脚低左侧卧位。

（三）术后护理

1. 个体监护

术后 6 小时内给予心电监护及监测血氧饱和度，完善病情记录，尤其注意切口渗液、渗血情况，若发现异常指标立即汇报医师及时处理。

2. 体位管理

术后取平卧位或低半卧位，待脉搏、血压维持平稳后调整体位，老年患者应加强翻身和叩背处理。

3. 氧气疗法

术后 6 小时遵医嘱鼻导管吸氧 3 L/min，以改善患者呼吸并促进麻醉药物代谢。

4. 引流护理

首次经皮肝取石术后用“J”形胆道引流管，头端可在胆道中弯曲，防止引流管脱出。术后若无腹痛、发热等症状，可在术后 2 天夹闭引流管。术后 4 ～ 5 天复查无结石后拔除引流管。第 2 次经窦道取石术后用普通的胆道引流管。胆道引流管的主要作用：①压迫穿刺通道起止血作用；②引流胆汁及肝胆管残石；③维持经皮、经肝瘘道有残留结石者，必要时二次手术用；④术后可经胆道引流管逆行造影复查胆管残石情况。

5. 饮食指导

按表 3-7-3 指导患者术后逐渐恢复正常饮食，如果患者出现恶心、呕吐，要暂时停止进食，遵医嘱使用止吐药物。指导患者局部热敷和腹部按摩以促进肛门排气。

表 3-7-3　术后饮食指导

时间	饮食类型	具体饮食种类
术后 2 小时	禁食，可少量饮水	返回病房 30 分钟内可试饮水 10 ～ 20 mL，如无呛咳等不适，15 分钟后可增加饮水量
术后 4 小时	清流质饮食	无渣果蔬饮料、轻薄米汤
术后 6 小时	易消化的半流质饮食	稠米汤、藕粉、蛋羹、牛奶、烂面条
术后 8 小时	低脂饮食	蔬菜、水果、鱼类

6. 疼痛护理

根据疼痛程度采取药物与非药物方法镇痛，推荐以非药物方式缓解疼痛，如音乐放松疗法、正念冥想法、深呼吸放松法等。常规使用数字分级评分法评估疼痛情况，观察疼痛部位、程度、性质、持续时间、诱因，评分大于 3 分遵医嘱正确使用止痛药物，并评估用药效果。

7. 活动指导

应快速康复要求，鼓励患者早期下床活动，按循序渐进的原则，以未引起不适为宜。患者术后 2 小时可床上坐起，术后 4 小时可下床站立，术后 6 小时可床边行走。出院后 1 个月内禁止提超过 5 kg 的重物和剧烈活动，避免腹部张力增加引起伤口疼痛并影响愈合。

8. 术后常见并发症的观察与护理

（1）残余结石：是治疗后最棘手的问题，建议手术后 2 ～ 3 天常规复查 CT，了解残石量及其分布。部分残余结石，如术前 CT 诊断为阴性结石，术后需复查磁共振胆胰管成像（magnetic resonance cholangiopancreatography，MRCP），了解有无结石残留。若有结石且胆道不通畅，且现有通道均无法取到时，可直接针对该结石目标胆管进行穿刺取石。

（2）胆漏：积聚在腹腔可导致胆汁性腹膜炎的发生，主要是由于结石较多，胆道引流管留置较浅，引流管在呼吸的上下波动作用下脱出胆管，胆汁经瘘道漏入腹腔。根据实际情况，应留置“J”形胆道引流管，防脱管效果好。若胆漏后出现急性弥漫性腹膜炎症状，胆汁引流量大、漏口远端胆道梗阻且非手术治疗无法解除时，则需再次手术。

（3）胆道再狭窄：肝胆管狭窄是肝胆管结石治疗失败的主要原因，也是结石复发的主要原因。胆道狭窄行胆道镜扩张或电切解除狭窄后，容易形成瘢痕，造成胆道再次狭窄（胆道再次狭窄疤痕形成约 9 个月）。因此专家建议解除胆道狭窄后需放置胆道支撑管 6 ～ 9 个月，2 ～ 3 个月更换 1 次，9 个月后取出，可减少胆道再狭窄的发生。

（4）气胸：穿刺时穿刺针直接损伤肺易导致气胸。主要原因是穿刺位置过高，穿刺时导致的气胸未能及时发现，扩张瘘道时会加重损伤。右侧肋间穿刺时一定要确定肺下界，超声可见随呼吸移动的强回声带，暂停机械通气后，在肺下界以下 2 cm 处穿刺一般是安全的。手术结束后要注意听诊双侧呼吸音，如呼吸音消失则行床边 X 线检查，必要时行胸腔闭式引流。

（5）胆汁性胸膜炎或右侧胸腔积液：由于右侧经皮经肝穿刺主要在右侧季肋区，该处肋膈窦位置最低，即使深吸气时也不能完全被扩张的肺所充满。在穿刺时虽然避开肺，但难免会穿刺到肋膈窦，造成壁层胸膜损伤，从而出现右侧胸腔积液。如果引流管位于胸膜腔或胆道压力大，胆汁沿引流管外溢至胸腔出现胆汁性胸膜炎。建议选择肺下界以下 2 cm 穿刺，如果预计可能进入肋膈窦，在扩张瘘道时一定要暂停机械通气，避免膈肌活动使导丝抽拉导致脱落。取石后导管摆放的位置一定要得当，不能有太大的角度及折管。

四、出院

（一）出院标准

（1）生命体征平稳。

（2）无严重并发症。

（3）进食后无明显不适。

（4）可自行排尿。

（二）随访

手术当日出院后 4 小时及出院后第 1 天晨起电话随访，询问术后自测血压、心率、体温，饮水、进食等情况；术后是否有寒战、发热（≥ 38 ℃）、尿黄和眼睛发黄、切口严重疼痛、引流管堵管和脱管等问题。术后第 7 天门诊复诊，复查血常规及生化，追查病理结果。3 个月后门诊复查，以后每半年门诊复查 1 次。

参考文献

[1] 张志鸿，魏东，戈佳云，等. 经皮经肝胆道镜取石术治疗复杂肝胆管结石的应用分析 [J]. 中华肝胆外科杂志，2022，28（3）：176-180.

[2] 王彩明，姚彦鹏，芮少珍，等. 经皮经肝胆道镜在复杂肝内外胆管结石治疗中的应用 [J]. 中华肝胆外科杂志，2023，29（12）：902-905.

[3] 罗晓峰，黄子榕，王振龙，等. 经皮经肝胆道镜取石术在胆总管结石合并急性胆管炎治疗中的价值 [J]. 中华肝脏外科手术学电子杂志，2019，8（5）：448-452.

[4] 方天翎，刘衍民，刘安重，等. 一次性经皮经肝胆道硬镜取石与 ERCP 治疗胆总管结石的临床研究 [J]. 中华普通外科杂志，2019，34（8）：679-681.

（张益莹）

案例 8　腹腔镜下腹股沟疝单侧修补术

病历摘要

现病史：患者，男，66 岁，3 年多前无明显诱因出现左大腿根部肿块，鹌鹑蛋大小，劳累或运动后肿块突出，休息或平卧位后消失，无疼痛、酸胀、牵拉感，3 年多来上述症状反复出现，且肿块逐渐增大，偶伴疼痛、酸胀、牵拉感，可忍。现门诊以“左侧腹股沟斜疝”收入院。

既往史：体健，否认高血压、心脏病、糖尿病、脑卒中、肺及支气管病、肝病、肾病及其他心脑血管疾病、内分泌系统等疾病史，否认手术、外伤史。

个人史：原籍长大，无特殊宗教信仰及需求，无外地久居史，高中文化，自由职业者，工作条件一般，性格外向，家庭关系和睦；否认化学性物质、粉尘、放射性物质、有毒物质接触史；否认疫区、疫情、疫水接触史；否认牧区、矿山、高氟区、低碘区居住史；否认吸烟、饮酒史；否认吸毒史，否认药物依赖及成瘾史，否认冶游史。

婚育史：适龄结婚，育有 1 子，配偶及孩子均体健，家庭关系和睦。

家族史：父亲已故，死因不详；母亲已故，死因不详，3 兄弟 3 姐妹，1 姐姐病逝，其余体健，否认二系三代中有类似疾病及家族性遗传病史。

专科体检：意识清醒，脉搏 78 次 / 分，呼吸 18 次 / 分，血压 143/81 mmHg，体温 37.1 ℃，自主体位，无病面容，体重 49.4 kg，身高 1.56 m，BMI 20.3 kg/m^2。查体：腹部平、尚软，左腹股沟区可触及一大小约 3 cm × 2 cm 的肿块，质软，边界清楚，无压痛，可回纳，咳嗽冲击试验阳性，透光试验阴性。指检外环口松弛扩张，可容纳约 2 指。肿块回纳后压住内环口肿块不突出，松开后肿块自外上向内下由外环口突出。双侧睾丸位于阴囊内。神经系统检查阴性。

住院期间：患者入院后行“腹腔镜下左侧腹股沟疝修补术”，术后平卧位休息，腹部切口敷料干燥，切口钝痛，NRS 评分为 2 分，自理能力评定为重度依赖。医嘱给予禁食、鼻导管吸氧 3 L/min、心电监护；测血压、脉搏、血氧饱和度（q2h）；护胃、护肝、止痛等对症治疗。鼓励患者术后早期活动，正确行双下肢踝泵运动以预防深静脉血栓。患者术后 2 小时少量饮水无呛咳，可床上半坐卧位；术后 6 小时进食 50 mL 米汤无腹胀，可双脚下地站立，自行解小便，在协助下可下床活动。术后第 1 天，医嘱更改为二级护理，半流质饮食，停止鼻导管吸氧和心电监护，患者精神好，情绪稳定，胃纳好，腹部切口敷料清洁干燥，无渗血渗液现象，阴囊无血肿，生命体征平稳，予以出院，完善出院健康宣教。

知识拓展

一、概述与日间手术标准

（一）概述

腹腔镜下疝修补术：麻醉满意后，头低脚高位。在脐下缘做一长约 1 cm 弧形切口，横行切开该侧腹直肌前鞘，推开腹直肌纤维并稍游离腹直肌肌束后方空间，将 1.2 cm Trocar 沿后鞘滑入，充入二氧化碳。先以“镜推法”创建间隙直至耻骨联合上方，在脐下约 3 cm 处及耻骨联合头侧约 4 cm 正中线上各穿刺置入一枚 0.5 cm Trocar。辨清腹壁下血管走行，锐性分离腹膜前间隙，进一步探查见疝囊位置后，将疝囊从精索上完全剥离直至完成“精索体壁化”。检查腹膜前空间，内侧过正中线，外侧至髂前上棘，下方位于耻骨结节和耻骨梳深面。术野彻底止血，置入聚丙烯疝修补片，并将疝囊放于补片深面，检查补片完全展平，无疝囊遗漏后撤除气腹，缝合关闭各切口。

（二）日间手术标准

1. 纳入标准

（1）年龄 18 ～ 80 岁。

（2）诊断明确。

（3）单侧发病。

2. 排除标准

（1）合并肠粘连或肠穿孔或精索积液。

（2）合并凝血系统疾病或长期服用阿司匹林等抗凝药物。

（3）智力或精神障碍。

（4）既往有下腹部手术史。

（5）合并严重的心脑血管疾病。

（6）其他严重的器质性疾病。

二、入院前护理

（一）指导完成术前各项检查

入院准备中心护士指导患者完成术前各项检查与化验，患者经评估符合准入标准，于门诊预约手术日期。术前检查类型及项目详见表 3-8-1。

表 3-8-1　术前检查类型及项目

检查类型	检查项目
实验室检查	血常规 + 血型、凝血功能（凝血酶原时间、凝血酶原时间活动度、国际标准化比值、抗凝血酶Ⅲ、纤维蛋白原、纤维蛋白原降解产物、D- 二聚体）、生化（血糖、肝功能、肾功能、血脂、电解质）、乙肝五项 + 丙肝抗体、HIV 抗体、梅毒螺旋体抗体（筛查试验）
影像学检查	胸部正侧位 X 线
心电图检查	心律与心率如有异常，需进一步检查
术前麻醉评估	ASA 分级为Ⅰ～Ⅱ级，无严重心肺疾病
专科检查	全腹 CT

（二）常规次日手术院前准备

1. 健康宣教

（1）告知患者手术及麻醉方式、可能出现的并发症和治疗方案。

（2）指导患者术前停药时间：如华法林等抗凝血药物至少停药 1 周，糖尿病患者手术当日暂停降糖药物的使用，高血压患者术前 2 小时口服降压药。

（3）饮食指导：全麻手术患者术前 20：00 开始禁食，22：00 开始禁饮，空腹至次日手术。

（4）告知患者办理入院的时间、住院病房、生活物品的准备、医保缴费等相关事宜，告知的主要形式为发放纸质宣教材料及口头宣教，患者签署入院须知，解答患者提出的疑问。

2. 询问病史

（1）有无其他基础疾病，如糖尿病、高血压、高血脂等，及时监测并控制近期血糖、血压的变化。

（2）过敏史：有无药物、食物过敏史。

（3）家族史及个人史：有无家族性遗传病、个人异常生活史。

3. 心理护理

护士在整个护理过程中应针对性地进行心理指导，使患者及家属了解腹腔镜下腹股沟疝单侧修补术的过程，解除思想顾虑，积极配合术前准备，保证手术的顺利进行，使患者快速康复出院。

三、住院期间日间手术护理

（一）当日术前准备

（1）入院后发放干净的手术衣服、裤子，并贴身更换（不包括内衣、内裤），取下眼镜、饰品、活动性义齿等物品，佩戴腕带，戴上一次性帽子和脚套。

（2）留置静脉通路（双上肢为宜）开放，常规使用 18G 留置针。

（3）术前留置导尿管。

（4）核对手术交接单。

（二）术中麻醉

给予气管插管和静脉麻醉，麻醉过程中常规静脉给予氟比洛芬酯入壶预防疼痛、托烷司琼预防呕吐，体位取平卧位。

（三）术后护理

1. 个体监护

术后6小时给予心电监护及血氧饱和度监测，完善病情记录，尤其注意切口渗液、渗血情况，若发现异常指标立即汇报医师及时处理。

2. 体位管理

术后取平卧位或低半卧位，待脉搏、血压维持平稳后调整体位，老年患者应加强翻身和叩背处理。

3. 氧气疗法

术后6小时遵医嘱鼻导管吸氧3 L/min，以改善患者呼吸并促进麻醉药物代谢。

4. 引流护理

注意尿管的性质、颜色、量的变化，检查固定情况，交代患者牵拉脱管的风险，并遵医嘱争取在术后首日安全拔除。

5. 饮食指导

按表3-8-2指导患者术后逐渐恢复正常饮食，如果患者出现恶心、呕吐，暂时停止进食，遵医嘱使用止吐药物。指导患者局部热敷和腹部按摩以促进肛门排气。

表3-8-2 术后饮食指导

时间	饮食类型	具体饮食种类
术后4小时	清流质饮食	无渣果蔬饮料、轻薄米汤
术后6小时	易消化的半流质饮食	稠米汤、藕粉、蛋羹、牛奶、烂面条
术后8小时	正常饮食	蔬菜、水果、鱼类

6. 疼痛护理

根据疼痛程度采取药物与非药物方法镇痛。推荐的疼痛缓解方式有音乐放松疗法、正念冥想法、深呼吸放松法等，以非药物镇痛方式提高疼痛阈值。常规使用数字分级评分法评估疼痛情况，观察疼痛部位、程度、性质、持续时间、诱因，评分大于3分遵医嘱正确应用止痛药物，并评估用药效果。

7. 活动指导

应快速康复要求，鼓励患者早期下床活动，按循序渐进的原则，以未引起不适为宜。患者术后2小时可床上坐起，术后4小时可下床站立，术后6小时可床边行走。出院后3个月内禁止提超过5 kg的重物和剧烈活动，避免腹部张力增加引起伤口疼痛并影响愈合。

（四）术后常见并发症的观察与护理

（1）出血：是腹腔镜手术后最严重的并发症，也是术后早期观察和护理的重点。术后应严密观察患者的血压、脉搏、呼吸、面色等，察看伤口有无渗血，若患者出现烦躁、血压下降、脉搏增快，则应警惕内出血的可能，及时报告医师处理。

（2）尿潴留：术后第 2 天鼓励患者下床活动。术前排尿如无困难者，术后即可拔除尿管。老年前列腺肥大者可在第 2 天拔除尿管，拔管前定时开放尿管训练膀胱，有尿意后拔除，观察有无尿频、尿急、尿痛。

（3）切口感染：保持切口清洁干燥，夏季防止患者大量出汗，如有敷料移位、脱落或渗血、潮湿等，及时换药、更换敷料。

（4）肩背酸痛：由于腹腔镜术后在腹腔残留有 CO_2，刺激膈神经，多在术后 3 ～ 5 天消失，无须特殊处理。为预防该症状的发生，术后应低流量吸氧，促使 CO_2 排出。患者清醒后，鼓励患者深呼吸与有效咳嗽，早期下床活动。

（5）阴囊水肿和血清肿：合并阴囊水肿和血清肿的患者使用绷带或毛巾托起阴囊，或改穿弹性内裤，有明显肿胀者可使用 50% 的硫酸镁湿敷。

（6）其他：观察有无其他并发症，如神经损伤、阴囊积液、疝复发等。如患者术后出现持续性疼痛难以缓解，阴囊肿大，感觉补片移位或腹股沟有肿物突出时需及时报告医师，及时处理，避免伤口主要补片位置出现血肿、气肿等造成补片漂浮移位，导致术后疝复发。

四、出院

（一）出院标准

（1）生命体征平稳。

（2）无出血、切口感染、重度阴囊水肿和血肿等严重并发症。

（3）可自行排尿。

（二）出院宣教

出院后要告知其保证伤口处清洁干燥，避免出汗，如果发现伤口有渗液、红肿和热痛的情况，要及时到医院就诊治疗，出院后 1 周可以恢复日常的生活和工作。出院 3 个月内不要进行高强度的重体力劳动和剧烈的体育运动，不要提超过 5 kg 的重物，戒烟限酒。预防咳嗽和感冒，保证正常的排便，多摄入水果和蔬菜，定时排便。

（三）随访

通过成立随访小组，采用电话随访、网络随访及互联网上门护理等多种形式，了解患者预后情况，督促患者坚持自我管理，预防复发。

参考文献

[1] 侯湘德，白剑，张文海，等. 完全腹膜外腹腔镜腹股沟疝修补术 36 例 [J]. 南华大学学报（医学版），2009，37（5）：590-592.

[2] 高丽莲，马玉华 . 腹腔镜腹股沟疝修补术的围手术期护理 [J]. 广东医学，2007，28（1）：170-172.

[3] 周爱梅，方思敏 . 腹腔镜腹股沟疝修补术围手术期护理及并发症的防护分析 [J]. 当代医学，2019，25（36）：174-175.

（阮琦）

案例 9 腹腔镜下肝囊肿去顶引流术

病历摘要

现病史： 患者，男，80 岁，因上腹部胀痛不适 10 小时入院。患者 3 月余前无明显诱因出现上腹部持续性胀痛不适，无发热、畏寒，当时不剧。10 小时前患者症状持续存在，遂至我院急诊就诊，检查磁共振胆胰管成像（magnetic resonance cholangiopancreatography，MRCP）提示肝右叶巨大囊肿，直径约 6 cm；前列腺及两侧精囊腺切除术后改变，请结合临床病史；沿膀胱前壁高密度影，待排除憩室伴结石。急诊生化筛查常规示丙氨酸氨基转移酶 1029 U/L，总胆红素 41.8 μmol/L，血常规示白细胞 9.6×10^9/L。急诊以“肝囊肿占位”收入院。

既往史： 高血压病史 10 余年，服用尼莫地平，每日 1 次，每次 1 片降低血压。有脑梗死病史，无后遗症，长期服用氯吡格雷，每日 1 次，每次 1 片。

个人史： 出生并成长于本地，否认外地长期居住史，无特殊宗教信仰，小学文化，农民，无疫水、疫源接触史。吸烟 10 余年，20 支 / 日，戒烟 20 年，饮酒 20 余年，每日饮白酒 250 g，戒酒 10 年。性格开朗，经济条件良好，否认药物依赖及成瘾史，否认不洁性生活史。

婚育史：25 岁结婚，育有 2 女，配偶及女儿均体健，家庭关系和睦。

家族史：父亲、母亲已故，无兄弟姐妹，否认二系三代中有肿瘤、类似疾病及家族性遗传病史。

专科体检：神志清，精神可，脉搏 82 次 / 分，呼吸 20 次 / 分，血压 132/78 mmHg，体温 37.2 ℃。查体：腹部膨隆，肝脾肋下未触及，右上腹轻压痛，无肌紧张、反跳痛，可扪及明显包块，肾区无叩痛，移动性浊音阴性，肠鸣音 5 次 / 分。未见胃肠型及蠕动波，双下肢无水肿。

住院期间：患者入院当天行"腹腔镜下肝囊肿去顶引流术"，术毕回病房，取平卧位，切口敷料干燥，无明显渗血，切口疼痛存在，疼痛评分为 3 分，自理能力评定为轻度依赖，跌倒 / 坠床评分为高风险，压力性损伤评分为 18 分，营养评分为 1 分。医嘱给予一级护理、禁食、吸氧、心电监护、血氧饱和度监护；抗感染、止血、护肝、止痛、营养支持等对症治疗。建议患者术后早期床上活动，指导患者行双下肢踝泵运动，并给予下肢气压治疗等预防深静脉血栓。患者清醒后给予半卧位，少量饮水无呛咳后给予半流质饮食，进食 80 g 粥后无腹胀，患者可在家属陪护下双脚下地站立活动；术后 6 小时可在家属协助下床边行走，医嘱更改为二级护理，停止吸氧和心电监护、血氧饱和度监护，患者下床后小便自解。术后 8 小时，患者床边活动好，自觉无明显不适，医嘱予以出院，完善出院健康宣教。

知识拓展

一、概述与日间手术标准

（一）概述

腹腔镜下肝囊肿去顶引流术一般在全麻下进行，沿脐下缘弧形切开 1 cm，置入气腹针，确认其已在腹腔后，连接自动气腹机，使腹腔内压力达 13 ～ 15 mmHg；取出气腹针后，持直径 1 cm 的套管针缓慢旋转刺入腹腔，取出针芯并确认其在腹腔后，经此置入腹腔镜。穿刺囊肿，如抽出无色或淡黄色的不含胆汁的液体，可确认为单纯性肝囊肿，可扩大穿刺口，行囊肿开窗术，取出切下的囊壁，冲洗囊腔，检查有无活动性出血及胆漏，吸尽腹腔内液体。

（二）日间手术标准

单发或单发多房性、有症状的肝囊肿，囊肿位置较浅，距肝组织表面的厚度不超过 1 mm 为宜。

二、入院前护理

（一）指导完成术前各项检查

入院准备中心护士指导患者完成术前各项检查与化验，患者经评估符合准入标准，于门诊预约手术日期。术前检查类型及项目详见表 3-9-1。

表 3-9-1　术前检查类型及项目

检查类型	检查项目
实验室检查	血常规 + 血型、凝血功能（凝血酶原时间、凝血酶原时间活动度、国际标准化比值、抗凝血酶Ⅲ、纤维蛋白原、纤维蛋白原降解产物、D- 二聚体）、生化（血糖、肝功能、肾功能、血脂、电解质）、乙肝五项 + 丙肝抗体、HIV 抗体、梅毒螺旋体抗体（筛查试验）
影像学检查	胸部正侧位 X 线、肝胆胰脾双肾超声
心电图检查	心律与心率如有异常，需进一步检查
术前麻醉评估	ASA 分级为Ⅰ～Ⅱ级，无严重心肺疾病
专科检查	腹部彩色多普勒超声检查或腹部 CT 检查或腹部 MRI 检查

（二）常规次日手术院前准备

1. 健康宣教

（1）告知患者手术及麻醉方式、可能出现的并发症和治疗方案。

（2）指导患者术前停药时间：如华法林等抗凝血药物至少停药 1 周，糖尿病患者手术当日暂停降糖药物使用，高血压患者术前 2 小时口服降压药。

（3）饮食指导：全麻手术患者术前 6 小时禁食固体饮食，术前 2 小时禁食清流质饮食，详见表 3-9-2。

（4）告知患者办理入院的时间、住院病房、生活物品的准备、医保缴费等相关事宜，告知的主要形式为发放纸质宣教材料及口头宣教，患者签署入院须知，解答患者提出的疑问。

表 3-9-2　术前饮食指导

时间	饮食类型	具体饮食种类
术前 8 小时	低脂软食	米饭、面条、蛋类、瘦肉类、鱼类
术前 6 小时	流质饮食	米汤、奶制品、水
术前 2 小时	无渣非碳水饮料	清水、果汁，总量不超过 200 mL

2. 询问病史

（1）有无其他基础疾病，如糖尿病、高血压、高血脂等，及时监测并控制近期血糖、血压的变化。

（2）过敏史：有无药物、食物过敏史。

（3）家族史及个人史：有无家族性遗传病、个人异常生活史。

3. 心理护理

护士在整个护理过程中应针对性地进行心理指导，使患者及家属了解腹腔镜下肝囊肿去顶引流术的过程，解除思想顾虑，积极配合术前准备，保证手术的顺利进行，使患者快速康复出院。

三、住院期间日间手术护理

（一）当日术前准备

（1）入院后发放干净的手术衣服、裤子，并贴身更换（不包括内衣、内裤），取下眼镜、饰品、活动性义齿等物品，佩戴腕带，戴上一次性帽子和脚套。

（2）留置静脉通路，常规使用18G留置针。

（3）术前不留胃管、导尿管。

（4）核对手术交接单。

（二）术中麻醉

给予气管插管和静脉麻醉，麻醉过程中常规静脉给予氟比洛芬酯入壶预防疼痛、托烷司琼预防呕吐，体位取头高脚低左侧卧位。

（三）术后护理

1. 个体监护

术后6小时给予心电监护及血氧饱和度监测，完善病情记录，尤其注意切口渗液、渗血情况，若发现异常指标立即汇报医师及时处理。

2. 体位管理

术后取平卧位或者低半卧位，待脉搏、血压维持平稳后调整体位，老年患者应加强翻身和叩背处理。

3. 氧气疗法

术后6小时内遵医嘱鼻导管吸氧3 L/min，改善患者呼吸并促进麻醉药物代谢。

4. 引流护理

日间手术常规不留置引流管，若术中病情需要会留置。对引流情况进行密切观察，注意引流液的性质、颜色、量的变化，在巡视中检查固定情况，交代患者避免牵拉脱管，并遵医嘱争取在术后首日安全拔除引流管。

5. 饮食指导

指导患者饮食要循序渐进，如果患者出现恶心、呕吐，应暂时停止进食，遵医嘱使用止吐药物。指导患者局部热敷和腹部按摩以促进肛门排气。

6. 疼痛护理

根据疼痛程度采取药物与非药物方法镇痛，推荐以非药物方式缓解疼痛，如音乐放松疗法、正念冥想法、深呼吸放松法等。常规使用数字分级评分法评估疼痛情况，观察疼痛部位、程度、性质、持续时间、诱因，NRS 评分大于 3 分遵医嘱正确使用止痛药物，并评估用药效果。

7. 活动指导

应快速康复要求，鼓励患者早期下床活动，按循序渐进的原则，以未引起不适为宜。出院后 1 个月内禁止剧烈活动，避免腹部张力增加引起伤口疼痛并影响愈合。

8. 术后常见并发症的观察与护理

（1）胆漏：腹腔镜下肝囊肿去顶引流术可能出现胆漏，如何早期判断及明确胆漏的发生是护理观察的重点。术后 1 ～ 5 天若患者出现不明原因的突发性上腹部剧烈疼痛、恶心、呕吐、拒绝进食，进而出现全腹疼痛及反跳痛等，此为胆漏信号。因此，护士应密切观察患者是否出现腹部压痛、肌紧张、反跳痛等，同时术后有腹腔引流管的患者，应密切观察引流液的颜色、量、性质等，一旦出现异常应立即上报手术医师及时处理。

（2）出血：由于实施腹腔镜下肝囊肿去顶引流术时，在开窗过程中囊肿壁边缘或较大的血管可因钛夹使用位置不正确，容易发生术后出血，因此，术后 6 小时每 2 小时监测患者血压、脉搏等，若发现血压下降及脉搏加快，应及时检查患者穿刺孔敷料情况，观察引流液的颜色、性质及量，术后对引流管定时实施相应的挤压操作，确保引流管运行通畅。

（3）CO_2 气腹相关并发症：CO_2 气腹使腹腔内压力增加，导致膈肌上抬、肺顺应性降低、有效通气减少、心输出量减少，从而对心肺功能产生影响。主要表现为腹胀、皮下捻发音，呼吸困难、气促，低体温，心律失常、下肢静脉淤血、血压升高、颅内压增高等。为预防该并发症的发生，术后尽早给予半卧位，保持呼吸道通畅、低流量吸氧、深呼吸，促进体内 CO_2 排出。若发生相关并发症，如皮下气肿者取半卧位，症状轻者延长吸氧时间，CO_2 可自行吸收；症状严重者须及时报告医师，准备穿刺排气用物。护士应鼓励患者术后早期下床活动，术后 1 ～ 2 天症状可自行消失。

（4）感染：每次换药检查切口，执行无菌操作原则，观察切口有无红肿、疼痛及发热等，若出现上述表现应立即上报手术医师。

四、出院

（一）出院标准

（1）生命体征平稳。

（2）无严重并发症。

（3）进食后无明显不适。

（二）随访

手术当日出院后 4 小时及出院后第 1 天晨起电话随访，询问术后自测血压、心率、体温、饮水、进食情况；术后是否有寒战、发热（≥ 38 ℃）、尿黄、眼睛发黄、切口严重疼痛等问题。术后第 7 天门诊复诊，复查血常规及生化，追查病理结果，术后 3 个月门诊复查腹部 B 超。

参考文献

[1] 黄泳杰，彭艺，徐国志，等 . 单孔腹腔镜肝囊肿去顶减压术治疗单纯性肝囊肿的疗效分析 [J]. 临床医学工程，2020，27（10）：1313-1314.

[2] 田权威，王晓磊 . 单孔腹腔镜肝囊肿开窗术治疗单纯性肝囊肿效果分析 [J]. 河南外科学杂志，2020，26（3）：71-73.

[3] 张运栋 . 经脐单孔腹腔镜去顶减压术治疗单纯性肝囊肿 [J]. 河南外科学杂志，2019，25（5）：108-109.

（洪丽娜）

案例 10 经皮锥体后凸成形术

病历摘要

现病史：患者，女，64 岁，5 天前在家不慎跌倒，臀部着地，随即出现腰背部酸胀痛，程度剧烈，难以忍受，尤以弯腰负重时疼痛更为明显，卧位休息后疼痛稍缓解，患者无双下肢酸痛、麻木，无下肢乏力，查腰椎 X 线提示第 1 腰椎压缩性骨折，建议手术治疗。今为求进一步诊治，门诊以“第 1 腰椎压缩性骨折、骨质疏松症”收入院。

既往史：体健，否认高血压、糖尿病等疾病史，否认手术史、药物过敏史，预防接种史不详。

个人史：原籍长大，无特殊宗教信仰，初中文化，退休，性格外向，家庭关系和睦；否认吸烟、饮酒史；否认吸毒史，否认药物依赖及成瘾史；否认不洁性生活史。

家族史：父亲、母亲体健，无兄弟姐妹，否认二系三代中有类似疾病及家族性遗传病史。

专科体检：意识清醒，脉搏 65 次 / 分，呼吸 18 次 / 分，血压 111/65 mmHg，体温 36.6 ℃，自主体位，无病面容，体重 62 kg，身高 1.58 m，BMI 24.84 kg/m^2。查体：脊柱无明显畸形，生理曲度存在，腰背部皮肤完整，第 1 腰椎棘突处压痛明显，局部有叩击痛，脊柱有纵向叩击痛，腰椎前屈、侧屈及旋转活动受限，双下肢触觉及痛觉无减退，双下肢肌力 5 级，双侧膝反射、跟腱反射及肛门反射无异常，骨盆挤压及分离试验阴性，胸廓挤压试验阴性。

住院期间：患者入院当天行“经皮椎体后凸成形术”，术后平卧位休息，腰背部穿刺处敷料外观干燥，间歇性酸胀痛，NRS 评分为 3 分，双下肢触觉及痛觉无减退，双下肢能抬离床面，完全抗阻力。自理能力评定为中度依赖，跌倒 / 坠床评分为 1 分，压力性损伤评分为 18 分，营养评分为 0 分。医嘱给予二级护理、普通饮食、营养支持对症治疗，鼓励患者术后早期活动，并行双下肢踝泵运动以预防深静脉血栓。患者术后少量饮水无呛咳，进食无恶心，术后 2 小时腰托固定，在协助下可床边行走。患者术后第 2 天，医嘱予以出院，完善出院健康宣教。

知识拓展

一、概述与日间手术标准

（一）概述

经皮椎体后凸成形术（percutaneous kyphoplasty，PKP）是治疗骨质疏松性椎体压缩骨折有效且安全的手术方式，因其具有可以快速缓解疼痛、重建椎体高度，手术创伤小、术后恢复快，且可避免长期卧床导致的一系列并发症等特点，已被广泛应用于临床。

（二）日间手术标准

（1）经过骨密度检查及 X 线、CT、MRI 等检查确诊为非陈旧性骨质疏松性椎体压缩骨折，影像学检查结果与症状、体征等一致，且经物理或药物等保守治疗无效。

（2）未长期使用抗凝药物。

（3）术后有成人陪同，住所有 24 小时急诊医院且车程在 1 小时内的。

（4）年龄≤ 70 周岁，且无严重合并症、器质性疾病。

（5）神经系统功能正常，无其他器质性病变或功能衰竭。

（6）椎弓根及椎体后壁完整且胸腰部疼痛。

（7）同意行不过夜日间手术。

二、入院前护理

（一）指导完成术前各项检查

入院准备中心护士指导患者完成术前各项检查与化验，患者经评估符合准入标准，于门诊预约手术日期。术前检查类型及项目详见表 3-10-1。

表 3-10-1　术前检查类型及项目

检查类型	检查项目
实验室检查	血常规 + 血型、凝血功能（凝血酶原时间、凝血酶原时间活动度、国际标准化比值、抗凝血酶Ⅲ、纤维蛋白原、纤维蛋白原降解产物、D- 二聚体）、生化（血糖、肝功能、肾功能、血脂、电解质）、乙肝五项 + 丙肝抗体、HIV 抗体、梅毒螺旋体抗体（筛查试验）、年龄≥ 65 周岁查血气分析
影像学检查	胸部正侧位 X 线或胸部 CT、肝胆胰脾肾超声、腰椎 MRI
心电图检查	心律与心率如有异常，需进一步检查
术前麻醉评估	ASA 分级为Ⅰ～Ⅱ级，无严重心肺疾病
专科检查	X 线胸腰椎正侧位，骨盆正侧位

（二）常规次日手术院前准备

1. 健康宣教

（1）告知患者手术及麻醉方式、可能出现的并发症和治疗方案。

（2）指导患者术前停药时间：如华法林等抗凝血药物至少停药1周，糖尿病患者手术当日暂停降糖药物的使用，高血压患者术前2小时口服降压药。

（3）饮食指导：局麻手术患者术前饮食无特殊要求，但避免过度饱食。

（4）告知患者办理入院的时间、住院病房、生活物品的准备、医保缴费等相关事宜，告知的主要形式为发放纸质宣教材料及口头宣教，患者签署入院须知，解答患者提出的疑问。

2. 询问病史

（1）有无其他基础疾病，如糖尿病、高血压、高血脂等，及时监测并控制近期血糖、血压的变化。

（2）过敏史：有无药物、食物过敏史。

（3）家族史及个人史：有无家族性遗传病、个人异常生活史。

3. 心理护理

护士在整个护理过程中应针对性地进行心理指导，使患者及家属了解经皮椎体后凸成形术的过程，解除思想顾虑，积极配合术前准备，保证手术的顺利进行，使患者快速康复出院。

三、住院期间日间手术护理

（一）当日术前准备

（1）入院后发放干净的手术衣服、裤子，并贴身更换（不包括内衣、内裤），取下眼镜、饰品、活动性义齿等物品，佩戴腕带，戴上一次性帽子和脚套。

（2）左上肢留置静脉通路，常规使用18G留置针。

（3）术前不留置导尿管。

（4）核对手术交接单。

（二）术中麻醉

患者俯卧于手术台，胸腹部垫高，在C型臂X线机透视下确定第1椎体位置，常规消毒铺单，以1%的利多卡因10 mL行局部浸润麻醉。

（三）术后护理

1. 个体监护

术后 2 小时内观察患者心率、血压、呼吸及体温等生命体征是否正常，完善病情记录，尤其注意穿刺处渗液、渗血情况，若发现异常指标立即汇报医师及时处理。

2. 体位管理

术后取平卧位，待脉搏、血压维持平稳后调整体位，老年患者应加强翻身和叩背处理。

3. 饮食指导

指导患者清淡饮食。如果患者出现恶心、呕吐，暂时停止进食，遵医嘱使用止吐药物。

4. 疼痛护理

根据疼痛程度采取药物与非药物方法镇痛，推荐以非药物方式缓解疼痛，如音乐放松疗法、正念冥想法、深呼吸放松法等。常规使用数字分级评分法评估疼痛情况，观察疼痛部位、程度、性质、持续时间、诱因，评分大于 3 分遵医嘱使用止痛药物，并评估用药效果。

5. 活动指导

应快速康复要求，鼓励患者早期下床活动，术后回到病房即对患者及家属进行健康教育，告知早期进行适应性训练（如足趾屈伸、踝泵运动、直抬腿等），主动运动为主，被动运动为辅，以促进肌肉力量和脊柱活动度的恢复，为下床行走做准备。术后 2 小时根据具体情况佩戴保护支具下床行走（骨折严重者术后 1 个月内控制活动量）。首次下床时应预防体位性低血压，同时有护士或家属陪同，以免发生意外。建立每日活动目标，适应性起步，逐日增加活动量及活动范围。

6. 二便护理

因该手术患者老年人居多，其身体功能逐渐衰退，其中包括排尿功能和消化系统的功能。

（1）排尿护理：护士要密切观察患者排尿情况（有无排尿及尿量），因体位改变、不适应等因素易造成患者排尿困难时应及时进行导尿，如患者能自行排尿，但频次多且量少，要判断患者是否出现尿潴留，及时给予解决。

（2）排便护理：护士可协助老年患者建立定时排便的习惯，尽量在早晨或餐后进行排便，发现患者排便困难时应在医师指导下适量使用缓泻剂或治疗便秘的药物。

7. 术后常见并发症的观察与护理

（1）骨水泥渗漏：是术中最常见的并发症，可分为椎管内渗漏、椎间隙渗漏、椎旁渗漏及血管内渗漏。多数情况下少量骨水泥渗漏不会出现临床症状，但渗漏量较多或渗漏至重要部位会导致严重并发症，如骨水泥渗漏至椎管或椎间孔内可能会引起脊髓或神经根的压迫或烧灼而出现临床症状；骨水泥在高压下进入椎体内静脉系统，沿静脉网络扩散至肺动脉可引起肺栓塞等致命并发症。因此，术后6小时内要严密观察双下肢的感觉、活动、肌力情况，如有异常及神经根的疼痛，胸闷、气急、呼吸困难症状，应及时报告医师，并给予对症处理。

（2）相邻椎体骨折：目前相邻椎体骨折的机制并无定论，大多数学者同意相邻椎体骨折可能是骨质疏松症的自然病程，也有少数学者认为可能是经皮椎体后凸成形术后增加了椎体的刚度及抗压强度。生物力学研究显示损伤椎体内的骨水泥可增加椎体刚度，使相邻椎体之间应力改变。术后若再次出现腰背部酸胀痛，程度剧烈，且难以忍受，应及时就医。

（3）感染：护士术后告知患者不要过于紧张，避免大幅度活动，叮嘱患者及家属切勿触碰穿刺处，及时更换被污染的敷料，观察穿刺处有无红肿、疼痛及发热等，若出现异常应立即上报临床医师。

四、出院

（一）出院标准

（1）生命体征平稳。

（2）穿刺处无肿胀及出血。

（3）术后疼痛评分＜3分。

（4）无严重并发症。

（5）进食后无明显不适。

（6）可自行排尿。

（7）可自行活动。

（二）随访

手术当日出院后4小时及出院后第1天晨起电话随访，询问术后自测血压、心率、体温情况及是否有寒战、发热（≥38 ℃），对腰背部严重疼痛等不适要持续随访，分别于术后 1 周、1 个月、6 个月及 1 年进行电话随访。

参考文献

[1] 陈政，桑飞，姜磊，等. 经皮椎体后凸成形术治疗骨质疏松性椎体骨折的临床疗效 [J]. 国际医药卫生导报，2023，29（4）：484-487.

[2] 祁金梅，申才良，张静，等. 老年骨质疏松性椎体压缩骨折机器人辅助下经皮椎体后凸成形术的围手术期护理 [J]. 中国实用护理杂志，2021，37（25）：1989-1994.

[3] 汤长华，杨惠林，张晓慧，等. 采用 MRI 结合 DR 片定位规范数字化 PKP/PVP 术快速康复治疗老年胸腰骶椎骨折 [J]. 中华老年骨科与康复电子杂志，2020，6（2）：68-73.

[4] 朱博，高天阳，朱何涛，等. 脊柱外科日间手术临床路径探索 [J]. 中华临床医师杂志（电子版），2016，10（22）：3487-3490.

[5] 房良，曹建文，王盟，等. 不同医疗保险模式国家日间手术开展情况的比较研究 [J]. 中国医院，2014（10）：78-80.

[6] 周艳，蔡艳，赵霞，等. 基于临床路径的五种疾病住院费用分析 [J]. 中国病案，2011，12（9）：28.

（陈洁洁）

案例 11　经皮椎间孔镜椎间盘切除术

病历摘要

现病史：患者，男，53 岁，腰痛伴左下肢酸胀疼痛 2 个月，CT 提示第 3 ～ 4 腰椎、第 4 ～ 5 腰椎、第 5 腰椎～第 1 骶椎间盘膨出，腰椎退变，给予消炎、镇痛等治疗后腰背部及下肢疼痛、麻木症状略有缓解。此后上述症状反复发作，患者定期在当地卫生院予以注射用腺苷钴胺、利多卡因对症治疗，今患者为求进一步治疗，门诊以“腰椎间盘突出症”收入院。

既往史：体健，否认高血压、糖尿病等疾病史，否认手术史、药物过敏史，预防接种史不详。

个人史：原籍长大，无特殊宗教信仰，初中文化，普通职员，性格外向，家庭关系和睦；否认吸烟、饮酒史；否认吸毒史，否认药物依赖及成瘾史；否认不洁性生活史。

家族史：父亲、母亲体健，无兄弟姐妹，否认二系三代中有类似疾病及家族性遗传病史。

专科体检：意识清醒，脉搏 76 次 / 分，呼吸 18 次 / 分，血压 118/76 mmHg，体温 36.5 ℃，自主体位，无病面容，体重 65 kg，身高 1.7 m，BMI 22.15 kg/m^2。查体：脊柱无畸形，无叩击痛；腰椎间隙及椎旁有轻压痛；左小腿后方、外踝附近、足底皮肤触、痛觉减退；左足趾及踝跖屈肌力 4 级；余肢感觉及肌力无明显异常；直腿抬高试验：左下肢（+），右下肢（–）；直腿抬高加强试验：左下肢（+），右下肢（–）；屈颈试验（+）；股神经牵拉试验：左下肢（–），右下肢（–）；梨状肌紧张试验：左下肢（–），右下肢（–）；“4”字试验：左下肢（–），右下肢（–）；两侧 Babinski 征、Oppenheim 征和 Gordon 征均为阴性。

住院期间：患者入院当天在局麻下行“经皮椎间孔镜椎间盘切除术”，术后腰背部切口敷料外观干燥，切口及左下肢间歇性酸胀痛，左小腿后方、外踝附近、足底皮肤触、痛觉减退；左足趾及踝跖屈肌力 4 级；NRS 评分为 3 分，自理能力评定为中度依赖；跌倒 / 坠床评分为 1 分；压力性损伤评分为 19 分；营养评分为 0 分。医嘱给予二级护理、普通饮食；测血压、脉搏、血氧饱和度（q8h）；抗感染、护胃、止痛、止吐、营养支持等对症治疗。鼓励患者术后早期活动，并行双下肢踝泵运动以预防深静脉血栓。术后 6 小时患者在腰部支具固定及协助下可下地行走。患者术后第 2 天，医嘱予以出院，完善出院健康宣教。

知识拓展

一、概述与日间手术标准

（一）概述

经皮椎间孔镜椎间盘切除术（percutaneous transforaminal endoscopic discectomy, PTED）是临床针对腰椎间盘突出常用的微创治疗方法，通过摘除患者突出髓核、减压神经根等措施改善腰椎功能，减轻腰痛等症状。手术器械为 Joimax 内镜系统。患者取俯卧位，第 4 ～ 5 腰椎节段突出者以棘突中线旁开 10 cm 左右、第 5 腰椎～第 1 骶椎节段突出者以棘突中线旁开 12 cm 左右作为穿刺点。采用 1% 的利多卡因局麻，在 C 臂透视引导下将穿刺针插入至椎体上关节突后，继续穿刺至椎间盘内。置入导丝，将穿刺针抽出，沿导丝做 8 mm 切口，依次逐级置入软组织扩张管；在内镜直视下将变性突出的髓核组织摘除干净，探查确认无髓核残留。对术野内出血点进行射频消融止血，对纤维环裂口进行皱缩成形。缝合切口，术毕。

（二）日间手术标准

（1）第 4 ～ 5 腰椎或第 5 腰椎～第 1 骶椎节段椎间盘突出。

（2）符合 PTED 手术指征，患者同意日间手术。

（3）未长期使用抗凝药物。

（4）术后有成人陪同，住所有 24 小时急诊医院且车程在 1 小时内的。

（5）术后可定期获访，临床资料和随访记录齐全。

（6）既往无腰椎手术、脊柱肿瘤、感染史。

（7）年龄≤ 65 周岁，且无严重合并症、器质性疾病。

二、入院前护理

（一）指导完成术前各项检查

入院准备中心护士指导患者完成术前各项检查与化验，患者经评估符合准入标准，于门诊预约手术日期。术前检查类型及项目详见表 3-11-1。

表 3-11-1　术前检查类型及项目

检查类型	检查项目
实验室检查	血常规 + 血型、凝血功能（凝血酶原时间、凝血酶原时间活动度、国际标准化比值、抗凝血酶Ⅲ、纤维蛋白原、纤维蛋白原降解产物、D- 二聚体）、生化（血糖、肝功能、肾功能、血脂、电解质）、乙肝五项 + 丙肝抗体、HIV 抗体、梅毒螺旋体抗体（筛查试验）、降钙素原定量检查
影像学检查	胸部正侧位 X 线或 CT，骨密度、颈动脉彩超、下肢动静脉彩超
心电图检查	心律与心率如有异常，需进一步检查
术前麻醉评估	ASA 分级为Ⅰ～Ⅱ级，无严重心肺疾病
专科检查	腰椎正侧位、过伸过屈位 X 线、CT 及 MRI、肌电图

（二）常规次日手术院前准备

1. 健康宣教

（1）告知患者手术及麻醉方式、可能出现的并发症和治疗方案。

（2）指导患者术前停药时间：如华法林等抗凝血药物至少停药 1 周，糖尿病患者手术当日暂停降糖药物使用，高血压患者术前 2 小时口服降压药。

（3）饮食指导：局麻患者无须禁食、禁饮；全麻患者术前 6 小时禁食固体饮食，术前 2 小时禁食清流质饮食，详见表 3-11-2。

（4）告知患者办理入院的时间、住院病房、生活物品的准备、医保缴费等相关事宜，告知的主要形式为发放纸质宣教材料及口头宣教，患者签署入院须知，解答患者提出的疑问。

表 3-11-2 术前饮食指导

时间	饮食类型	具体饮食种类
术前 8 小时	普通饮食	米饭、面条、蛋类、瘦肉类、鱼类
术前 6 小时	流质饮食	米汤、奶制品、水
术前 2 小时	无渣非碳水饮料	清水、果汁，总量不超过 200 mL

2. 询问病史

（1）有无其他基础疾病，如糖尿病、高血压、高血脂等，及时监测并控制近期血糖、血压的变化。

（2）过敏史：有无药物、食物过敏史。

（3）家族史及个人史：有无家族性遗传病、个人异常生活史。

3. 心理护理

护士在整个护理过程中应针对性地进行心理指导，主动向患者及家属讲解腰椎间盘突出的相关知识，让其了解经皮椎间孔镜椎间盘切除术的过程，解除思想顾虑，积极配合术前准备，保证手术的顺利进行，使患者快速康复出院。

三、住院期间日间手术护理

（一）当日术前准备

（1）入院后发放干净的手术衣服、裤子，手术衣前后反穿，不穿内衣、内裤，取下眼镜、饰品、活动性义齿等物品，去除指甲油，佩戴腕带，戴上一次性帽子和脚套。

（2）核对手术交接单。

（二）术中麻醉

经皮椎间孔镜椎间盘切除术分为全麻下后入路和局麻下侧入路 2 种手术方式。麻醉过程中常规静脉给予氟比洛芬酯预防疼痛、托烷司琼预防呕吐。体位采取俯卧位。

（三）术后护理

1. 个体监护

术后 2 小时内密切观察患者心率、血压、呼吸、体温等生命体征，完善病情记录，尤其注意切口渗液、渗血情况，有无新发感觉、运动功能障碍，患侧下肢肌力变化等，若发现异常指标立即汇报医师及时处理。

2. 药物管理

术后应用神经营养药物（维生素 B_{12}）及脱水药物（甘露醇）。

3. 体位管理

术后平卧位 2 小时，若脉搏、血压平稳，可左右交替卧位。

4. 氧气疗法

全麻患者术后 6 小时内遵医嘱鼻导管吸氧 2 L/min，改善患者呼吸并促进麻醉药物代谢。

5. 饮食指导

按表 3-11-3 指导患者术后逐渐恢复正常饮食，以富含维生素、钙、蛋白质和纤维素的食物为主，增强免疫力，以免出现便秘和骨质疏松等并发症。

表 3-11-3 术后饮食指导

时间	饮食类型	具体饮食种类
术后 2 小时	禁食，可少量饮水	可先饮水 10 ～ 20 mL，若无呛咳、恶心可增加饮水量
术后 6 小时	普通饮食	第 1 餐可食用粥、面条等易消化的食物，忌辛辣

6. 疼痛护理

根据疼痛程度采取药物与非药物方法镇痛，推荐以非药物方式缓解疼痛，如音乐放松疗法、正念冥想法、深呼吸放松法等。常规使用数字分级评分法评估疼痛情况，观察疼痛部位、程度、性质、持续时间、诱因，评分大于 3 分遵医嘱正确使用止痛药物，并评估用药效果。

7. 活动指导

术后即刻指导患者进行下肢肌肉等长收缩训练、直腿抬高训练、踝泵运动。患者卧床 6 小时后佩戴腰部支具可下床活动，腰部支具需佩戴 1 个月，避免久坐、弯腰负重、便秘、吸烟及剧烈活动。活动按循序渐进的原则进行，以不引起不适为宜。

8. 术后常见并发症的观察与护理

（1）神经根损伤：是经皮椎间孔镜椎间盘切除术的常见并发症，包括神经根鞘损伤、神经根疝型损伤、神经根挫伤和切割伤、马尾神经损伤。明确损伤后，应给予营养神经、激素冲击、康复理疗等措施。

（2）神经根粘连：术间神经根受椎间盘突出的机械压迫发生一系列病理反应，当解除外来压力后，神经根内水肿、充血持续时间较长，术中牵拉、创伤、积血、神经根鞘膜损伤会引起神经根粘连。护士应指导并协助患者在麻醉消失后做直腿抬高训练，使神经根不间断的上下移位得以保持，减轻炎症发生，促进局部血液循环，以利于水肿消退，防止术后发生粘连。

（3）椎间盘突出复发：复发的原因有：①髓核摘除后进一步退变，在压力的作用下，本已薄弱的纤维环及后纵韧带再次突出；②术中软骨终板、纤维环、后纵韧带破坏过多；③不遵医嘱，弯腰持物，久坐，腰椎过早负重，重体力劳动造成椎间盘突出复发。应术前充分宣教，改变不良生活习惯，术后佩戴腰部支具 1 个月，术后 3 个月禁止腰椎负重活动，术后行腰背肌锻炼。

四、出院

（一）出院标准

（1）生命体征平稳。

（2）患肢肌力感觉较术前有所改善，无严重并发症。

（二）随访

患者出院后 4 小时电话随访，询问术后自测血压、脉搏、体温、肌力感觉情况；术后是否有寒战、发热（≥ 38 ℃）、切口严重疼痛、肌力感觉下降等情况。术后 1 个月门诊复查 MRI。

参考文献

[1] 姚羽，季佳伟，朱为浩，等．经皮椎间孔镜椎间盘切除术治疗 2 种特殊类型脱垂型腰椎间盘突出症 [J]. 中国微创外科杂志，2023，23（8）：624-629.

[2] 张杰，王功臣，张鸽，等. 日间模式下开展椎间孔镜手术的早期疗效观察及延迟出院和再次入院情况分析 [J]. 颈腰痛杂志，2023，44（1）：70-73.

[3] 韩杰，付玲玲，程素洁，等. 脊柱微创经皮椎间孔镜日间手术全程化管理模式的构建与效果评价 [J]. 齐鲁护理杂志，2022，28（2）：11-14.

[4] 杨傲飞，王鑫，连小峰，等. 日间手术模式下运用椎间孔镜精准靶向治疗 L5/S1 巨大型腰椎间盘突出症的治疗体会 [J]. 骨科，2022，13（1）：41-46.

[5] 金伟林，程亚栋，曾冠楠，等. 日间手术模式下行经皮腰椎间孔镜手术的探讨 [J]. 颈腰痛杂志，2020，41（4）：392-394，399.

（邵红）

案例 12　膝关节镜手术

病历摘要

现病史：患者，男，38 岁，于 6 年前无明显诱因出现左膝关节疼痛，程度不剧烈，可忍，伴关节弹响、交锁、活动受限，无红肿、肢体麻木，无畏寒、发热，无消瘦乏力，当时未予重视，未诊治。此后症状反复发作，并逐渐加重，曾在当地医院就诊，行左膝关节 MRI 检查提示左膝外侧盘状半月板伴损伤，后角局部撕裂，膝关节少量积液。今为进一步治疗，门诊以“左膝半月板损伤”收入院。

既往史：体健，否认高血压、糖尿病等疾病史，否认手术、药物过敏史，预防接种史不详。

个人史：原籍长大，无特殊宗教信仰，大学文化，普通职员，性格外向，家庭关系和睦；否认吸烟、饮酒史；否认吸毒史，否认药物依赖及成瘾史；否认不洁性生活史。

家族史：父亲、母亲体健，无兄弟姐妹，否认二系三代中有类似疾病及家族性遗传病史。

专科体检：意识清醒，脉搏 71 次 / 分，呼吸 18 次 / 分，血压 120/76 mmHg，体温 36.6 ℃，自主体位，无病面容，体重 70 kg，身高 1.75 m，BMI 22.86 kg/m^2。查体：

生命体征平稳，左股四头肌无萎缩，左膝关节无肿胀，膝外侧间隙无压痛，浮髌试验（–），髌骨研磨试验（–），麦氏征（–），前抽屉试验（–），后抽屉试验（–），Lachman试验（–），膝内翻应力试验（–），膝外翻应力试验（–），过伸试验（–），过屈试验（–），膝关节屈伸活动度 0° ～130° ，足背动脉搏动好，左下肢肌力 5 级，肌张力、感觉及血运正常。余肢体未见明显异常。

住院期间：患者入院当天完善相关术前检查后，行“关节镜下膝关节探查清理、半月板成形术”，术后平卧位休息，左膝部切口敷料干燥，切口间歇性酸胀痛，NRS 评分为2分，自理能力评定为中度依赖，跌倒/坠床评分为1分，压力性损伤评分为19分。医嘱给予一级护理、普通饮食、鼻导管吸氧 2 L/min、心电监护；测血压、脉搏、血氧饱和度（q2h，3 次），抗感染、止痛等对症治疗，鼓励患者术后早期活动，并行双下肢踝泵运动以预防深静脉血栓。术后 1 天医嘱予以出院，完善出院健康宣教。

知识拓展

一、概述与日间手术标准

（一）概述

半月板损伤是运动损伤中的常见病和多发病，也是最典型的膝关节损伤。随着组织工程技术和材料学的不断发展，其为半月板损伤修复和再造开辟了有效的治疗途径，目前关节镜手术在日间手术下便可开展，该术式创伤小，术后并发症少，恢复也快，因此成为临床治疗的优先选择。

手术流程：患者取仰卧位，全麻后进行患肢气囊止血带止血，在膝关节髌前韧带做小切口，采用穿刺锥置入关节镜，并连接导管向关节腔内注入生理盐水，通过关节镜在显示屏上观看患者膝关节的损伤程度，并评估半月板损伤情况，然后进行半月板清理和切除。若患者半月板出现撕裂或损伤，采用蓝钳对半月板边缘进行清理，使半月板边缘恢复到生理弧度，同时用负压器吸出碎片。操作完毕后冲洗并清理关节腔，消毒缝合伤口，给予敷料加压包扎。

（二）日间手术标准

（1）纳入标准：①经 MRI 检查和专科医师诊断为单侧膝关节半月板损伤或撕裂；

②符合关节镜日间手术指征（无全身性疾病、合并其他疾病稳定3个月以上、有成人陪伴、手术时间不超过3小时等）；③年龄≥18周岁；④术前无镇静或镇痛药物使用史；⑤未转专科住院治疗；⑥神志清、行动方便、有一定的表达能力；⑦知情同意。

（2）排除标准：①非运动性半月板损伤；②既往有精神疾病史或有家族史；③术前半年经历严重创伤应激事件；④同期参与其他临床研究者。

（3）剔除标准：术后合并严重躯体疾病或术后需住院治疗者。

二、入院前护理

（一）指导完成术前各项检查

入院准备中心护士指导患者完成术前各项检查与化验，患者经评估符合准入标准，于门诊预约手术日期。术前检查类型及项目详见表3-12-1。

表3-12-1　术前检查类型及项目

检查类型	检查项目
实验室检查	血常规＋血型、凝血功能（凝血酶原时间、凝血酶原时间活动度、国际标准化比值、抗凝血酶Ⅲ、纤维蛋白原、纤维蛋白原降解产物、D-二聚体）、生化（血糖、肝功能、肾功能、血脂、电解质）、乙肝五项＋丙肝抗体、HIV抗体、梅毒螺旋体抗体（筛查试验）
影像学检查	胸部正侧位X线或胸部CT、双下肢血管B超
心电图检查	心律与心率如有异常，需进一步检查
术前麻醉评估	ASA分级为Ⅰ级、Ⅱ级者可进行日间手术；ASA分级为Ⅲ级者需由麻醉医师及手术医师会诊后决定是否适合进行日间手术
专科检查	膝部X线和MRI检查

（二）常规次日手术院前准备

1. 健康宣教

（1）告知患者手术及麻醉方式、可能出现的并发症和治疗方案。

（2）指导患者术前停药时间：阿司匹林、华法林和氯吡格雷等抗凝药物至少停药1周，糖尿病患者手术当日暂停降糖药物使用，高血压患者术前口服降压药。

（3）饮食指导：全麻手术患者术前20：00开始禁食，22：00开始禁饮，空腹至次日手术。

（4）告知患者办理入院的时间、住院病房、生活物品的准备、医保缴费等相关事宜，告知的主要形式为发放纸质宣教材料及口头宣教，患者签署入院须知，解答患者提出的疑问。

2. 询问病史

（1）有无其他基础疾病，如糖尿病、高血压、高血脂等，及时监测并控制近期血糖（血糖控制目标一般为 7.8 ～ 10.0 mmol/L）、血压（控制血压＜ 140 ～ 150/90 mmHg），血压过高者（＞ 160/100 mmHg）手术当天需要选用合适的降压药物，使血压稳定在 160/100 mmHg 以下。

（2）过敏史：有无药物、食物过敏史。

（3）家族史及个人史：有无家族性遗传病、个人异常生活史，去除手术部位皮肤情况、手术标记等。

3. 心理护理

护士在整个护理过程中应针对性地进行心理指导，使患者及家属了解膝关节镜手术的过程，解除思想顾虑，积极配合术前准备，保证手术的顺利进行，使患者快速康复出院。

三、住院期间日间手术护理

（一）当日术前准备

（1）入院后发放干净的手术衣服、裤子，并贴身更换，提醒患者不穿内衣、内裤，取下眼镜、饰品、活动性义齿等物品，佩戴腕带，戴上一次性帽子和脚套。

（2）核对手术交接单、手术通知单。

（二）术中麻醉

关节镜日间手术的麻醉方式以神经阻滞为主，辅以喉罩，必要时可行全麻。麻醉药物应选择起效快、作用时间短、镇痛和镇静效果好、心肺功能影响轻、恶心和呕吐等副作用小的药物。由于本手术时间短，应尽量选用短效的非去极化肌松药物。

（三）术后护理

1. 个体监护

术后 6 小时内监测心电及血氧饱和度情况，完善病情记录，尤其注意切口渗液、渗血情况，定时观察术肢末梢血运，若发现异常立即汇报医师及时处理。

2. 体位管理

膝关节患者术后需使术肢远端抬高，使膝关节处于完全伸直状态。

3. 氧气疗法

术后6小时内遵医嘱鼻导管吸氧2 L/min，改善患者呼吸并促进麻醉药物代谢。

4. 饮食指导

术后6小时进食，如患者有恶心、呕吐现象，必要时遵医嘱使用止吐药物。若为神经阻滞麻醉，回病房后即可开始正常饮食。

5. 疼痛护理

根据疼痛程度采取药物与非药物方法镇痛，推荐以非药物方式缓解疼痛，如音乐放松疗法、正念冥想法、深呼吸放松法等。常规使用数字分级评分法评估疼痛情况，观察疼痛部位、程度、性质、持续时间、诱因，评分大于3分遵医嘱正确使用止痛药物，并评估用药效果。

6. 活动指导

麻醉药物作用消退后鼓励患者尽早下床活动，但应结合患者基础情况、手术及麻醉方式等综合评估，详细宣教。首次下床活动应有康复人员或护理人员在场指导，有陪护人员看护，严格预防跌倒；未下床前鼓励患者加强肢端（手、足）活动，维持血液循环通畅，有条件的医院可使用足底静脉泵等仪器设备来预防深静脉血栓；膝关节韧带重建及半月板缝合的患者需使用支具或扶拐进行活动。

7. 术后常见并发症的观察与护理

（1）术后疼痛：是导致患者延迟出院的主要原因，有效的镇痛可促进患者康复。如果术后数字分级评分法评分超过3分应积极进行处理。具体可参照中华医学会麻醉学分会的《成人日间手术后镇痛专家共识（2017）》。膝关节镜日间手术创伤较小，疼痛强度不高，如果采用神经阻滞麻醉一般不需要给予患者自控镇痛（patient controlled analgesia，PCA）治疗，必要时可以使用非甾体抗炎药镇痛，对疼痛敏感者可选择弱阿片类药物。

（2）术后恶心、呕吐：是导致患者延迟出院的另一个重要原因，应积极采取干预措施进行预防。具体可参照《成人日间手术加速康复外科麻醉管理专家共识》及《术后恶心呕吐防治专家意见（2012）》。

（3）术后关节肿胀：关节镜术后应密切观察术侧肢体情况，常规进行冰敷和抬高患肢以预防患肢肿胀，膝关节镜术后可用大棉垫从踝关节到大腿均匀加压包扎，有助于减轻术后肿胀。当肿胀难以缓解且关节积液过多时，可在无菌操作下抽出液体，再用弹力绷带加压包扎。

（4）止血带综合征：如止血带使用时间过长或使用不当时可引起暂时性的神经麻痹及止血带压迫处损伤。注意绑扎止血带时，保持充气袖带平整，并对皮肤进行保护；在合适的压力和时间范围内使用止血带；若术后形成较大的张力性水疱，可考虑行无菌穿刺抽液，局部换药处理。

（5）术后急性尿潴留：多为一过性，全麻或区域神经阻滞影响较小，腰麻 / 连续硬膜外麻醉有一定的影响，但大多是由于患者体位不适应、环境改变、精神紧张及可能的泌尿系基础疾病等因素导致，可采取改变体位、改善环境和适当的心理辅导等措施，必要时可行一次性导尿，不建议留置尿管，避免膀胱长时间过度充盈。

四、出院

（一）出院标准

（1）生命体征平稳，意识清楚，有清楚的认知。

（2）可耐受疼痛或疼痛能通过口服药物得到控制。

（3）无明显发热、恶心或呕吐。

（4）手术部位无明显出血。

（5）麻醉后离院评分系统（post-anaesthesia discharge scoring system，PADSS）达 8 分（满分 10 分）及以上。

（6）能正常步行或扶拐行走。

（7）有成人家属陪护，了解出院注意事项，签字同意出院，并有纸质版出院医嘱。

（二）出院后应急预案

患者离院后出现相应症状或并发症时，随访人员应做以下处理：①指导患者或家属进行简单的处理或救治；②告知患者到急诊就诊，必要时收住院；③报告日间手术中心负责人与手术组医师团队，参与协调处理。

（三）随访

患者出院后 4 小时电话随访，询问术后自测血压、脉搏、体温、膝关节屈伸活动等情况；术后是否有寒战、发热（≥ 38 ℃）、切口严重疼痛、感染等情况。术后 1 个月门诊复查 X 线或 MRI。

参考文献

[1] 国家老年疾病临床医学研究中心（湘雅），中华医学会运动医疗分会．关节镜日间手术临床实践专家共识 [J]. 中国内镜杂志，2020，26（6）：1007-1989.

[2] 陆丽丽，陆玉姝，唐海燕，等．45 例关节镜手术在基层医院快速康复理念结合日间手术的术中护理 [J]. 特别健康，2021（8）：238.

[3] 刘亚萍，赵欣悦，柳小卉，等．术前预康复护理在日间膝关节镜手术患者中的应用 [J]. 护理学杂志，2021，36（5）：86-87.

[4] 马广胜．基于加速康复外科膝关节镜日间手术模式与传统住院模式的对比研究 [D]. 宜昌：三峡大学，2021.

[5] 覃兆军，马广胜，向春艳，等．基于加速康复外科膝关节镜日间手术模式与传统住院模式的对比研究 [J]. 安徽医药，2023，27（4）：711-715.

（洪珊珊）

案例 13　DAA 入路髋关节置换术

病历摘要

现病史：患者，女，61 岁，1 年前无明显诱因感右髋关节疼痛，为间断性钝痛，程度不剧烈，伴活动受限，活动时加重，近几个月上述症状加重，休息后缓解，至当地医院就诊，行 X 线检查提示右髋关节退行性关节炎，予以药物止痛治疗（具体不详），疗效欠佳。为求手术治疗，门诊以“双侧先天性髋关节发育不良”收入我科。

既往史：体健，有高血压史，服用替米沙坦氢氯噻嗪治疗。

个人史：原籍长大，无特殊宗教信仰，小学文化，自由职业，性格外向，家庭关系和睦；否认吸烟、饮酒史；否认吸毒史，否认药物依赖及成瘾史，否认不洁性生活史。

家族史：父亲、母亲体健，无兄弟姐妹，否认二系三代中有类似疾病及家族性遗传病史。

专科体检：意识清醒，脉搏 70 次 / 分，呼吸 18 次 / 分，血压 151/76 mmHg，体温 36.5 ℃，自主体位，无病面容，体重 60 kg，身高 1.61 m，BMI 23.15 kg/m^2。查体：右下肢肌肉明显萎缩，髌上 10 cm 较对侧细约 3 cm，右下肢短缩（1 cm）畸形，右髋关节叩痛；活动度：背伸 20° 、屈曲 100° 、外展 20° 、内收 30° 、内外旋 15° ，右侧“4 字”试验阳性，下肢感觉、血运良好。肌力、肌张力正常。

住院期间：患者入院当天在全麻下行“右全髋关节置换术（DAA 入路）”，返回病房后神志清，情绪稳定，右髋部切口敷料外观干燥，切口持续性酸胀痛，NRS 评分为 3 分，右下肢外展中立位下趾端血运、活动好。术后医嘱给予一级护理、鼻导管吸氧 2 L/min、成人早期预警评分；禁食、禁饮 6 小时后予以普通饮食；抗感染、补液治疗；测血压、脉搏、血氧饱和度（q2h）。患者术后呼吸平稳，心电监护提示心律齐。术后注意切口敷料、疼痛情况，协助其日常生活。拉起床挡，嘱其家人陪伴，注意安全。保持床单元和骶尾部皮肤清洁、干燥，加强协助翻身，翻身时双大腿之间夹一厚软垫，并嘱咐患者加强自身营养。能进食后告知患者多饮水，保持大便通畅，避免用力排便，以免造成可疑隐性栓子脱落。指导患者正确行双下肢踝泵运动、肌肉收缩和舒张、主动或被动屈伸下肢等运动。术后第 2 天在康复师指导下，患者在助行器辅助下可下地行走，医嘱予以二级护理、停吸氧、心电监护、成人早期预警评分；停测血压、脉搏、氧饱和度；给予抗凝、气压治疗，并予以出院，做好相关宣教指导。

知识拓展

一、概述与日间手术标准

（一）概述

直接前侧入路（direct anterior approach，DAA；简称 DAA 入路）髋关节置换术是一种微创手术，一般在全麻下进行，患者取侧卧位。该手术具有以下优点：①为真正的神经、肌肉间隙入路，可将软组织干扰降至最低。②创伤轻、出血少、疼痛轻或无痛、术后恢复快。③便于术中更精确地调整双下肢长度，确保术后双下肢等长、术后无跛行步态或步态在较短时间内恢复正常。④不切断外旋肌群及后侧关节囊，可有效避免髋关节后方关节囊及短外旋肌群、外展肌群等髋周肌群损伤，有助于提高髋关节稳定性，改善术后髋关节功能。⑤术后假体后脱位率远低于后外侧手术入路，术后早期活动限制低或无限制，可早期做深蹲、盘腿、跷二郎腿等动作。⑥术后恢复较快，术后第 2 天即可下床行走，对步态影响小，患者恢复快，可早期出院，真正做到了快速康复。

（二）日间手术标准

（1）因骨关节炎、髋关节发育不良、股骨头坏死而需要行全髋关节置换术且既往无髋关节手术史，排除髋部骨折。

（2）ASA 分级≤Ⅱ级。

（3）年龄≤ 70 周岁。

（4）BMI ≤ 40 kg/m^2。

（5）术前男性血红蛋白＞ 130 g/L，女性血红蛋白＞ 120 g/L。

（6）无术后需要住院治疗的心肺疾病，如心肌梗死、冠心病、睡眠呼吸暂停综合征。

（7）无栓塞病史及脑血管意外史。

（8）无 1 型糖尿病病史。

（9）未长期使用抗凝药物，未处于抗凝状态。

（10）未长期使用阿片类药物，无阿片类药物成瘾史。

（11）能获得良好的家庭支持，或朋友能在术后陪伴 24 小时。

（12）当日安排在第 1 台或前 2 台手术的患者在预住院期间进行术前检查和麻醉科会诊。

二、入院前护理

（一）指导完成术前各项检查

入院准备中心护士指导患者完成术前各项检查与化验，患者经评估符合准入标准，于门诊预约手术日期。术前检查类型及项目详见表 3-13-1。

表 3-13-1　术前检查类型及项目

检查类型	检查项目
实验室检查	血常规＋血型、血沉、凝血功能（凝血酶原时间、凝血酶原时间活动度、国际标准化比值、抗凝血酶Ⅲ、纤维蛋白原、纤维蛋白原降解产物、D- 二聚体）、生化（血糖、肝功能、肾功能、血脂、电解质）、乙肝五项＋丙肝抗体、HIV 抗体、梅毒螺旋体抗体（筛查试验）、糖化血红蛋白、叶酸利用代谢基因检测、肿瘤全套（女性）
影像学检查	胸部 CT 平扫、B 超检查（双下肢静脉、动脉）
心电图检查	心律与心率如有异常，需进一步检查
术前麻醉评估	ASA 分级为Ⅰ～Ⅱ级，无严重心肺疾病
专科检查	骨盆 CT 平扫、X 线（骨盆正位，双侧髋关节正位）

（二）常规次日手术院前准备

1. 健康宣教

（1）告知患者手术及麻醉方式、可能出现的并发症和治疗方案。

（2）指导患者术前停药时间：如华法林等抗凝血药物至少停药1周，糖尿病患者手术当日暂停降糖药物的使用，高血压患者术前2小时口服降压药。

（3）饮食指导：全麻手术患者术前6小时禁食固体饮食，术前2小时禁食清流质饮食，详见表3-13-2。

（4）告知患者办理入院的时间、住院病房、生活物品的准备、医保缴费等相关事宜，告知的主要形式为发放纸质宣教材料及口头宣教，患者签署入院须知，解答患者提出的疑问。

（5）准备用物：助行器、坐便器等。

表3-13-2 术前饮食指导

时间	饮食类型	具体饮食种类
术前8小时	清淡易消化	米饭、面条、蛋类、瘦肉类、鱼类
术前6小时	流质饮食	米汤、奶制品、水
术前2小时	无渣非碳水饮料	清水、果汁，总量不超过200 mL

2. 询问病史

（1）有无其他基础疾病，如糖尿病、高血压、高血脂等，及时监测并控制近期血糖、血压的变化。

（2）过敏史：有无药物、食物过敏史。

（3）家族史及个人史：有无家族性遗传病、个人异常生活史。

3. 心理护理

护士在整个护理过程中应针对性地进行心理指导，使患者及家属了解DAA入路髋关节置换术的过程，解除思想顾虑，积极配合术前准备，保证手术的顺利进行，使患者快速康复出院。

三、住院期间日间手术护理

（一）当日术前准备

（1）入院后发放干净的手术衣服、裤子，并贴身更换（不包括内衣、内裤），取下眼镜、饰品、活动性义齿等物品，佩戴腕带，戴上一次性帽子和脚套。

（2）左上肢留置静脉通路，常规使用 18G 留置针。

（3）术前不留置胃管、导尿管。

（4）核对手术交接单。

（二）术中麻醉

给予气管插管和静脉麻醉，麻醉过程中常规静脉给予氟比洛芬酯入壶预防疼痛、托烷司琼预防呕吐，体位取侧卧位。

（三）术后护理

1. 个体监护

术后 24 小时内给予心电监护及血氧饱和度监测，完善病情记录，尤其注意切口渗液、渗血情况，若发现异常立即汇报医师及时处理。

2. 体位管理

指导患者取平卧位或半卧位，外展患髋 30° ，并维持踝关节于中立位，以防止假体脱位。

3. 氧气疗法

术后 6 小时内遵医嘱鼻导管吸氧 3 L/min，以改善患者呼吸并促进麻醉药物代谢。

4. 饮食指导

按表 3-13-3 指导患者术后逐渐恢复正常饮食，如果患者出现恶心、呕吐，暂时停止进食，遵医嘱使用止吐药物。

表 3-13-3 术后饮食指导

时间	饮食类型	具体饮食种类
术后 2 小时	禁食，可少量饮水	可先饮水 10 ～ 20 mL，若无呛咳、恶心可增加饮水量
术后 6 小时	普通饮食	首餐可食用粥、面条等易消化的食物，忌辛辣

5. 疼痛护理

根据疼痛程度采取药物与非药物方法镇痛，推荐以非药物方式缓解疼痛，如音乐放松疗法、正念冥想法、深呼吸放松法等。常规使用数字分级评分法评估疼痛情况，观察疼痛部位、程度、性质、持续时间、诱因，评分大于 3 分遵医嘱正确使用止痛药物，并评估用药效果。

6. 康复训练指导

待患者麻醉清醒后，护理人员需指导其尽早开展肢体功能锻炼，以免发生肌肉萎缩，形成下肢静脉血栓，术后 1 天可指导患者进行床边坐起练习，协助患者进行床边扶双拐站立，若患者未出现心慌、头晕等症状，还可引导和鼓励其进行助行器不负重行走，再指导患者进行扶拐斜坡行走、上下楼梯及下蹲等训练。

7. 术后常见并发症的观察与护理

（1）伤口感染：严格按照消毒隔离原则对切口进行消毒换药，选择合适的抗感染药物，并严格控制抗感染药物使用的剂量及时间，避免机体产生耐药性；并在必要时进行实验室检查以确认是否发生感染；协助患者进行有效排痰、缩唇腹式呼吸训练及定期叩背等，必要时结合雾化超声药物吸入辅助治疗。

（2）深静脉血栓与肺栓塞：患者入科即刻纳入血栓风险系统评估血栓风险，术前、术后及病情变化等关键节点重点监测其分值变化，给予相关健康教育和物理预防措施，如肢体向心性按摩、主被动活动、抬臀活动、肢体保暖、增加每日饮水量、下肢血栓弹力袜的使用等；并予以物理机械预防措施，如使用间歇式血栓压力泵；遵医嘱使用抗凝药物；严密监测相关凝血指标等。

（3）关节脱位：向患者提供正确的体位教育，如避免交叉腿坐姿及髋关节过度屈曲等，卧床必要时可穿防旋鞋。根据医师建议使用助行器具，协助稳定关节。

（4）神经血管损伤：注意观察手术区域周围皮肤感觉和运动功能的变化，如有异常应及时报告医师，避免局部受压或创伤。

（5）肌肉失衡与步态问题：提供物理治疗，帮助患者恢复正常的肌肉力量和活动范围。定期评估患者的步态进展，调整康复计划。

（6）其他常见并发症：压力性损伤：鼓励患者定时翻身，保持床面整洁，避免局部压力过大。心肺并发症：鼓励咳嗽、咳痰，预防坠积性肺炎，保证充足的氧合水平。

四、出院

（一）出院标准

（1）生命体征平稳。

（2）无严重并发症。

（3）出院前需在治疗师指导下完成相应的康复训练目标，包括：能在无辅助工具下独立行走一定距离；能独立上下床和从椅子上坐起；能上下楼梯；能独自上厕所；能正常饮食。

（二）随访

添加患者（或家属）微信，随时线上随访会诊。询问术后自测血压、心率、体温情况及功能锻炼、进食情况，切口有无严重疼痛等不适。术后 2 周门诊复诊。

参考文献

[1] 张云云，曹艳茹，殷少飞，等. 心理护理联合预见性护理在老年 DAA 入路髋关节置换术患者中的应用 [J]. 齐鲁护理杂志，2023，29（14）：60-62.

[2] 谭小龙，姥伟，梁柱天，等. 直接前侧入路全髋关节置换术治疗老年股骨颈骨折的效果分析 [J]. 解放军医学杂志，2022，47（12）：1268-1270.

[3] 谢逸波，徐慰凯，余沛聪，等. DAA 入路髋关节置换术与常规全髋关节置换的效果对比 [J]. 中外医疗，2021，40（24）：72-74.

[4] 蒙法科，张金海，卢庆弘，等. 不同入路在单侧全髋关节置换术中的效果对比 [J]. 实用医学杂志，2023，39（12）：1536-1540.

[5] 龚骏. 侧卧位直接前方入路与后外侧入路在全髋关节置换术中的应用效果 [J]. 中外医学研究，2023，21（19）：66-69.

[6] 刘勇良. 直接前入路（DAA）人工髋关节置换术治疗高龄股骨颈骨折的临床效果及并发症发生率 [J]. 当代医药论丛，2023，21（16）：53-55.

（胡婕儿）

案例 14　宫腔镜下子宫内膜息肉电切除术

病历摘要

现病史：患者，女，30 岁，2 年前外院体检发现“宫腔占位”，妇科彩超示“子宫内膜增厚（18 mm），左卵巢内混合回声，黄体不除外”，无下腹痛、恶心、呕吐，无阴道不规则出血、异常排液，当时患者未就诊治疗，今患者要求手术治疗，查 B 超示“宫腔内多发高回声，息肉？（较大者约 16 mm × 12 mm × 7 mm）”，门诊以“子宫内膜息肉”收入院。

既往史：体健，否认高血压、糖尿病等疾病史，否认手术史、药物过敏史，预防接种史不详。

个人史：原籍长大，无特殊宗教信仰，大学文化，性格外向，家庭关系和睦；否认吸烟、饮酒史；否认吸毒史，否认药物依赖及成瘾史，否认不洁性生活史。

家族史：父亲、母亲体健，无兄弟姐妹，否认二系三代中有类似疾病及家族性遗传病史。

专科体检：意识清醒，脉搏 76 次 / 分，呼吸 16 次 / 分，血压 127/60 mmHg，体温 36.4 ℃，自主体位，无病面容，体重 51 kg，身高 1.63 m，BMI 19.2 kg/m^2。妇科检查：外阴已婚式；阴道通畅，见少量色白稀薄分泌物，无腥臭味；宫颈光滑，触之无出血，无举痛；宫体前位，正常大，质地中等，无压痛，活动良好；双附件未触及包块，无压痛。

住院期间：患者入院当天行“宫腔镜下子宫内膜息肉电切术 + 子宫内膜活检术”，术后平卧位休息，下腹部坠痛，NRS 评分为 1 分，自理能力评定为轻度依赖，跌倒 / 坠床评分为 1 分，压力性损伤评分为 22 分，营养评分为 0 分。医嘱给予二级护理、禁食 2 小时后改半流质饮食，同时给予抗感染、止血、止吐对症治疗。鼓励患者术后早期活动，并行双下肢踝泵运动以预防深静脉血栓。患者术后 2 小时进食 100 g 米粥后无呛咳、恶心、呕吐，可在他人协助下下床活动。患者术后第 1 天，医嘱给予出院，完善出院健康宣教。

知识拓展

一、概述与日间手术标准

（一）概述

宫腔镜下子宫内膜病损切除术是一种治疗子宫内膜病变的手术，该术式主要用于治疗异常子宫出血、子宫内膜增生、子宫内膜息肉、子宫内膜癌等疾病，属于一种微创手术。在手术过程中，医师会使用液体进行膨宫，然后将宫腔镜插入宫腔内，直接观察子宫腔内的情况，以便准确切除病变部位，并进行病理检查，从而明确诊断。

（二）日间手术标准

经妇科医师、麻醉医师评估后符合日间宫腔镜下子宫内膜病损切除术的患者均可进行，但是存在（但并不限于）以下情况者，不建议或谨慎安排手术。

（1）合并心、肺、肝、肾等重要器官功能不全或内、外科疾病的急性期患者。

（2）高龄（年龄＞65岁）手术后需要过夜进一步观察者。

（3）较为复杂、困难、风险大的四级宫腔镜手术，估计手术时间较长，手术后需要住院观察生命体征者。

（4）需要宫腹腔镜联合手术，同时解决盆腔和宫腔疾病，且病情较为复杂的患者。

（5）宫腔镜医师或麻醉医师评估后，不适合进行日间手术者。

（6）患者及家属要求手术后过夜观察者。

二、入院前护理

（一）指导完成术前各项检查

入院准备中心护士指导患者完成术前各项检查与化验，患者经评估符合准入标准，于门诊预约手术日期。术前检查类型及项目详见表3-14-1。

表3-14-1 术前检查类型及项目

检查类型	检查项目
实验室检查	血常规＋血型、凝血功能（凝血酶原时间、凝血酶原时间活动度、国际标准化比值、抗凝血酶Ⅲ、纤维蛋白原、纤维蛋白原降解产物、D-二聚体）、生化（血糖、肝功能、肾功能、血脂、电解质）、乙肝五项＋丙肝抗体、HIV抗体、梅毒螺旋体抗体（筛查试验）
影像学检查	胸部正侧位X线、肝胆胰脾双肾超声
心电图检查	心律与心率如有异常，需进一步检查
术前麻醉评估	ASA分级为Ⅰ～Ⅱ级，无严重心肺疾病
专科检查	妇科B超和白带常规、子宫颈癌筛查（宫颈TCT及HPV）

（二）常规次日手术院前准备

1. 健康宣教

（1）告知患者手术及麻醉方式、可能出现的并发症和治疗方案。

（2）宫颈准备：术前晚酌情放置宫颈扩张棒扩张宫颈或给予米索前列醇400 μg阴道后穹隆放置，以软化宫颈，便于术中宫颈扩张。

（3）饮食指导：全麻手术者术前禁食6小时，术前2小时开始禁饮。

（4）告知患者办理入院的时间、住院病房、生活物品的准备、医保缴费等相关事宜，告知的主要形式为发放纸质宣教材料及口头宣教，患者签署入院须知，解答患者提出的疑问。根据麻醉方式及麻醉师评估的建议，患者术前进行合理的饮食控制；手术时间最好选择在月经前半周期，有异常子宫出血等特殊情况者应根据病情随时手术；建议本次月经周期经期后避免性生活或有避孕措施的性生活，术前需排除妊娠的可能。

2. 询问病史

（1）有无其他基础疾病，如糖尿病、高血压、高血脂等，及时监测并控制近期血糖、血压的变化。

（2）过敏史：有无药物、食物过敏史。

（3）家族史及个人史：有无家族性遗传病、个人异常生活史。

3. 心理护理

护士在整个护理过程中应针对性地进行心理指导，使患者及家属了解宫腔镜下子宫内膜病损切除术的过程，解除思想顾虑，积极配合术前准备，保证手术的顺利进行，使患者快速康复出院。

三、住院期间日间手术护理

（一）当日术前准备

（1）入院后发放干净的手术衣服、裤子，并贴身更换（不包括内衣、内裤），取下眼镜、饰品、活动性义齿等物品，佩戴腕带，戴上一次性帽子和脚套。

（2）术前不留置胃管、导尿管。

（3）核对手术交接单。

（二）术中麻醉

日间宫腔镜手术多采用丙泊酚进行全麻，喉罩进行气道管理，这种麻醉方式通常能够较好地控制患者的意识状态，不需要常规进行脑电双频指数（bispectral index，BIS）监测。

（三）术后护理

1. 观察患者状态

手术后患者需要在医院的恢复室观察 1 ～ 2 小时，以确保身体状况稳定，预防任何可能的术后并发症。当医师确认患者状态良好后，可以在家属的陪同下回家。

2. 观察阴道流血情况

术后由于创面出血、渗出、内膜脱落等患者可能会出现阴道流血的情况，这是正常的术后反应，通常会持续 1 周左右，出血量通常不会超过月经最多的时期。但如果出现阴道大量出血或腹痛加剧等不适反应，患者应立即来院就诊。

3. 饮食调整

术后 2 小时，患者可以进食，应以清淡、易消化的食物为主，避免食用过于油腻、辛辣刺激性的食物。同时，患者应注意 1 个月内禁食活血食物，如桂圆、红糖、人参等，以免影响术后恢复和创面愈合。

4. 术后疼痛护理

该手术后患者可能出现腹胀、腹痛等症状，轻者 3 天内症状自行消失，严重者需告知医师处理。

5. 术后排尿护理

术后鼓励患者排尿，以免发生膀胱过度充盈，排尿不畅者给予热敷处理，若有需要可留置导尿管。

6. 调整生活习惯

患者术后 1 个月内禁止盆浴和性生活。这是因为创面需要时间来愈合和恢复，性生活和盆浴可能会刺激创面，导致感染或出血等不良后果。此外，患者还应注意个人卫生，保持外阴清洁干燥，避免感染。

7. 术后常见并发症的观察与护理

（1）子宫穿孔：术后可因术中止血不彻底或子宫穿孔等因素出现阴道大量出血，此时应密切观察阴道出血情况。术后若出血较多可给予止血类药物及缩宫素静脉滴注，并应用抗生素预防感染。若出血药物治疗无法缓解，通常需外科手术止血。此外，对于出血少但淋漓不尽的患者，也需行宫腔镜复检和血凝试验检查等。操作时突然没有视野也需要考虑子宫穿孔可能。宫腔镜热损伤穿孔可能导致肠损伤、继发性腹膜炎、败血症，甚至死亡。预防：①术前准确探查子宫位置和大小；②子宫颈术前预处理，术中缓慢扩张；③采取打开流入阀、关闭流出阀的液压扩张模式；④始终在直视下进入宫腔，在视野清晰的条件下使用操作器械；⑤必要时术中妇科超声同步监护。处理：①扩张器或剪刀导致的机械性穿孔：大多数可以采用保守治疗，密切观察腹部体征及生命体征，必要时腹腔镜进一步诊治；②热损伤穿孔：首选腹腔镜下评估，确认肠损伤情况。

（2）出血：主要由宫腔镜手术操作不当造成。预防：①术前药物缩小黏膜下子宫肌瘤体积，减小术中创面；②术中首选双极电凝止血；③术中或术后使用促子宫收缩的药物。处理：①首选双极电凝止血；②宫腔压迫或填塞；③药物止血，缩宫素促进子宫收缩；④子宫动脉栓塞，严重时切除子宫。

（3）液体超负荷：一般育龄期妇女液体超负荷达 1000 mL（低渗溶液）或 2500 mL（等渗溶液），老年或有心肾合并症的患者达 750 mL（低渗溶液）或 1500 mL（等渗溶液）。预防：①尽量采用等渗电解质溶液作为膨宫液；②控制膨宫压力，监测出入量；③止血彻底，减少血管暴露；④控制手术时间。处理：①麻醉医师、手术医师和护士联合多学科诊治；②留置导尿管，监测血氧饱和度、电解质等；③限制静脉液体输入量，使用利尿剂；④纠正电解质紊乱。

（4）空气栓塞：是罕见但可能致命的并发症。临床表现为突然出现呼吸急促、血氧饱和度下降、低血压、高碳酸血症、心律失常，甚至心搏骤停等。预防：①预先清除流入管道的气泡；②始终保持子宫颈口封闭，避免器械反复进出；③监测呼气末 CO_2 分压；④术前使用药物缩小病灶、收缩血管；⑤使用阴道内镜技术，避免使用子宫颈扩张器。处理：①立即用 100% 氧气通气，给予呼吸支持；②保持头低足高左侧卧位；③严重者右心房置入中心静脉导管或直接穿刺右心房以排出空气；④转入 ICU 进一步处理。

（5）并发症危重患者的转运流程：患者出现并发症时需要院内转运以进一步治疗，包括转入普通病房、麻醉后监护室，严重者转入 ICU。转运前需要与患者家属沟通，告知患者病情、处理等相关事宜。转运指征：出现空气栓塞、液体超负荷、子宫出血和子宫穿孔等需要进一步诊治或观察的患者。转运人员：手术医师、麻醉医师、手术室护士。患者评估：①气道评估：根据患者血氧饱和度、动脉血气分析值给予相应的通气方式，如鼻导管吸氧或建立人工气道；②循环评估：尽量控制病因，保持 2 条静脉通路通畅，进行有效的液体复苏或使用血管活性药物维持循环稳定。转运准备：①转运设备：院内专用的转运平车，并将所备物品固定于转运车上，保证随时转运；②转运药品：日间手术室常备转运急救箱，配备各种常用的急救药品，定期核查以备危重症患者的转运；③转运通路：保证日间手术室至 ICU 等的转运通路畅通，设立手术专用电梯。转运交接：转运人员应与负责接收的医师、护士进行交接，内容包括患者入院情况、手术过程、目前情况[生命体征、辅助检查、体内置管（动静脉通路、尿管、引流管）]等，并进行书面签字确认。

四、出院

（一）出院标准

由病房妇科医师与麻醉医师根据临床情况综合评估，可使用麻醉后出院评分系统（postanesthetic discharge scoring system，PADS）进行评分，评分≥9分且生命体征必须是2分的患者可以出院（表3-14-2）。

表3-14-2 日间宫腔镜手术PADS评分系统

评估内容	评分
1. 生命体征：生命体征（完全恢复至基础水平）平稳，并且考虑患者的年龄和术前的基线（必须是2分）	
呼吸及意识状况恢复至基础水平，血压和脉搏与术前基线比较变化＜20%	2
呼吸及意识状况未恢复至基础水平，或血压和脉搏与术前基线比较变化＞20%	0
2. 活动能力：患者恢复到术前生理水平	
步态平稳，无头晕，或活动能力接近术前的水平	2
活动需要帮助	1
不能走动	0
3. 恶心、呕吐：患者出院前仅有轻微的症状	
轻度：口服药物可以控制	2
中度：需要注射药物控制	1
重度：需要反复用药	0
4. 疼痛：患者出院前应当无痛或轻微疼痛，疼痛程度为患者可以接受的程度	
疼痛可以通过口服镇痛药物控制	2
可以耐受	1
不能耐受	0
5. 阴道流血：术后出血应当与预期的失血具有一致性	
轻度：阴道少量流血无需处理	2
中度：阴道流血量稍多需药物治疗	1
重度：阴道流血量多需住院观察治疗	0

（二）随访

目的是定期了解患者术后病情变化情况，完成随访服务，根据不同病情进行长期管理，指导患者康复（随访管理见表3-14-3）。

表 3-14-3 随访管理

<table>
<tr><th>类别</th><th>内容</th><th>说明</th></tr>
<tr><td rowspan="4">基本要求</td><td>随访档案</td><td>严格执行随访计划，详细记录，建立每位随访对象的专属随访档案</td></tr>
<tr><td>随访干预</td><td>遇到异常情况，及时进行随访干预，包括周末和节假日</td></tr>
<tr><td>保密原则</td><td>严格遵守保密原则，不泄露随访对象的隐私、随访资料及数据</td></tr>
<tr><td>服务态度</td><td>保持良好态度，使用规范服务用语</td></tr>
<tr><td rowspan="5">随访、管理计划</td><td>对象</td><td>完成日间手术并顺利出院的患者</td></tr>
<tr><td>方式</td><td>电话、短信或微信、门诊等</td></tr>
<tr><td>频次</td><td>术后第 1 天、第 7 天、第 28 天对患者进行 3 次随访，之后根据不同疾病的特点进行定期随访、管理</td></tr>
<tr><td>内容</td><td>遵循疾病的诊疗路径和专科要求进行随访，如麻醉不良反应、疼痛、恶心、呕吐、发热、阴道流血、其他手术并发症、用药或球囊情况，以及如何康复、何时复诊、病情变化后的处置方式、满意度</td></tr>
<tr><td>其他</td><td>对于失访或退出者，须注明原因，做好备案</td></tr>
<tr><td rowspan="2">随访质量的保证和评估</td><td>完成情况</td><td>随访人组、完成、失访的例数和比例</td></tr>
<tr><td>异常情况</td><td>处理记录需闭环、完整、可追踪</td></tr>
<tr><td>随访应急预案</td><td>患者出院后出现相应症状或并发症时，随访人员应做相应的指导和处理</td><td>指导患者或家属进行简单的处理或救治，提醒患者来院门诊复查；鼓励患者到就近的社区医疗机构随访或急诊处理，必要时绿色通道住院：报告日间手术中心负责人及手术医师团队，参与协助处理</td></tr>
<tr><td>特殊随访内容</td><td>不同宫内疾病经宫腔镜手术治疗后仍需给予不同的辅助治疗，随访内容也应个体化差异</td><td>例如：TCRA 术后带球囊返家后的护理要点、取出时间、二次探查时间等；TCRP 术中放置 LNG-IUS 者，B 超复查时间和月经改变情况等；TCRM 术后的备孕时间：TCRE 术后用药方案等</td></tr>
</table>

注：TCRA：宫腔镜宫腔粘连分离术；TCRP：宫腔镜子宫内膜息肉去除术；LNG-US：左炔诺孕酮宫内缓释系统；TCRM：宫腔镜子宫肌瘤去除术；TCRE：宫腔镜子宫内膜去除术。

参考文献

[1] UMRANIKAR S，SARIDOGAN E，CLARK T J，et al. BSGE/ESGE guideline on management of fluid distension media in operative hysteroscopy[J]. The Obstetrician & Gynaecologist，2018，20（3）：197-200.

[2] 仝佳丽，朱根海，孙大为，等．日间宫腔镜手术中心设置及管理流程中国专家共识 [J]. 中华妇产科杂志，2022，57（12）：891-899.

[3] 刘楠，毛海燕．CICARE 沟通模式及整体护理在宫腔镜手术患者中的应用 [J]. 齐鲁护理杂志，2023，29（12）：112-115.

[4] 中华医学会妇产科学分会妇科内镜学组．中国宫腔镜诊断与手术临床实践指南（2023 版）[J]. 中华妇产科杂志，2023，58（4）：241-251.

[5] 张兴梅．宫腔镜手术治疗黏膜下子宫肌瘤的效果观察及对患者并发症的影响分析 [J]. 当代医学，2022，28（7）：56-58.

（吕辉辉）

案例 15 子宫颈锥形切除术

病历摘要

现病史：患者，女，29 岁，20 天前体检发现 HPV18 阳性。TCT：HSIL，无阴道不规则流血，无阴道异常排液，无腹胀、腹痛等不适。9 天前于我院门诊宫颈活检示“(宫颈)显著慢性宫颈炎伴鳞化，鳞状上皮乳头状增生，灶区上皮内见挖空细胞，小灶低级别鳞状上皮内病变，部分高级别鳞状上皮内病变（CIN Ⅱ～Ⅲ级）;(宫颈管)黏液样物及破碎颈管腺体慢性炎”。门诊以“宫颈上皮内肿瘤、剖宫产术后”收入院。

既往史：体健，于 2019 年行剖宫产术，否认高血压、糖尿病等疾病史，否认药物过敏史，预防接种史不详。

个人史：原籍长大，无特殊宗教信仰，大学文化，普通职员，性格外向，家庭关系和睦；否认吸烟、饮酒史；否认吸毒史，否认药物依赖及成瘾史，否认不洁性生活史。

家族史：父亲、母亲体健，无兄弟姐妹，否认二系三代中有类似疾病及家族性遗传病史。

专科体检：意识清醒，脉搏 70 次 / 分，呼吸 16 次 / 分，血压 122/77 mmHg，体温 36.8 ℃，自主体位，无病面容，体重 50 kg，身高 1.60 m，BMI 19.53 kg/m^2。妇科检查：外阴发育正常，呈已婚式，阴道通畅，分泌物少，无异味，宫颈Ⅰ度糜烂，宫体前位，正常大，质地中等，无压痛，活动良好，双侧附件区未触及明显包块，无增厚，无压痛。

住院期间：患者入院当天在全麻下行“子宫颈锥形切除术”，术后平卧位休息，阴道在明胶海绵填塞下有少量出血，下腹部坠痛，NRS 评分为 1 分，自理能力评定为轻度依赖，跌倒 / 坠床评分为 1 分，压力性损伤评分为 22 分，营养评分为 0 分。医嘱给予二级护理、禁食 2 小时后改半流质饮食，同时给予抗感染、止血、止吐对症治疗。鼓励患者术后早期活动，并行双下肢踝泵运动以预防深静脉血栓。患者术后 2 小时进食 100 g 米粥后无呛咳，无恶心、呕吐，在协助下可下床活动。患者术后第 2 天少量阴道出血，医嘱予以出院，完善出院健康宣教。

知识拓展

一、概述与日间手术标准

（一）概述

子宫颈锥形切除术是由外向内呈圆锥形的形状切下一部分宫颈组织，一方面是为了做病理检查，以确诊宫颈病变；另一方面是切除病变。宫颈上皮内瘤变（cervical intraepithelial neoplasia，CIN）被视为子宫颈癌前病变，与子宫颈癌密切相关，其发生部位在宫颈转换区，按病变深度可分为CIN Ⅰ、CIN Ⅱ、CIN Ⅲ，其中CIN Ⅱ、CIN Ⅲ为高级别CIN，而作为分级中最高级别的CIN Ⅲ可进一步发展为宫颈浸润癌，因此由WHO编著的《子宫颈癌综合防治基本实践指南》强调，需治疗CIN Ⅲ以抑制子宫颈癌的发生和发展。临床上用子宫颈锥形切除术对高级别病变进行诊治以预防子宫颈癌显得格外重要。

（二）日间手术标准

经妇科医师、麻醉医师评估符合日间子宫颈锥形切除术的患者均可安排相应的手术，存在（但并不限于）以下情况者，不建议或谨慎安排日间子宫颈锥形切除术。

（1）合并心、肺、肝、肾等重要器官功能不全或内、外科疾病的急性期。

（2）高龄（年龄＞65岁），手术后需要过夜进一步观察者。

（3）生殖道急性或亚急性炎症。

（4）需要宫腔、腹腔镜联合手术，同时解决盆腔和宫腔疾病或较为复杂的问题。

（5）妇科医师或麻醉医师评估后，不适合进行手术者。

（6）患者及家属要求手术后过夜观察者。

（7）妊娠期或月经期。

（8）患血液病且有出血倾向者。

二、入院前护理

（一）指导完成术前各项检查

入院准备中心护士指导患者完成术前各项检查与化验，患者经评估符合准入标准，于门诊预约手术日期。术前检查类型及项目详见表3-15-1。

表 3-15-1 术前检查类型及项目

检查类型	检查项目
实验室检查	血常规＋血型、凝血功能（凝血酶原时间、凝血酶原时间活动度、国际标准化比值、抗凝血酶Ⅲ、纤维蛋白原、纤维蛋白原降解产物、D-二聚体）、生化（血糖、肝功能、肾功能、血脂、电解质）、乙肝五项＋丙肝抗体、HIV 抗体、梅毒螺旋体抗体（筛查试验）
影像学检查	胸部正侧位 X 线、肝胆胰脾双肾超声
心电图检查	心律与心率如有异常，需进一步检查
术前麻醉评估	ASA 分级为Ⅰ～Ⅱ级，无严重心肺疾病
专科检查	妇科 B 超和白带常规，子宫颈癌筛查（宫颈 TCT 及 HPV）

（二）常规次日手术院前准备

1. 健康宣教

（1）告知患者手术及麻醉方式、可能出现的并发症和治疗方案。

（2）阴道准备：术前晚酌情放置一粒硝呋太尔制霉素阴道软胶囊行阴道消毒或手术当日早上用 0.2% 的聚维酮碘溶液行阴道消毒。

（3）饮食指导：全麻手术患者术前禁食 6 小时，术前 2 小时开始禁饮。

（4）告知患者办理入院的时间、住院病房、生活物品的准备、医保缴费等相关事宜，告知的主要形式为发放纸质宣教材料及口头宣教，患者签署入院须知，解答患者提出的疑问。根据麻醉方式及麻醉评估建议，患者术前合理控制饮食；手术时间最好选择在月经前半周期，有异常子宫出血等特殊情况应根据病情随时手术；建议本次月经周期后避免性生活或有避孕措施的性生活，术前需排除妊娠的可能。

2. 询问病史

（1）有无其他基础疾病，如糖尿病、高血压、高血脂等，及时监测并控制近期血糖、血压的变化。

（2）过敏史：有无药物、食物过敏史。

（3）家族史及个人史：有无家族性遗传病、个人异常生活史。

3. 心理护理

护士在整个护理过程中应针对性地进行心理指导，使患者及家属了解子宫颈锥形切除术的过程，解除思想顾虑，积极配合术前准备，保证手术的顺利进行，使患者快速康复出院。

三、住院期间日间手术护理

（一）当日术前准备

（1）入院后发放干净的手术衣服、裤子，并贴身更换（不包括内衣、内裤），取下眼镜、饰品、活动性义齿等物品，佩戴腕带，戴上一次性帽子和脚套。

（2）术前不留置胃管、导尿管。

（3）核对手术交接单。

（二）术中麻醉

日间子宫颈锥形切除术多采用丙泊酚进行全麻，喉罩进行气道管理，不需要常规进行脑电双频指数监测。

（三）术后护理

1. 观察患者状态

手术后患者需要在医院的恢复室观察 1 ～ 2 小时，以确保患者的身体状况稳定，预防任何可能的术后并发症。当医师确认患者状态良好后，可以在家属的陪同下出院。

2. 观察阴道流血情况

宫颈锥形切除术后由于宫颈创面出血、渗出和脱痂，即使阴道在明胶海绵填塞下患者仍会出现阴道流血情况，这是术后正常的反应，通常会持续 10 ～ 15 天，出血量通常不会超过月经最多的时期。然而，如果出现阴道大量出血或腹痛加剧等不适反应，患者应立即来院就诊。

3. 饮食调整

术后 2 小时患者可以进食，应以清淡、易消化的食物为主，避免食用过于油腻、辛辣或刺激性的食物。同时，患者应注意 1 个月内禁食活血食物，如桂圆、红糖、人参等，以免影响术后恢复和创面愈合。

4. 术后疼痛护理

术后患者可能会出现腹胀、腹痛等症状，轻者 3 天内症状自行消失，严重者需告知医师处理。

5. 术后排尿护理

鼓励患者排尿，以免发生膀胱过度充盈，排尿不畅者给予热敷处理，若有需要可留置导尿管。

6. 调整生活习惯

患者术后 3 个月内禁止盆浴和性生活。这是因为创面需要时间来愈合和恢复，性生活和盆浴可能会刺激创面，导致感染或出血等不良后果。此外，患者还应注意个人卫生，保持外阴清洁干燥，避免感染。

7. 术后常见并发症的观察与护理

（1）出血：主要是由子宫颈锥形切除术止血措施不当或由深部切除病变或合并感染引起。预防：①术前用药减少感染；②术中首选双极电凝止血；③术后使用明胶海绵阴道填塞止血。处理：①首选双极电凝止血；②阴道填塞；③药物止血。

（2）感染：是一种常见的并发症，多发生在中老年女性，尤其是绝经后妇女中，其阴道抵抗力差容易造成子宫颈切口愈合不良而感染。预防：①术前晚酌情放置一粒硝呋太尔制霉素阴道软胶囊行阴道消毒或手术当日早上用 0.2% 的聚维酮碘溶液行阴道消毒；②术前半小时静脉使用抗生素预防感染；③术后应动态监测患者体温变化，发现异常及时处理，同时做好会阴部清洁，指导患者多饮水、多排尿；④进高蛋白、高维生素饮食，以提高患者抵抗力。处理：①首选抗生素抗感染；②密切观察生命体征；③术前做好阴道准备，术后做好会阴部护理。

（3）子宫穿孔或子宫颈穿孔：这种情况比较少见，术后可因术中止血不彻底或子宫穿孔等因素出现阴道大量出血，此时应密切观察阴道出血情况。术后若出血较多可给予止血类药物，并应用抗生素预防感染。若药物治疗无法止血，通常需外科手术止血。预防：①术前准确探查子宫颈位置；②在视野清晰的条件下使用操作器械。处理：①扩张器或剪刀导致的机械性穿孔：大多数可以采用保守治疗，密切观察腹部体征及生命体征，必要时在腹腔镜下进一步诊治；②热损伤穿孔：首选腹腔镜下评估，确认肠损伤情况。

（4）并发症危重患者的转运流程：子宫颈锥形切除术出现并发症时需要院内转运进一步治疗，包括转入普通病房、麻醉后监护室，严重者转入 ICU。转运前需要与患者家属沟通，告知患者病情、处理等相关事宜。转运指征：子宫出血、感染性休克和子宫穿孔等需要进一步诊治或观察的情况。转运人员：手术医师、麻醉医师、手术室护士。患者评估：①气道评估：根据患者血氧饱和度、动脉血气分析值给予相应的通气方式，鼻导管吸氧或建立人工气道；②循环评估：尽量控制病因，保持 2 条静脉通路通畅，进行有效的液体复苏或使用血管活性药物维持循环稳定。转运准备：①转运设备：院内专用的转运平车，并将所备物品固定于转运车上，保证随时转运；②转运药品：日间手术室常备转运急救箱，配备各种常用急救药品，定期核查以备危重症转运；③转运通路：保证日间手术室至ICU等的转运通路畅通，设立手术专用电梯。转运交接：转运人员应与负责接收的医师、护士进行交接，内容包括患者入院情况、手术过程、目前情况[生命体征、辅助检查、体内置管（动静脉通路、尿管、引流管）]等，并进行书面签字确认。

四、出院

（一）出院标准

由病房妇科医师与麻醉医师根据临床情况综合评估：生命体征平稳；无严重并发症；进食后无明显不适；无腹痛、腹胀，阴道少量出血。

（二）随访

目的是定期了解患者术后病情变化，完成随访服务，根据不同病情进行长期管理，指导患者康复。告知患者术后定期随访，半年后门诊复查HPV+TCT，不适时及时就诊。

参考文献

[1] 方明辉．宫颈活检为CIN3级锥切术后病理升级为宫颈癌的相关因素分析[D].桂林：桂林医学院，2021.

[2] 吕卫琴，裴青青，许腾飞，等．CKC治疗HSIL术后病灶残余或切缘阳性所致补充手术因素分析[J].中国计划生育学杂志，2021，29（11）：2384-2388.

[3] 牟文迪．宫颈HSIL行宫颈锥切术后2年内发生VAIN的临床预测模型研究[D].济南：山东大学，2023.

[4] 张海龙，袁书凝，邢燕，等．HPV疫苗对宫颈高级别上皮内病变锥切术后病变复发影响的研究进展[J].肿瘤预防与治疗，2022，35（8）：746-750.

[5] 张永霞．年轻女性宫颈癌筛查意义探讨[D].南昌：南昌大学，2022.

[6] 张梦培，尹如铁．HPV疫苗对子宫颈癌前病变治疗后人群的保护[J].实用妇产科杂志，2022，38（11）：813-815.

（吴意行）

案例 16　外阴病损切除术

病历摘要

现病史：患者，女，22 岁，半月余前无明显诱因自觉外阴数处赘生物，偶有瘙痒，无肿痛，肿块表面无破溃，至我院就诊，建议手术治疗，患者为求进一步诊治，门诊以“外阴肿物”收入院。

既往史：体健，否认高血压、糖尿病等疾病史，否认手术史、药物过敏史，预防接种史不详。

个人史：原籍长大，无特殊宗教信仰，学生，性格外向，家庭关系和睦；否认吸烟、饮酒史；否认吸毒史，否认药物依赖及成瘾史，否认不洁性生活史。

家族史：父亲、母亲体健，无兄弟姐妹，否认二系三代中有类似疾病及家族性遗传病史。

专科体检：意识清醒，脉搏 93 次 / 分，呼吸 18 次 / 分，血压 126/89 mmHg，体温 36.6 ℃，自主体位，无病面容，体重 52 kg，身高 1.6 m，BMI 20.31 kg/m^2。妇科检查：外阴见数处赘生物，大小为（0.3 ～ 0.5）cm × 0.5 cm；阴道通畅，见少量白色稀薄分泌物，无腥臭味；宫颈光滑，触之无出血，宫颈无举痛；宫体后位，正常大，质地中等，无压痛，活动良好；双附件未触及包块，无压痛。

住院期间：患者入院当天行“外阴肿物 + 阴道壁肿物 + 尿道口肿物切除术”，术后平卧位休息，切口钝痛，NRS 评分为 1 分，自理能力评定为轻度依赖，跌倒 / 坠床评分为 1 分，压力性损伤评分为 22 分，营养评分为 0 分。医嘱给予二级护理，禁食 2 小时后改半流质饮食，同时给予抗感染、止血等对症治疗。鼓励患者术后早期活动，并行双下肢踝泵运动以预防深静脉血栓。患者术后 2 小时进食后无不适，可自行下床活动，术后 3 小时医嘱予以出院，完善出院健康宣教。

知识拓展

一、概述与日间手术标准

（一）概述

外阴病损切除术通常指外阴病灶局部切除术，是指在距病灶边缘 0.5 ～ 1.0 cm 处将外阴病灶区的皮肤和（或）皮下脂肪结缔组织完整切除。适应证为外阴尖锐湿疣、外阴痣、外阴囊肿、外阴良性肿瘤（包括乳头状瘤、纤维瘤、汗腺瘤、脂肪瘤、平滑肌瘤、血管瘤）等。

（二）日间手术标准

经妇科医师、麻醉医师评估符合日间外阴病损切除术的患者均可安排相应的手术，存在（但并不限于）以下情况者，不建议或谨慎安排手术。

（1）合并心、肺、肝、肾等重要器官功能不全或内、外科疾病的急性期。

（2）血红蛋白＜ 90 g/L。

（3）绝经 1 年以上者。

（4）患者及家属要求手术后过夜观察者。

（5）使用抗凝药物及特殊药物，如阿司匹林、氯吡格雷、利血平等。

（6）血压和血糖控制不稳定的患者。

（7）有精神类疾病的患者。

（8）髋关节活动受限，无法取膀胱截石位的患者。

（9）日间手术医师或麻醉医师评估后，不适合进行手术者。

二、入院前护理

（一）指导完成术前各项检查

入院准备中心护士指导患者完成术前各项检查与化验，患者经评估符合准入标准，于门诊预约手术日期。术前检查类型及项目详见表 3-16-1。

表 3-16-1 术前检查类型及项目

检查类型	检查项目
实验室检查	血常规 + 血型、凝血功能（凝血酶原时间、凝血酶原时间活动度、国际标准化比值、抗凝血酶Ⅲ、纤维蛋白原、纤维蛋白原降解产物、D- 二聚体）、生化（血糖、肝功能、肾功能、血脂、电解质）、乙肝五项 + 丙肝抗体、HIV 抗体、梅毒螺旋体抗体（筛查试验）
影像学检查	胸部正侧位 X 线、肝胆胰脾双肾超声
心电图检查	心律与心率如有异常，需进一步检查
术前麻醉评估	ASA 分级为Ⅰ～Ⅱ级，无严重心肺疾病
专科检查	妇科 B 超和白带常规，子宫颈癌筛查（宫颈 TCT 及 HPV）

（二）常规次日手术院前准备

1. 健康宣教

（1）告知患者手术及麻醉方式、可能出现的并发症和治疗方案。

（2）术前准备：备皮（剃除会阴部毛发）、保持会阴部清洁干燥。

（3）饮食指导：骶管麻醉手术者术前禁食、禁饮 6 小时。

（4）告知患者办理入院的时间、住院病房、生活物品的准备、医保缴费等相关事宜，告知的主要形式为发放纸质宣教材料及口头宣教，患者签署入院须知，解答患者提出的疑问。

（5）仔细询问患者月经情况，避免在月经期或月经前期实施手术。

2. 询问病史

（1）有无其他基础疾病，如糖尿病、高血压、高血脂等，及时监测并控制近期血糖、血压的变化。

（2）过敏史：有无药物、食物过敏史。

（3）家族史及个人史：有无家族性遗传病、个人异常生活史。

3. 心理护理

在了解妇科腹部手术患者心理特点的基础上，理解外阴、阴道手术患者的心理特点，如外阴病损切除术患者可能会担心损伤其身体的完整性、手术切口瘢痕导致将来性生活的不协调及由于隐私部位裸露所致的羞怯等。护士应在取得患者信任的基础上，让患者表达自己的感受，保护患者隐私，同时做好家属工作，帮助其理解患者，配合治疗及护理过程。

三、住院期间日间手术护理

（一）当日术前准备

（1）入院后发放干净的手术衣服、裤子，并贴身更换（不包括内衣、内裤），取下眼镜、饰品、活动性义齿等物品，佩戴腕带，戴上一次性帽子和脚套。

（2）术前不留置胃管、导尿管。

（3）核对手术交接单。

（二）术中麻醉

（1）局部浸润麻醉：用 5 mL 注射器在切口局部皮下注射形成一个皮丘；将 1% 的利多卡因溶液呈扇形逐层浸润麻醉拟切开部位的皮肤及皮下深层组织。在此过程中，操作者应间断负压回抽，判断是否刺破血管。

（2）骶管麻醉：属于腰麻的一种，需要麻醉科医师进行操作和监护。适用于外阴部巨大肿物且部位较深、估计手术时间较长者。

（三）术后护理

1. 观察患者状态

手术后患者需要在医院的恢复室观察 1 ～ 2 小时，以确保患者的身体状况稳定，预防任何可能的术后并发症。当医师确认患者状态良好后，可以在家属的陪同下出院。

2. 预防会阴活动性出血

因手术创面大，会阴血管丰富，术后 6 小时以内取仰卧位，双腿屈曲外展，暴露会阴部；外阴用绷带加压包扎 24 小时，沙袋压迫止血 6 ～ 8 小时，并密切观察外阴敷料有无渗血。

3. 创面感染的预防

术后对创面实施细致的护理并及时给予抗感染药物，促进伤口的早期愈合，有效防止因切口感染而导致的瘢痕形成，以免加重外阴形态的改变。术后严密观察敷料有无渗液，如有需及时更换。

4. 饮食指导

饮食忌辛辣、燥热及刺激性食物，应多食蔬菜、水果，以清淡、富含蛋白质、维生素的食物为主，加强营养，增强机体抵抗力，保持二便通畅。

5. 术后常见并发症的观察与护理

（1）外阴血肿：外阴血管丰富，如术中止血不彻底易发生血肿。因此，对于外阴血肿以预防为主，一旦发生，可先予以局部加压包扎及冷敷（24 小时内），待止血后，血肿不再继续增大，可以解除加压，辅以局部热敷（24 小时后）或理疗，促进血液消散，同时予以抗生素预防感染及脓肿形成。对于活动出血造成较大血肿者，有时需要再次手术清除血肿，并找到出血的血管，予以彻底结扎止血。

（2）感染 / 败血症：由于手术切口邻近阴道、肛门，容易被细菌污染而发生感染，且局部环境决定了厌氧菌感染的机会较多，主要通过局部换药和高锰酸钾溶液坐浴进行预防，换药时应注意将引流纱条放置到囊腔的最深部，以确保脓液充分引流。每次大便后应保持外阴局部清洁，同时予以抗生素预防感染。一旦发生感染，如有异常分泌物，则应加强抗生素的使用（广谱抗生素与抗厌氧菌的抗生素同时使用）。

（3）囊肿复发：如果术后放置于伤口的生理盐水纱条或油纱条脱落后没有及时更换，造口周围的新鲜创面可能会相互对合发生愈合而使造口封闭，腔内引流不畅导致囊肿复发。术后前几日应每日更换纱条，以确保两侧的创面无法接触，待创面自行愈合后再延长换药间隔，逐步过渡到停止换药。

（4）周围脏器损伤：如果操作不当，切口过深或行囊肿剔除可能会伤及邻近脏器（如尿道、直肠等），发生直肠阴道瘘，如发生副损伤，需要保守治疗或待炎症完全消散后再行二期手术。

（5）肿瘤复发：切除时应尽量连同包膜完整切除，以防残留而易于复发，复发时可以再次进行手术切除。

（6）其他并发症：包括疼痛、局部皮肤红肿，对症处理即可。

四、出院

（一）出院标准

（1）生命体征平稳。

（2）无严重并发症。

（3）进食后无明显不适。

（4）无明显出血。

（二）出院指导

对患者进行健康教育及性卫生指导，使患者了解性病传播与防治方面的知识，避免再度感染。出院后定期复查。注意营养，提高机体抵抗力，预防复发。

（三）随访

告知患者出院后 1 周门诊检查术后恢复情况，加强健康教育，强化安全性行为教育，同时重视纠正不良生活习惯，养成良好的性卫生习惯，经医师检查确定伤口完全愈合后方可恢复性生活。

参考文献

[1] 胡建容，袁凤，刘常清，等．心理护理干预及健康教育对复发性尖锐湿疣的护理效果评价 [J]. 中国性科学，2019，28（6）：155-157.

[2] 王蕊．前庭大腺囊肿术后护理中追踪护理的干预效果观察 [J]. 家有孕宝，2020，2（19）：261.

[3] 张莹．利普刀联合医用伤口护理膜用于治疗前庭大腺囊肿或脓肿效果分析 [J]. 实用妇科内分泌电子杂志，2019，6（29）：129.

[4] 万子贤，欧阳振波，尹倩，等．国际 ERAS 协会外阴和阴道手术围手术期护理指南的解读 [J]. 妇产与遗传（电子版），2021，11（4）：4-10.

[5] 王晓茹．阴道镜下宫颈活检联合宫颈环形电切术在宫颈病变诊治中的应用价值 [J]. 中国保健营养，2021，31（33）：59.

[6] 杨宝英．高频电刀烧灼法治疗尖锐湿疣的手术护理进展 [J]. 皮肤病与性病，2019，41（6）：794-797.

（潘青）

案例 17　经阴道闭孔无张力尿道中段悬吊术

病历摘要

现病史： 患者，女，57 岁，2 年余前咳嗽、行走、剧烈活动时偶漏尿，量少，曾口服酒石酸托特罗定片，症状无好转，近半年漏尿症状较前频繁发作，轻微活动后漏尿，漏尿量较前增多，伴有下腹坠胀感，伴腰酸，夜尿 1 ～ 2 次，无外阴瘙痒，无腹痛、腹泻，便秘。初未予重视，未就诊，今因症状不缓解，至我院就诊，门诊以“压力性尿失禁”收入院。

既往史：体健，2 年前行左锁骨骨折手术，否认高血压、糖尿病等疾病史，否认手术史、药物过敏史，预防接种史不详。

个人史：原籍长大，无特殊宗教信仰，初中文化，退（离）休人员，性格外向，家庭关系和睦；否认吸烟、饮酒史；否认吸毒史，否认药物依赖及成瘾史，否认不洁性生活史。

家族史：父亲已故，死因不详；母亲已故，死因不详，兄弟姐妹体健，否认二系三代中有类似疾病及家族性遗传病史。

专科体检：意识清醒，脉搏 74 次 / 分，呼吸 16 次 / 分，血压 150/89 mmHg，体温 36.6 ℃，自主体位，无病面容，体重 60 kg，身高 1.59 m，BMI 23.73 kg /m^2。妇科检查：外阴已婚式；阴道通畅，阴道前壁膨出，见少量白色稀薄分泌物，无腥臭味；宫颈下唇见 2 mm × 1 mm 大小的息肉，触之无出血，宫颈无举痛；宫体后位，缩小，质地中等，无压痛，活动良好；双附件未触及包块，无压痛。咳嗽时见尿液溢出，指压试验阳性。

住院期间：患者入院当天在全麻下行经阴道闭孔无张力尿道中段悬吊术 + 阴道前壁修补术，下腹部坠痛，阴道纱布填塞下无阴道出血，NRS 评分为 1 分，自理能力评定为轻度依赖，跌倒 / 坠床评分为 1 分，压力性损伤评分为 20 分，营养评分为 0 分。医嘱给予二级护理，禁食 2 小时后改半流质饮食，同时给予留置导尿，抗感染、护胃、补液对症治疗。鼓励患者术后早期活动，并行双下肢踝泵运动以预防深静脉血栓。患者术后 2 小时，进食 100 g 米粥后无呛咳，无恶心、呕吐，在协助下可下床活动；术后第 1 天停留置导尿，取出阴道纱布填塞。患者自解小便 1 次，尿色清，导管测尿液残余量 50 mL，给予拔除导尿管，无阴道出血。医嘱予以出院，完善出院健康宣教。

知识拓展

一、概述与日间手术标准

（一）概述

压力性尿失禁是指患者打喷嚏、咳嗽、大笑或运动时因腹压增高而出现不自主的尿液自尿道口漏出。我国有 18.9% 的成年女性患有压力性尿失禁，且发病率和年龄呈正相关，中老年女性患病率高达 28.0%，1/4 ～ 1/2 的压力性尿失禁的女性患者性交时有不自主漏尿情况，严重影响患者的性功能及性体验。压力性尿失禁手术方式主要是经闭孔尿道中段悬吊术，是目前临床常用术式，属于一种微创手术，在手术过程中，从闭孔内侧附近无血管区穿出经尿道中段将尿道吊起，吊带在腹腔内压力升高或尿道下移时提拉压迫尿道从而控制尿液流出。经闭孔尿道中段悬吊术操作简便，创伤小，手术时间短，并发症少，治愈率达 92% 以上，是治疗女性压力性尿失禁的有效方法，也是世界上治疗压力性尿失禁最好的方法。

（二）日间手术标准

经妇科医师、麻醉医师评估符合日间经闭孔尿道中段悬吊术的患者均可安排手术，存在（但并不限于）以下情况者，不建议或谨慎安排手术。

（1）合并心、肺、肝、肾等重要器官功能不全或内、外科疾病的急性期。

（2）长期使用抗凝药物的患者。

（3）未完成发育的患者，妊娠患者，计划怀孕的患者。

（4）有盆腔及阴道炎症、外阴病损的患者。

（5）经医师或麻醉医师评估后不适合进行日间手术者。

（6）患者及家属要求手术后过夜观察者。

二、入院前护理

（一）指导完成术前各项检查

入院准备中心护士指导患者完成术前各项检查与化验，患者经评估符合准入标准，于门诊预约手术日期。术前检查类型及项目详见表 3-17-1。

表 3-17-1　术前检查类型及项目

检查类型	检查项目
实验室检查	血常规＋血型、凝血功能（凝血酶原时间、凝血酶原时间活动度、国际标准化比值、抗凝血酶Ⅲ、纤维蛋白原、纤维蛋白原降解产物、D- 二聚体）、生化（血糖、肝功能、肾功能、血脂、电解质）、乙肝五项＋丙肝抗体、HIV 抗体、梅毒螺旋体抗体（筛查试验）
影像学检查	胸部正侧位 X 线、肝胆胰脾双肾超声
心电图检查	心律与心率如有异常，需进一步检查
术前麻醉评估	ASA 分级为Ⅰ～Ⅱ级，无严重心肺疾病
专科检查	妇科 B 超和白带常规、子宫颈癌筛查（宫颈 TCT 及 HPV）、咳嗽压力试验（膀胱充盈 300 mL 生理盐水后咳嗽的同时看到尿液从尿道口漏出且不伴逼尿肌收缩）、1 小时尿垫试验（＞ 1 g 即为阳性）、尿动力学检测

（二）常规次日手术院前准备

1. 健康宣教

（1）告知患者手术及麻醉方式、可能出现的并发症和治疗方案。

（2）术前准备：备皮（剃除会阴部毛发）、保持会阴部清洁干燥、术前常规行碘伏阴道擦洗。

（3）饮食指导：全麻手术患者术前禁食 6 小时，术前 2 小时开始禁饮。

（4）告知患者办理入院的时间、住院病房、生活物品的准备、医保缴费等相关事宜，告知的主要形式为发放纸质宣教材料及口头宣教，患者签署入院须知，解答患者提出的疑问。

（5）手术时间最好选择在非月经期。

2. 询问病史

（1）有无其他基础疾病，如糖尿病、高血压、高血脂等，及时监测并控制近期血糖、血压的变化。

（2）过敏史：有无药物、食物过敏史。

（3）家族史及个人史：有无家族性遗传病、个人异常生活史。

3. 心理护理

部分患者受尿失禁影响，内心负担较重。由于患者对手术缺乏了解，易产生抑郁、悲观情绪，护理人员需及时与患者沟通，了解其心理情感，结合患者的个人情况，进行针对性的心理护理，与患者及其家属充分沟通和交流，为患者讲解手术相关知识，并突出手术简单、快速、创伤小的特点，告知患者手术注意事项、术后并发症等，缓解患者的紧张和恐惧心理。与患者建立良好的护患关系，尊重患者隐私，使其积极配合手术和护理，同时做好患者家属的心理护理工作，防止其出现厌烦情绪，使家属给予患者精神支持。

三、住院期间日间手术护理

（一）当日术前准备

（1）入院后发放干净的手术衣服、裤子，并贴身更换（不包括内衣、内裤），取下眼镜、饰品、活动性义齿等物品，佩戴腕带，戴上一次性帽子和脚套。

（2）术前不留置胃管、导尿管。

（3）核对手术交接单。

（二）术中麻醉

日间经闭孔尿道中段悬吊术多采用丙泊酚进行全麻，喉罩进行气道管理。日间手术麻醉中术中知晓较为少见，不需要常规进行脑电双频指数监测。

（三）术后护理

1. 观察患者状态

手术后患者需要在医院的恢复室观察 1 ～ 2 小时，以确保患者的身体状况稳定，预防任何可能的术后并发症。当医师确认患者状态良好后，可以在家属的陪同下出院。

2. 观察出血情况

由于手术可能会对会阴部位的血管造成损伤，出现切口血肿的现象，因此要关注切口有无出血和红肿，如发现出血应及时进行压迫并给予药物止血，防止发生感染，如果出血较多，可根据医嘱为患者注射止血剂。

3. 饮食调整

术后 2 小时，患者可以进食，应以清淡、易消化的半流质饮食为主，避免食用过于油腻、辛辣或刺激性的食物。

4. 术后疼痛护理

术后及时进行疼痛评估。疼痛可加重患者不适，增加患者的紧张、焦虑，对患者排尿亦有负面影响。因此，术后如果患者对疼痛无法耐受，可遵医嘱给予相关镇痛药物或采用自控镇痛泵进行镇痛。

5. 预防术后感染

为避免患者术后发生感染，医护人员在术前、术后均需严格进行手消毒，术后采用抗生素进行抗感染治疗。

6. 留置导尿护理

注意保持导尿管通畅，随时观察尿液情况，术后 24 小时可以拔除导尿管，嘱患者自行排尿，并指导患者多饮水，冲洗尿道，防止尿路感染。尽快评估患者的膀胱功能，帮助患者恢复排尿能力。

7. 调整生活习惯

患者在术后 1 个月内禁止盆浴和性生活。这是因为创面需要时间来愈合和恢复，性生活和盆浴可能会刺激创面，导致感染或出血等不良后果。此外，患者还应注意个人卫生，保持外阴清洁干燥，避免感染。

8. **术后常见并发症的观察与护理**

（1）排尿困难和急性尿潴留：是术后早期最常见的并发症。护理措施：①护士应针对性地进行健康指导，指导患者拔管后无明显尿意也应尽早排尿，这是避免膀胱过度充盈的必要措施，告知患者早期排尿时会出现尿频、尿急、尿痛等症状，这些症状可以自行缓解；②给患者营造优美舒适的环境，缓解患者焦虑、紧张的心理，让其在完全放松的状态下排尿；③发生排尿困难时应采取积极有效的措施协助患者尽早排尿，如听流水声，或行下腹部热敷及会阴冲洗，必要时延长留置导尿管的时间或行尿道扩张，均可使排尿通畅；④如长时间不缓解，可能与手术时吊带张力较大致机械性尿路梗阻有关，必要时需剪除吊带以解除梗阻。

（2）感染：因压力性尿失禁患者多为中老年女性，尤其是绝经后女性的阴道抵抗力差，容易造成阴道切口愈合不良而感染。护理措施：①术前 3 天每日 1 次行聚维酮碘溶液阴道擦洗；②术前半小时静脉使用抗生素预防感染；③术后应动态监测患者体温变化，发现异常及时处理；④留置尿管期间每日严格按无菌技术操作原则更换引流袋，每日用生理盐水溶液为尿道口擦洗 2 次，注意观察尿液的颜色、性质及量有无异常，观察会阴部有无脓性分泌物排出，术后给予充分补液，并常规使用抗生素。同时，指导患者多饮水，多排尿，进高蛋白、高维生素饮食，以提高患者抵抗力。

（3）阴道损伤：术中操作不当易引起组织损伤，症状表现为阴道出血和腹股沟血肿。护理措施：①术后应常规给予心电监护，严密监测血压、脉搏等生命体征；②密切观察伤口敷料有无渗血、渗液等情况，以及阴道溢出液情况，做到早发现，早治疗；③当出现出血情况时，可将膀胱充盈 2 小时，在下腹部予以腹带加压，或重新填塞阴道纱条压迫止血，腹股沟血肿也可使用沙袋压迫止血，同时遵医嘱使用止血药物。

（4）闭孔神经损伤：是经闭孔途径手术特有的并发症，主要表现为术后大腿内侧疼痛和下肢活动障碍。护理措施：①心理护理：患者情绪稳定、精神放松可以增强对疼痛的耐受性，可以采取减轻压力、分散注意力的方式进行，常用的方法是给予有节律地按摩、播放患者喜爱的音乐等；②指导患者准确使用疼痛评估量表；③术后吲哚美辛栓 50 mg 纳肛止痛治疗，还可以采用局部热敷、红外线理疗等方法，对于症状较重的患者可根据 WHO 所推荐的三阶梯疗法使用药物治疗，下肢功能障碍者可给予营养神经治疗。

（5）尿失禁复发：该手术由于多种原因造成吊带位置放置不理想或调整不到位，

导致患者再次出现尿失禁症状，护士应高度重视出院患者的健康指导。护理措施：①生活三避免：术后3个月内避免性生活、盆浴、提重物，避免腹压增高的行为；②生活三预防：预防便秘、感冒、大笑；③术后尽早制订盆底肌及腹肌功能训练计划，可帮助患者尽快重建盆底功能，增强控尿能力；④多食新鲜蔬菜、水果，每日适当饮水。

四、出院

（一）出院标准

（1）生命体征平稳。

（2）无严重并发症。

（3）进食后无明显不适。

（4）可自行排尿，测残余尿量为阴性。

（二）随访

告知患者术后定期随访，坚持每3个月门诊复查，若出现尿失禁等现象及时就诊。

参考文献

[1] 赖真真，李丹丹，周文磊，等．TVT-O与TVT-E对女性压力性尿失禁的治疗效果和对患者及其配偶性生活质量的影响[J]. 中国性科学，2021，30（6）：4.

[2] 赵峰．快速康复外科理念在TVT-O治疗女性压力性尿失禁术后并发症护理中的应用[J]. 健康必读，2021（16）：173-174.

[3] 吕坚伟，刘波，吕婷婷，等．两种尿道中段吊带术治疗女性压力性尿失禁疗效的多中心对比研究[J]. 中华泌尿外科杂志，2020，41（5）：368-373.

[4] 张海燕．全程康复路径护理在SUI患者TVT-O围术期中的应用[J]. 国际护理学杂志，2021，40（3）：505-508.

[5] 纪光云，郭丽娜，王文婷，等．TVT-O联合盆底康复护理在女性压力性尿失禁患者中的应用[J]. 齐鲁护理杂志，2021，27（10）：3.

（鲁丹丹）

案例 18　腹腔镜下卵巢囊肿切除术

病历摘要

现病史：患者，女，33 岁，2 年前发现左附件包块，无腹胀、腹痛，无恶心、呕吐，无腰骶部酸痛，无阴道不规则流血、阴道异常排液等不适。门诊 B 超示左附件区囊性块（首先考虑卵巢来源），为求进一步手术治疗，以“左附件包块：卵巢良性肿瘤？瘢痕子宫”收入院。

既往史：2018 年行剖宫产术，否认高血压、糖尿病等疾病史，否认其他手术史、药物过敏史，预防接种史不详。

个人史：原籍长大，无特殊宗教信仰，本科文化，普通职员，性格外向，家庭关系和睦；否认吸烟、饮酒史；否认吸毒史，否认药物依赖及成瘾史，否认不洁性生活史。

家族史：父亲、母亲体健，无兄弟姐妹，否认二系三代中有类似疾病及家族性遗传病史。

专科体检：意识清醒，脉搏 88 次 / 分，呼吸 18 次 / 分，血压 113/77 mmHg，体温 37.3 ℃，自主体位，无病面容，体重 55 kg，身高 1.6 m，BMI 21.48 kg/m^2。查体：全腹无压痛及反跳痛，肝脾肋下未触及，双肾区无叩痛，移动性浊音阴性，双下肢无水肿，神经系统检查阴性。妇科检查：外阴已婚式；阴道通畅，见少量白色稀薄分泌物，无腥臭味；宫颈光滑，触之无出血，宫颈无举痛；宫体前位，常规大小，质地中等，无压痛，活动良好；双附件未触及包块，无压痛。

住院期间：患者入院当天行“腹腔镜下左侧卵巢病损切除 + 盆腔内异病灶电灼 + 盆腔粘连分解术”，术后诊断为“左侧卵巢良性肿瘤、瘢痕子宫、盆腔子宫内膜异位症、女性盆腔粘连”。术后平卧位休息，腹部切口敷料干燥，切口钝痛，NRS 评分为 1 分，自理能力评定为中度依赖，跌倒 / 坠床评分为 1 分，压力性损伤评分为 21 分，营养评分为 0 分，留置导尿通畅，尿色清，无恶心、呕吐，无腹胀、腹痛，无阴道出血。医嘱给予一级护理、禁食 2 小时后改流质饮食、鼻导管吸氧 2 L/min、心电监护；测血压、脉搏、血氧饱和度（q2h，2 次）、留置导尿；抗感染、止血、补液等对症支持治疗。鼓励患者术后早期活动，并行双下肢踝泵运动、肌肉收缩和舒张运动等预防深静脉血栓。患者术后 2 小时少量饮水无呛咳；术后 6 小时少量多食用碳水化合物和饮品，并在协助下可下床活动。医嘱给予停心电监护、鼻导管吸氧，术后第 1 天医嘱更改为二级护理，半流质饮食，停留置导尿后自解小便，予以出院，完善出院健康宣教。

知识拓展

一、概述与日间手术标准

（一）概述

腹腔镜下卵巢囊肿切除术在全麻下于脐部开展气腹针穿刺，穿刺完成后，注入 CO_2，形成气腹，气腹压力为 12 ～ 14 kPa，经脐部切开长度为 1 cm 的皮肤切口，使用 10 mm 直径的套管开展腹部穿刺，随后于切口处置入腹腔镜，于下腹两侧分别切开手术切口（长度为 1 cm），切口处置入规格为 5 mm 的套管。依据探查结果及患者实际状况开展卵巢囊肿剥除或卵巢囊肿切除术。

（二）日间手术标准

（1）临床诊断为良性卵巢囊肿，包括卵巢巧克力囊肿、囊腺瘤、畸胎瘤等。

（2）无药物过敏史、近期未使用抗凝药物。

（3）年龄为 18 ～ 65 周岁，且无严重基础疾病，能耐受手术。

（4）卵巢囊肿不宜过大，建议直径＜ 15 cm，畸胎瘤直径＜ 8 cm（具体需根据医师评估）。

（5）无弥漫性腹膜炎或怀疑盆腔内广泛粘连，无其他妇科疾病，如妇科恶性肿瘤。

（6）术后有成人陪同，住所有 24 小时急诊医院且车程在 1 小时内的。

（7）患者自愿接受日间手术，并签署知情同意书。

二、入院前护理

（一）指导完成术前各项检查

入院准备中心护士指导患者完成术前各项检查与化验，患者经评估符合准入标准，于门诊预约手术日期。术前检查类型及项目详见表 3-18-1。

表 3-18-1 术前检查类型及项目

检查类型	检查项目
实验室检查	血常规＋血型、凝血功能（凝血酶原时间、凝血酶原时间活动度、国际标准化比值、抗凝血酶Ⅲ、纤维蛋白原、纤维蛋白原降解产物、D- 二聚体）、生化（血糖、肝功能、肾功能、血脂、电解质）、乙肝五项＋丙肝抗体、HIV 抗体、梅毒螺旋体抗体（筛查试验）、肿瘤标志物
影像学检查	胸部正侧位 X 线、腹部超声
心电图检查	心律与心率如有异常，需进一步检查
术前麻醉评估	ASA 分级为Ⅰ～Ⅱ级，无严重心肺疾病
专科检查	妇科超声、阴道分泌物检查、宫颈刮片细胞学检查或宫颈液基薄层细胞学检查、抗米勒管激素（生育期女性）

（二）常规次日手术院前准备

1. 健康宣教

（1）告知患者手术及麻醉方式、可能出现的并发症和治疗方案。

（2）指导患者术前停药时间：如华法林等抗凝血药物至少停药 1 周，糖尿病患者手术当日暂停降糖药物的使用，高血压患者术前 2 小时口服降压药。

（3）饮食指导：无胃肠动力障碍的非糖尿病患者术前 6 小时禁食，禁饮 2 小时，术前 2 ～ 3 小时饮用 12.5% 的碳水化合物饮品，总量≤ 400 mL；对于无胃排空延迟的非糖尿病患者，推荐麻醉诱导前 6 小时禁食固体食物，术前 2 小时可摄入适量 12.5% 的碳水化合物饮品（≤ 400 mL）。

（4）个人卫生：洗头，洗澡，剪指甲，擦去指甲油，特别注意脐部、腹部及外阴的清洁。

（5）告知患者办理入院的时间、住院病房、生活物品的准备、医保缴费等相关事宜，告知的主要形式为发放纸质宣教材料及口头宣教，患者签署入院须知，解答患者提出的疑问。

2. 询问病史

（1）有无其他基础疾病，如糖尿病、高血压、高血脂等，及时监测并控制近期血糖、血压的变化。

（2）过敏史：有无药物、食物过敏史。

（3）月经史：包括月经周期、经期时长、经量等。

（4）家族史及个人史：有无家族性遗传病、个人异常生活史。

3. 心理护理

心理指导在日间手术患者入院前的健康教育中占据着极为重要的地位，它如一条无形的纽带，贯穿于健康教育的始终。特别是对于妇科手术患者而言，她们在生活中常常身兼多种角色，致使其对周围的事物感知更为敏锐，情绪也容易出现较大幅度的波动。鉴于此，护士在整个护理进程中务必有针对性地开展心理指导工作。通过详细的讲解，让患者及其家属清晰地了解卵巢囊肿切除术的具体流程，从而消除她们心中的顾虑，促使患者积极主动地配合术前准备工作。如此一来，方能确保手术得以顺利施行，助力患者快速康复并出院。

三、住院期间日间手术护理

（一）当日术前准备

（1）入院后测量患者生命体征。

（2）做好阴道消毒工作，确认脐部清洁情况。

（3）一旦发现月经来潮、发热、过度恐惧或忧郁的患者，需及时通知医师，若非急诊手术，应协商重新确定手术时间。

（4）发放干净的手术衣服、裤子，并贴身更换（不包括内衣、内裤），取下眼镜、饰品、活动性义齿等物品，佩戴腕带，戴上一次性帽子和脚套。

（5）认真核对患者姓名、住院号、床号等病历资料，核对术前带药及用物准备情况。

（二）术中麻醉

日间手术全麻采用速效、短效的麻醉药物。静脉麻醉药（如丙泊酚、环泊酚、依托咪酯、瑞马唑仑等）、阿片类镇痛药（如瑞芬太尼、阿芬太尼、舒芬太尼等）和吸入性麻醉药（如七氟烷、地氟烷）具有起效快、作用时间短、恢复快的特点，适用于日间手术。术后应尽快使患者恢复到术前的生理状态，送至麻醉复苏室，Aldrete 评分达到 9 分或 9 分以上方可离开麻醉复苏室送至病房。

（三）术后护理

1. 个体监护

术后 6 小时给予心电监护及血氧饱和度监测，完善病情记录，尤其注意切口渗液、渗血情况，若发现异常指标立即汇报医师及时处理。

2. 体位与活动

患者返回病房后，无须去枕平卧，可根据病情和实际情况取平卧位或适当摇高床头，麻醉清醒后可在床上活动四肢，做踝泵运动、协助翻身等。鼓励患者早期下床活动，按循序渐进的原则，先坐在床沿上，再在床旁站立，情况良好后逐步增加活动范围和时间。

3. 氧气疗法

术后 6 小时内遵医嘱鼻导管吸氧 3 L/min，以改善患者呼吸并促进麻醉药物代谢。

4. 引流护理

日间手术常规不留置引流管，若术中病情需要留置引流管，术后应妥善固定，避免受压、打折、弯曲，注意观察引流液的颜色、量、性质等，术后尽早拔除引流管，留置导尿患者做好会阴护理，拔除尿管后留意其自解小便情况。

5. 饮食指导

术后早期进食能够保护肠黏膜功能，防止菌群失调和异位，促进肠功能恢复，减少围手术期并发症。建议患者麻醉清醒后无恶心、呕吐即可饮温开水 10 ～ 15 mL/h 至可进食，术后 4 ～ 6 小时进食流质饮食或半流质饮食，同时可建议患者清醒后咀嚼口香糖，以促进肠蠕动的恢复，缩短首次排气、排便时间。

6. 疼痛护理

常规使用数字分级评分法评估疼痛情况，观察疼痛部位、程度、性质、持续时间、诱因等，对于评分为 1 ～ 3 分的轻度疼痛者，可通过与患者多交流，播放音乐、正念冥想法、深呼吸放松法等方式转移患者的注意力，评分＞ 3 分的中重度疼痛者可遵医嘱正确应用止痛药物，并评估用药效果。

7. 调整生活习惯

主要内容包括：①注意休息，适当安排日常活动，避免重体力劳动及剧烈运动；②加强营养，多食蔬菜、水果以防止便秘；③保持外阴清洁、干燥，勤换会阴垫，防止上行性感染；④禁盆浴、性生活 1 个月。

8. 术后常见并发症的观察与护理

（1）咽喉部不适：腹腔镜下卵巢囊肿切除术全麻采用气管插管式麻醉会导致患者气道水肿、呼吸道损伤、喉头充血等，表现为术后咽部疼痛、咳痰和咳嗽等。护理措施：术后给予生理盐水＋氨溴索雾化吸入（1 次 / 日），增加呼吸道的湿润性，缓解水肿和充血症状。患者恢复饮水后，在病情许可的情况下可让患者多饮水，正确深呼吸，促进痰液排出。协助患者翻身、叩背，将呼吸道分泌物及时清理干净。

（2）恶心、呕吐：手术期间患者过度紧张及对麻醉药物敏感致使术后出现恶心、呕吐等现象。护理措施：指导患者呕吐时头偏向一侧，防止误吸；多数患者症状不重，麻醉作用消失后即可停止；严重恶心、呕吐患者，可给予药物治疗或针刺疗法；指导患者术后可先进流质饮食，如米汤、蛋花汤等，以刺激患者胃肠道收缩、分泌，促进胃肠功能恢复，少量多餐，但应避免牛奶、豆浆、甜品等产气食物。

（3）肩背酸痛：因为腹腔残留 CO_2 会刺激膈肌，导致患者在术后产生腹胀和肩部酸痛的症状。护理措施：术后给予患者鼻导管吸氧，增加组织内血氧含量，促进气体交换，降低碳酸造成的机体刺激；协助患者翻身，多活动；可指导家属定时按摩肩部和背部以缓解疼痛；取膝胸卧位或取头低脚高位，让臀部抬高超过胸部，让腹部残余的 CO_2 移位至下半身以减少对肋间神经、膈神经及膈肌的刺激。

（4）皮下气肿：术中气腹压力过高、灌注过快或术毕未排空气腹，导致 CO_2 气体向皮下软组织扩散发生皮下气肿，局部可有捻发感。护理措施：向患者及家属讲解原因，一般少量的 CO_2 能被人体自动吸收，无须特殊处理，以消除紧张、焦虑心理。鼓励患者床上多翻身，采取舒适的体位；术后给予患者吸氧，2 ～ 3 L/min，持续 6 小时，促进皮下气肿的吸收；勤巡视并检查局部是否有皮下捻发音和压痛 。

（5）下肢深静脉血栓：腹腔镜下卵巢囊肿切除术通常采用全麻，患者下肢活动受限，血流缓慢，肢体静脉处于高凝状态，易出现下肢深静脉血栓并发症。护理措施：手术治疗前进行护理宣教，术后早期床上活动，如翻身、踝泵运动，可指导家属早期按摩下肢，促进血液循环，告知患者术后早期下床活动的重要性；注意询问患者的主观感受，若有下肢肿胀、疼痛等情况时需观察下肢皮肤颜色，立即通知医师处理；当下肢深静脉血栓发生时要叮嘱患者绝对卧床，将患肢抬高 30°，加强保暖，促进血液回流；遵医嘱采用溶栓药物治疗，不可剧烈活动或按摩，避免栓子脱落。

四、出院

（一）出院标准

（1）意识清醒，生命体征平稳且时间＞ 2 小时。

（2）术后疼痛评估结果为疼痛可耐受。

（3）生活自理能力评分＞80分，生活可自理或轻度功能障碍，部分需要帮助。

（4）无腹部症状和体征，无恶心、呕吐、头晕症状。

（5）无其他并发症，如切口渗血、感染等。

（6）可进流质饮食，进食后无不适。

（7）出院后有成年人陪伴回家及照顾。

（二）随访

建议出院后24～48小时常规进行电话随访，包括出院指导、疼痛评估、伤口护理、排便排尿情况，提供个性化生活指导，术后7天门诊常规随访，包括查看伤口、病理结果告知及后续治疗方案的制定。

参考文献

[1] 薄海欣，葛丽娜，刘霞，等．加速康复妇科围手术期护理中国专家共识[J]．中华现代护理杂志，2019，25（6）：661-668.

[2] 中国医师协会整合医学分会妇产疾病整合专业委员会，中国医师协会微无创专业委员会妇科肿瘤学组．妇科手术术前评估与准备的中国专家共识[J]．中国实用妇科与产科杂志，2022，38（6）：622-627.

[3] 中国消化外科杂志编委会．日间手术肝胆疾病标准化流程中国专家共识（2022版）[J]．中华消化外科杂志，2022，21（2）：185-190.

[4] 中华医学会麻醉学分会．日间手术麻醉指南[J]．中华医学杂志，2023，103（43）：3462-3471.

[5] 中国医师协会妇产科医师分会妇科肿瘤学组．卵巢囊肿诊治中国专家共识（2022年版）[J]．中国实用妇科与产科杂志，2022，38（8）：814-819.

[6] 沈秀清，陈静，熊罗乐．腹腔镜下妇科手术并发症的原因分析及护理对策[J]．实用妇科内分泌电子杂志，2019，6（22）：177-178.

[7] 胡玲．妇科腹腔镜手术静脉辅助麻醉中瑞芬太尼的应用研究进展[J]．临床合理用药，2023，16（13）：178-181.

（张飞飞）

案例 19 副乳腺切除术

病历摘要

现病史：患者，女，37 岁，5 个月前在家中无意发现双侧副乳，病程中自觉无明显变化，今为进一步手术治疗，来我院就诊，门诊以“乳腺腺病”收入院。查体：患者乳房无红肿，无明显胀痛，不影响上肢活动，乳头无凹陷、糜烂、溢血、溢液，无咳嗽、咳痰，腹痛、腹胀，四肢疼痛等不适。否认该处外伤史。未诊治。

既往史：体健，否认高血压、糖尿病等疾病史，否认手术史、药物过敏史，预防接种史不详。

个人史：原籍长大，无特殊宗教信仰，大学文化，普通职员，性格外向，家庭关系和睦；否认吸烟、饮酒史；否认吸毒史，否认药物依赖及成瘾史，否认不洁性生活史。

家族史：父亲、母亲体健，兄弟姐妹体健，否认二系三代中有类似疾病及家族性遗传病史。

专科体检：意识清醒，脉搏 67 次 / 分，呼吸 18 次 / 分，血压 120/70 mmHg，体温 36.7 ℃，自主体位，无病面容，体重 55 kg，身高 1.65 m，BMI 20.20 kg/m^2。查体：患者一般状态良好，全身皮肤黏膜无黄染，浅表淋巴结未触及肿大。双乳对称，未触及肿块，双侧乳头无凹陷、无溢液，双侧腋窝及锁骨上未触及明显肿块。心肺和腹无特殊。术后腋下切口敷料干燥，切口钝痛，NRS 评分为 3 分，自理能力评定为中度依赖，跌倒/坠床评分为1分，压力性损伤评分为19分，营养评分为0分。医嘱给予一级护理、禁食、鼻导管吸氧 3 L/min、心电监护；测血压、脉搏、血氧饱和度（q2h）；抗感染、护胃、止血、止吐、营养支持等对症治疗。鼓励患者术后早期活动，并行双下肢踝泵运动以预防深静脉血栓。患者术后 2 小时少量饮水无呛咳，可床上半坐卧位；术后 4 小时进食 50 mL 米汤无腹胀，可双脚下地站立；术后 6 小时，在协助下可床边行走，医嘱更改为二级护理，半流质饮食，停止鼻导管吸氧和心电监护，已自解小便；术后 8 小时医嘱予以出院，完善出院健康宣教。

知识拓展

一、概述与日间手术标准

（一）概述

副乳腺是一种常见的先天性发育异常，原为胚胎发育过程中沿原始乳嵴生长的多乳头残留部分，又称多余乳腺，位于身体前壁两侧的乳线上，最常见的部位是腋前缘处，亦可见于腋窝中央，或腋中央及腋前缘之间，腹壁和腹股沟处也可见到，但极少见。

副乳腺切除术一般在副乳皮下及基底注射局麻肿胀液（1/10 万肾上腺素 + 0.1% 利多卡因配比的溶液），用手术刀片沿皮纹切开皮肤、皮下浅筋膜，用组织剪分离皮瓣至副乳腺体边缘，在深筋膜浅层切除腺体，局部电凝止血，切口用 3-0 可吸收线皮内缝合，内置引流管 1 根，术后局部给予“8”字绷带加压包扎，若术后 24 小时引流液小于 20 mL 应及时拔除引流管。1 周后解除加压包扎，皮内缝线可不拆除。

（二）日间手术标准

（1）临床诊断为多乳畸形，副乳内部明显硬结，疼痛明显，有副乳显微瘤乳头溢液。

（2）未长期使用抗凝药物，或停用此类药物 2 周。

（3）术前 1 个月停用避孕药、雌激素等药物。

（4）术后有成人陪同，住所有 24 小时急诊医院且车程在 1 小时内的。

（5）年龄≤ 65 周岁，且无严重合并症、器质性疾病者。

（6）患者同意行不过夜日间手术。

二、入院前护理

（一）指导完成术前各项检查

入院准备中心护士指导患者完成术前各项检查与化验，患者经评估符合准入标准，于门诊预约手术日期。术前检查类型及项目详见表 3-19-1。

表 3-19-1 术前检查类型及项目

检查类型	检查项目
实验室检查	血常规＋血型、凝血功能（凝血酶原时间、凝血酶原时间活动度、国际标准化比值、抗凝血酶Ⅲ、纤维蛋白原、纤维蛋白原降解产物、D-二聚体）、生化（血糖、肝功能、肾功能、血脂、电解质）、乙肝五项＋丙肝抗体、HIV 抗体、梅毒螺旋体抗体（筛查试验）
影像学检查	胸部正侧位 X 线、肝胆胰脾双肾超声
心电图检查	心律与心率如有异常，需进一步检查
术前麻醉评估	ASA 分级为Ⅰ～Ⅱ级，无严重心肺疾病
专科检查	乳腺多普勒超声检查，乳腺钼靶检查

（二）常规次日手术院前准备

1. 健康宣教

（1）告知患者手术及麻醉方式、可能出现的并发症和治疗方案。

（2）指导患者术前停药时间：根据医师建议停用任何影响凝血功能的药物，如阿司匹林等，止痛药可于手术前 1 天停用；糖尿病患者手术当日停用口服降糖药物，根据医师建议调整胰岛素使用剂量；高血压患者术前 2 小时口服降压药。

（3）饮食指导：全麻手术患者术前 6 小时禁食固体饮食，术前 2 小时禁食清流质饮食（表 3-19-2）；局麻手术患者术前饮食无特殊要求，但避免过度饱食。

（4）告知患者办理入院的时间、住院病房、生活物品的准备、医保缴费等相关事宜，告知的主要形式为发放纸质宣教材料及口头宣教，患者签署入院须知，解答患者提出的疑问。

表 3-19-2 术前饮食指导

时间	饮食类型	具体饮食种类
术前 8 小时	软食	米饭、面条、蛋类、瘦肉类、鱼类
术前 6 小时	流质饮食	米汤、奶制品、水
术前 2 小时	无渣非碳水饮料	清水、果汁，总量不超过 200 mL

2. 询问病史

（1）有无其他基础疾病，如糖尿病、高血压、高血脂等，及时监测并控制近期血糖、血压的变化。

（2）过敏史：有无药物、食物过敏史。

（3）家族史及个人史：有无家族性遗传病、个人异常生活史。

3. 心理护理

心理指导是副乳腺切除术患者入院前健康教育中至关重要的一个环节。护士在整个护理过程中应当有针对性地进行心理指导，帮助患者及家属了解副乳腺切除术的过程，减轻他们的思想负担，促使他们积极配合术前准备，确保手术的顺利进行，从而帮助患者尽快康复出院。

三、住院期间日间手术护理

（一）当日术前准备

（1）入院后发放干净的手术衣服、裤子，并贴身更换（不包括内衣、内裤），取下眼镜、饰品、活动性义齿等物品，佩戴腕带，戴上一次性帽子和脚套。

（2）左下肢留置静脉通路，常规使用 18G 留置针。

（3）术前不留置胃管、导尿管。

（4）核对手术交接单。

（二）术中麻醉

给予气管插管和静脉麻醉，麻醉过程中常规静脉给予氟比洛芬酯入壶预防疼痛、托烷司琼预防呕吐，体位多取仰卧位。

（三）术后护理

1. 个体监护

术后 6 小时内给予心电监护及血氧饱和度监测，完善病情记录，特别注意切口渗液、渗血情况。如发现异常指标，应立即向医师报告并及时处理。

2. 体位管理

术后要保持平卧位或低半卧位，待脉搏、血压在一段时间内稳定后再调整体位。对于老年患者，应加强翻身和叩背护理，着宽松内衣，避免对伤口造成压力和摩擦。7 日内禁止用手触碰伤口，避免手术部位沾水。

3. 氧气疗法

术后 6 小时内遵医嘱使用鼻导管吸氧 3 L/min，以改善患者呼吸状况并促进麻醉药物代谢。注意患者呼吸变化。

4. 引流护理

需密切观察引流管情况，注意引流液性质、颜色、量的变化。在巡视中检查引流管的固定情况，注意牵拉脱管的风险，保证引流通畅，皮下无残腔，并根据医嘱争取术后首日安全拔除引流管。应用弹力绷带适当加压包扎，腋腔处加压应避免患侧肢体的血液循环障碍，通常术后 2 ～ 3 天可去除加压包扎的胸带。

5. 饮食指导

根据医嘱进行术后饮食指导（表 3-19-3），建议患者进高蛋白、高维生素的食物，促进伤口愈合，逐步引导患者恢复饮食。如果出现恶心、呕吐等症状，暂停进食并遵医嘱使用止吐药物。避免食用辛辣刺激性、油炸高脂食物。严禁饮用含酒精的饮料。

表 3-19-3 术后饮食指导

时间	饮食类型	具体饮食种类
术后 2 小时	禁食，可少量饮水	返回病房 30 分钟内可试饮水 10 ～ 20 mL，如无呛咳等不适，15 分钟后可增加饮水量
术后 4 小时	清流质饮食	无渣果蔬饮料、轻薄米汤
术后 6 小时	易消化的半流质饮食	稠米汤、藕粉、蛋羹、牛奶、烂面条
术后 8 小时	普通饮食	蔬菜、水果、鱼、虾、肉、蛋类

6. 疼痛护理

根据疼痛程度采取药物和非药物方法缓解疼痛，建议采用音乐放松疗法、正念冥想法、深呼吸等非药物方式减轻疼痛。使用数字分级评分法评估疼痛情况，根据评估结果正确使用止痛药物，并评估疗效。

7. 活动指导

鼓励患者早期进行适度的下床活动，遵循循序渐进的原则。患者术后 2 小时可坐起，4 小时可站立，6 小时可行走，出院后 1 个月内避免提重物（超过 5 kg）和剧烈活动，避免增加胸壁张力导致伤口疼痛和影响愈合。

8. 术后常见并发症的观察与护理

（1）出血或感染：护士需要定期监测患者的血压、脉搏等生命体征，并观察引流液的颜色、性质和量。如果患者出现血细胞比容下降等异常情况，应当警惕术后出血的可能性，并及时进行处理。应该密切观察术后患者的情况，包括手术部位是否出现异常红肿、渗液或发热等症状，如果出现这些情况，应及时报告医师进行处理。

（2）恶心、呕吐：可能是由术前的焦虑情绪或手术中使用麻醉药物引起的，护士可以根据医嘱给予患者预防恶心和呕吐的药物。在术后的护理中，鼓励患者少量多餐，避免食用易引起胀气或辛辣刺激性的食物，以促进胃肠功能的恢复。

（3）淋巴循环障碍：观察患者上臂围、肢端血运情况，适当抬高患肢以减轻水肿，当患者感到疼痛时就需要休息，患侧应避免采血、量血压等。患肢不戴过紧的项链和弹力手圈及其他首饰，不宜长时间或反复做同一动作。若已水肿，注意运用弹力套袖或弹力绷带包扎。

（4）术后患者应避免过度活动，防止手术切口裂开出血，保持切口清洁干燥，护士需要定期检查手术切口，观察是否有红肿、疼痛或异常分泌物。任何异常情况都应及时报告医师，以便采取适当的处理措施。1 个月内禁止做扩胸运动。

（5）皮下血肿：护士应密切观察患者是否出现胸壁及腋下皮肤肿胀等症状。血肿的发生与术中血管的损伤有关，术后短时间内即可消退，如果发现皮下血肿，应当立即通知医师进行评估和处理。

（6）腺样组织未完全切除：术中切除腺体时未找到腺体的源头所在，导致腺体切除不净，此情况一旦发生，需要再次手术治疗。

四、出院

（一）出院标准

（1）生命体征平稳。

（2）无严重并发症。

（3）进食后无明显不适。

（4）可自行排尿。

（二）随访

副乳腺切除术是一种常见的日间手术，为了确保患者在手术后的康复和安全，需要进行严密的术后随访和管理，以下是关于副乳腺切除术的术后随访及复诊内容。术后 4 小时出院及出院第 1 天晨起电话随访：①询问患者自测血压、心率、体温情况；②了解患者的饮水、进食情况；③询问术后是否出现寒战或发热≥ 38 ℃；④观察尿液颜色是否呈现黄色，切口是否出现渗血、渗液、严重疼痛等不适症状。术后第 7 天门诊复诊：①进行血常规及生化检查，以监测患者的身体指标；②追踪病理结果，以了解手术切除组织的病理情况。术后 3 个月门诊复查乳腺 B 超：进行乳腺 B 超检查，以评估患者的术后恢复情况和可能的并发症。以上随访和复诊内容有助于及时发现并处理患者在手术后可能出现的并发症和问题，保障患者的康复和健康。

参考文献

[1] 陈蓝男，崔蕾．副乳腺在整形美容外科中的研究及治疗进展 [J]. 医学美学美容，2023，32（24）：194-196.

[2] 黄颖茵，梅乐，过新民．原发性副乳腺包裹性乳头状癌合并乳腺癌一例 [J]. 新医学，2024，55（1）：26-29.

[3] 周显玉，饶娅敏，董雪，等．男性胸壁副乳头 1 例 [J]. 中华整形外科杂志，2022，38（6）：657-660.

[4] 聂曼蒂，郭满．个体化健康教育在乳腺科日间手术中的应用价值探讨 [J]. 中国继续医学教育，2017，9（18）：260-261.

[5] 郭曲练．日间手术麻醉指南 [J]. 中华医学杂志，2023，103（43）：3462-3471.

[6] 李丽莎，陈云．脂肪抽吸术联合小切口切除腺体在副乳腺手术中的应用价值体会 [J]. 健康必读，2018（25）：216.

[7] 何双亮，甘建辉，蔡海峰，等．盐酸羟考酮注射液超前镇痛对乳腺癌改良根治术术后镇痛的影响 [J]. 医学临床研究，2017，34（2）：256-257，260.

（徐瑞玉）

案例 20　乳房植入物取出术

病历摘要

现病史：患者，女，54 岁，因双侧乳房假体植入术后 20 年，为求假体取出，门诊以“双侧乳房假体植入术后”收入院。查体：患者乳房无红肿，无明显胀痛，不影响上肢活动，乳头无凹陷、糜烂、溢血、溢液，无咳嗽、咳痰、腹痛、腹胀、四肢疼痛等不适。否认该处外伤史。

既往史：体健，否认高血压、糖尿病等疾病史，否认手术史、药物过敏史，预防接种史不详。

个人史：原籍长大，无特殊宗教信仰，高中文化，普通职员，性格外向，家庭关系和睦；否认吸烟、饮酒史；否认吸毒史，否认药物依赖及成瘾史，否认不洁性生活史。

家族史：父亲、母亲体健，兄弟姐妹体健，否认二系三代中有类似疾病及家族性遗传病史。

专科体检：意识清醒，脉搏 74 次 / 分，呼吸 18 次 / 分，血压 126/73 mmHg，体温 36.8 ℃，自主体位，无病面容，体重 55 kg，身高 1.6 m，BMI 21.48 kg/m^2。查体：患者一般状态良好，全身皮肤黏膜无黄染，浅表淋巴结未触及肿大。双乳对称，双侧假体植入术后，双侧乳腺未触及肿块，双侧乳头无凹陷、无溢液，双侧腋窝及锁骨上未触及明显肿块。心肺和腹无特殊。术后胸部切口敷料干燥，切口钝痛，NRS 评分为 3 分，自理能力评定为中度依赖，跌倒 / 坠床评分为 1 分，压力性损伤评分为 20 分，营养评分为 1 分。医嘱给予一级护理、禁食、鼻导管吸氧 3 L/min、心电监护；测血压、脉搏、氧饱和度（q2h）；抗感染、护胃、止血、止吐、补液、营养支持等对症治疗。鼓励患者术后早期活动，并行双下肢踝泵运动以预防深静脉血栓。患者术后 2 小时少量饮水无呛咳，可床上半坐卧位；术后 4 小时，进食 50 mL 米汤无腹胀，可双脚下地站立；术后 6 小时在协助下可床边行走，医嘱更改为二级护理，普通饮食，停止鼻导管吸氧和心电监护，已自解小便。患者术后 12 小时，医嘱予以出院，完善出院健康宣教。

知识拓展

一、概述与日间手术标准

（一）概述

乳房植入物是一种带有壳体的用于增加乳房体积或置换乳房的植入物，可以由制造商或外科医师向壳体内填充物体。常用的假体为硅凝胶假体和盐水假体，其中硅凝胶假体使用率为 80% 以上。乳房植入物的植入可能有胸部肿胀、发红、疼痛的症状，还会导致假体变硬、破裂和老化及乳房内部组织的蜂窝织炎、包膜挛缩，更有甚者还可能发生败血症。此外，乳房假体植入后也存在乳房不对称、假体位置不正确或由于自身乳房逐渐增大而使假体异位等现象。乳房植入物取出术是针对患者提出的各种原因所致的有假体取出需求而进行的相关手术，是通过在乳房周边，如腋窝或环乳晕处制造微小切口，将假体取出的一种手术方式，是一个比较精细的手术。

（二）日间手术标准

（1）临床诊断为乳房假体植入术后。

（2）未长期使用抗凝药物。

（3）术前1个月停用避孕药、雌激素等药物。

（4）术后有成人陪同，住所有24小时急诊医院且车程在1小时内的。

（5）年龄≤65周岁，且无严重合并症、器质性疾病。

（6）同意行不过夜日间手术。

二、入院前护理

（一）指导完成术前各项检查

入院准备中心护士指导患者完成术前各项检查与化验，患者经评估符合准入标准，于门诊预约手术日期。术前检查类型及项目详见表3-20-1。

表3-20-1 术前检查类型及项目

检查类型	检查项目
实验室检查	血常规＋血型、凝血功能（血酶原时间、凝血酶原时间活动度、国际标准化比值、抗凝血酶Ⅲ、纤维蛋白原、纤维蛋白原降解产物、D-二聚体）、生化（血糖、肝功能、肾功能、血脂、电解质）、乙肝五项＋丙肝抗体、HIV抗体、梅毒螺旋体抗体（筛查试验）
影像学检查	胸部正侧位X线、肝胆胰脾双肾超声
心电图检查	心律与心率如有异常，需进一步检查
术前麻醉评估	ASA分级为Ⅰ～Ⅱ级，无严重心肺疾病
专科检查	乳腺钼靶检查，乳腺多普勒超声检查

（二）常规次日手术院前准备

1. 健康宣教

（1）告知患者手术及麻醉方式、可能出现的并发症和治疗方案。

（2）指导患者术前停药时间：根据医师建议停用任何影响凝血功能的药物，如阿司匹林等，止痛药物可于手术前1天停用；糖尿病患者手术当日停用口服降糖药物，根据医师建议调整胰岛素使用剂量；高血压患者术前2小时口服降压药。

（3）饮食指导：全麻手术患者术前6小时禁食固体饮食，术前2小时禁食清流质饮食（表3-20-2）；局麻手术患者术前饮食无特殊要求，但避免过度饱食。

（4）告知患者办理入院的时间、住院病房、生活物品的准备、医保缴费等相关事宜，告知的主要形式为发放纸质宣教材料及口头宣教，患者签署入院须知，解答患者提出的疑问。

表 3-20-2 术前饮食指导

时间	饮食类型	具体饮食种类
术前 8 小时	低脂软食	米饭、面条、蛋类、瘦肉类、鱼类
术前 6 小时	流质饮食	米汤、奶制品、水
术前 2 小时	无渣非碳水饮料	清水、果汁，总量不超过 200 mL

2. 询问病史

（1）有无其他基础疾病，如糖尿病、高血压、高血脂等，及时监测并控制近期血糖、血压的变化。

（2）过敏史：有无药物、食物过敏史。

（3）家族史及个人史：有无家族性遗传病、个人异常生活史。

3. 心理护理

心理指导是乳房植入物取出术入院前健康教育中至关重要的一个环节。护士在整个护理过程中应当有针对性地进行心理指导，帮助患者及家属了解乳房植入物取出术的过程，减轻他们的思想负担，使其积极配合术前准备，确保手术的顺利进行，从而帮助患者尽快康复出院。

三、住院期间日间手术护理

（一）当日术前准备

（1）入院后发放干净的手术衣服、裤子，并贴身更换（不包括内衣、内裤），取下眼镜、饰品、活动性义齿等物品，佩戴腕带，戴上一次性帽子和脚套。

（2）下肢留置静脉通路（通常为健侧肢体的下肢）开放，常规使用 18G 留置针。

（3）术前不留置胃管、导尿管。

（4）核对手术交接单。

（二）术中麻醉

给予气管插管和静脉麻醉，麻醉过程中常规静脉给予氟比洛芬酯入壶预防疼痛、托烷司琼预防呕吐，体位采取仰卧位。

（三）术后护理

1. 个体监护

术后 6 小时内给予心电监护及血氧饱和度监测，完善病情记录，特别注意切口渗液、渗血情况。如发现异常指标，应立即向医师报告并及时处理。

2. 体位管理

术后要保持平卧位或低半卧位，待脉搏、血压在一段时间内稳定后再调整体位，对于老年患者，应加强翻身和叩背护理。穿宽松内衣，避免对伤口造成压力和摩擦。7 日内禁止用手触碰伤口，避免手术部位沾水。

3. 氧气疗法

术后 6 小时内遵医嘱使用鼻导管吸氧 3 L/min，以改善患者呼吸状况并促进麻醉药物代谢，注意患者呼吸变化。

4. 引流护理

日间手术常规不留置引流管，若术中病情需要留置者需密切观察引流管情况，注意引流液性质、颜色、量的变化，在巡视中检查引流管的固定情况，提醒患者牵拉脱管的风险，保证引流通畅，皮下无残腔，并根据医嘱争取术后首日安全拔除引流管。术后均需应用弹力绷带加压包扎，腋腔处胸带加压包扎时应避免患侧肢体发生血液循环障碍。

5. 饮食指导

根据医嘱进行术后饮食指导，建议患者进食高蛋白、高维生素的食物，促进伤口愈合，逐步引导患者恢复普通饮食（表 3-20-3）。如果出现恶心、呕吐等症状，暂停进食并遵医嘱使用止吐药物。避免食用辛辣刺激性、油炸高脂类的食物。严禁饮用含酒精的饮料。

表 3-20-3 术后饮食指导

时间	饮食类型	具体饮食种类
术后 2 小时	禁食，可少量饮水	返回病房 30 分钟内可试饮水 10 ～ 20 mL，如无呛咳等不适，15 分钟后可增加饮水量
术后 4 小时	清流质饮食	无渣果蔬饮料、轻薄米汤
术后 6 小时	易消化的半流质饮食	稠米汤、藕粉、蛋羹、牛奶、烂面条
术后 8 小时	普通饮食	蔬菜、水果、鱼、虾、肉蛋类

6. 疼痛护理

根据疼痛程度采取药物和非药物方法缓解疼痛，建议采用音乐放松疗法、正念冥想法、深呼吸等非药物方式减轻疼痛。使用数字分级评分法评估疼痛情况，根据评估结果正确使用止痛药物，并评估疗效。

7. 活动指导

鼓励患者早期进行适度的下床活动，遵循逐步增加的原则，术后 2 小时可坐起，

4 小时可站立，6 小时可行走。术后 7 日内禁止用手触碰伤口，避免手术部位沾水。嘱患者 2 周内避免上肢剧烈运动，避免伤口疼痛和影响愈合。

8. 术后常见并发症的观察与护理

（1）出血或感染：护士需要定期监测患者的血压、脉搏等生命体征，并观察引流液的颜色、性质和量。如果患者出现血细胞比容下降等异常情况，应当警惕术后出血的可能性，并及时进行处理。应密切观察术后患者的情况，包括发热及手术部位是否出现异常红肿、渗液等症状，如果出现这些情况，应及时报告医师进行处理。

（2）恶心和呕吐：可能是由手术前的焦虑情绪或手术中使用麻醉药物引起的，护士可以根据医嘱给予患者预防恶心和呕吐的药物。在术后的护理中，鼓励患者少食多餐，避免食用易引起胀气或辛辣刺激性的食物，以促进胃肠功能恢复。

（3）淋巴循环障碍：观察患者上臂围、肢端血运情况，适当抬高患肢以减轻水肿，当患者感到疼痛时要休息。患肢应避免采血、量血压等，不戴过紧的项链和弹力手圈及其他首饰，不宜长时间或反复做同一动作。若已水肿，注意运用弹力套袖或弹力绷带包扎。

（4）切口感染：术后患者应避免过度活动，防止手术切口裂开出血，保持切口清洁干燥。护士需要定期检查手术切口，观察是否有红肿、疼痛或异常分泌物。任何异常情况都应及时报告医师，以便采取适当的处理措施。1 周内患肢禁止做上举运动。

（5）皮下血肿：护士应密切观察患者是否出现胸壁及腋下皮肤肿胀等症状。血肿的发生与术中血管损伤有关，术后短时间内即可消退。如果发现皮下血肿，应当立即通知医师进行评估和处理。

（6）皮瓣缺血坏死：术中有皮瓣缺血的可能，注意皮瓣厚度，预留足够皮瓣。护士需要观察组织皮瓣、患侧肢体远端指尖血运情况，观察有无缺血，任何异常情况都应及时报告医师。

四、出院

（一）出院标准

（1）生命体征平稳。

（2）无严重并发症。

（3）进食后无明显不适。

（4）可自行排尿。

（二）随访

乳房植入物取出术是一种常见的日间手术，为了确保患者在手术后的康复和安全，需要进行严密的术后随访和管理，以下是关于该手术的术后随访及复诊内容。

（1）术后 4 小时出院后及出院第 1 天晨起电话随访：询问患者自测血压、心率、体温情况；了解患者的饮水、进食情况；询问术后是否出现寒战或发热≥ 38 ℃；观察尿液颜色是否呈现黄色，切口是否出现渗血、渗液、严重疼痛等不适症状。

（2）术后第 7 天门诊复诊：进行血常规及生化检查，以监测患者的身体指标，了解手术切口恢复情况。

（3）术后 3 个月门诊复查乳腺 B 超：评估患者的术后恢复情况和可能的并发症。

以上随访和复诊内容有助于及时发现并处理患者在手术后可能出现的并发症和问题，保障患者的康复和健康。

参考文献

[1] 谢胜芬，刘珍珍，王云英．取出乳房植入体的化学性能分析 [J]. 中国医疗器械信息，2022，28（9）：22-25.

[2] 高健，杨丽萍，汪峰，等．无充气腔镜辅助小切口保留乳头乳晕乳腺癌根治术＋无补片Ⅰ期假体乳房重建的创新与实践 [J]. 中华内分泌外科杂志，2022，16（5）：559-564.

[3] 何玉，张心瑜，杨智斌，等．乳房假体取出即刻自体脂肪移植隆乳的临床报告 [J]. 中华整形外科杂志，2020，36（11）：1224-1231.

[4] 宋铎．2016 年外科植入物国际标准的最新动态 [J]. 中国医疗器械信息，2017（1）：22-26.

[5] 杜牧，曹满瑞，赵弘，等．MRI 对聚丙烯酰胺水凝胶注射隆乳取出术后残留的诊断价值 [J]. 中国临床医学影像杂志，2012，23（10）：730-733.

[6] 潘盛盛，赵进军，潘臻文，等．经乳晕内侧半圆切口入路行乳房聚丙烯酰胺水凝胶取出术的临床观察 [J]. 中国基层医药，2016，23（21）：3252-3255.

[7] 王品，吴剑，陈媛媛，等．聚丙烯酰胺水凝胶隆乳剂取出术式选择 [J]. 中华乳腺病杂志（电子版），2022，16（1）：23-28.

[8] 郭曲练．日间手术麻醉指南 [J]. 中华医学杂志，2023，103（43）：3462-3471.

（徐瑞玉）

案例 21　乳房病损消融术

病历摘要

现病史：患者，女，42 岁，因发现左侧乳腺肿块 10 个月，今为进一步手术治疗，门诊以“左侧乳房肿块”收入院。

既往史：体健，否认高血压、糖尿病等疾病史，否认手术史、药物过敏史，预防接种史不详。

个人史：原籍长大，无特殊宗教信仰，高中文化，普通职员，性格外向，家庭关系和睦；否认吸烟、饮酒史；否认吸毒史，否认药物依赖及成瘾史，否认不洁性生活史。

家族史：父亲、母亲体健，兄弟姐妹体健，否认二系三代中有类似疾病及家族性遗传病史。

专科体检：意识清醒，脉搏 76 次 / 分，呼吸 19 次 / 分，血压 121/76 mmHg，体温 36.5 ℃，自主体位，无病面容，体重 55 kg，身高 1.6 m，BMI 21.48 kg/m^2。查体：患者一般状态良好，全身皮肤黏膜无黄染，双乳对称，左侧乳腺内上象限、距离乳头 1.5 cm 处可触及大小 1.3 cm × 0.5 cm 的肿块，质硬，边界欠光滑，界线欠清，乳腺 B 超示左侧乳房低回声，无压痛，酒窝征阴性，橘皮征阴性。右侧乳腺未触及明显肿块。双侧乳头无凹陷、无溢液，双侧腋窝及双侧锁骨上未触及明显肿块，余浅表淋巴结未触及肿大。术后胸部切口敷料干燥，切口钝痛，NRS 评分为 1 分，自理能力评定为轻度依赖，跌倒 / 坠床评分为 0 分，压力性损伤评分为 23 分，营养评分为 0 分。医嘱给予二级护理、普通饮食，营养支持对症治疗，鼓励患者术后正常活动。患者术后 2 小时，医嘱予以出院，完善出院健康宣教。

知识拓展

一、概述与日间手术标准

（一）概述

微波消融的主要原理是通过高频微波使组织内水分子不断摆动产生热量，在高温下使肿瘤组织凝固坏死，破坏肿瘤组织周围的血液供应，使其失去营养支持。在超声引导下将微波消融针置入肿瘤组织内，启动消融仪器，针尖周围开始发热，由中心向周边扩散，其间一直在超声引导下实时观察肿瘤内情况。术中超声显示消融针尖周围出现一个高回声区，当高回声覆盖整个肿瘤时，肿瘤消融完全，可结束手术。消融后肿瘤为边界不清的非均匀高回声肿块。为了准确评估完全消融率，术后可以通过超声造影来判断，以无超声造影剂灌注区域为肿瘤消融后坏死区。定期随访复查。

超声引导下微波消融治疗过程无需切除肿瘤，利用热能使肿瘤发生凝固性坏死，再由机体吸收，具有微创、安全、无瘢痕、操作简单等优点，近年来逐渐被运用于乳腺良性结节的治疗，并取得良好的治疗效果。

（二）日间手术标准

（1）临床诊断为有手术指征的乳房良性肿瘤（病变最大直径≤ 3 cm）。

（2）未长期使用抗凝药物，或停用此类药物 2 周。

（3）术前 1 个月停用避孕药、雌激素等药物。

（4）术后有成人陪同，住所有 24 小时急诊医院且车程在 1 小时内的。

（5）年龄≤ 65 周岁，且无严重合并症、器质性疾病。

（6）同意行不过夜日间手术。

二、入院前护理

（一）指导完成术前各项检查

入院准备中心护士指导患者完成术前各项检查与化验，患者经评估符合准入标准，于门诊预约手术日期。术前检查类型及项目详见表 3-21-1。

表 3-21-1 术前检查类型及项目

检查类型	检查项目
实验室检查	血常规 + 血型、凝血功能（凝血酶原时间、凝血酶原时间活动度、国际标准化比值、抗凝血酶Ⅲ、纤维蛋白原、纤维蛋白原降解产物、D- 二聚体）、生化（血糖、肝功能、肾功能、血脂、电解质）、乙肝五项 + 丙肝抗体、HIV 抗体、梅毒螺旋体抗体（筛查试验）
影像学检查	胸部正侧位 X 线、肝胆胰脾双肾超声
心电图检查	心律与心率如有异常，需进一步检查
术前麻醉评估	ASA 分级为Ⅰ～Ⅱ级，无严重心肺疾病
专科检查	乳腺钼靶检查，乳腺多普勒超声检查

（二）常规次日手术院前准备

1. 健康宣教

（1）告知患者手术及麻醉方式、可能出现的并发症和治疗方案。

（2）指导患者术前停药时间：根据医师建议停用任何影响凝血功能的药物，如阿司匹林等，止痛药可于手术前 1 天停用；糖尿病患者手术当日停用口服降糖药物，根据医师建议调整胰岛素使用剂量；高血压患者术前 2 小时口服降压药。

（3）饮食指导：局麻手术患者术前饮食无特殊要求，但避免过度饱食。

（4）告知患者办理入院的时间、住院病房、生活物品的准备、医保缴费等相关事宜，告知的主要形式为发放纸质宣教材料及口头宣教，患者签署入院须知，解答患者提出的疑问。

2. 询问病史

（1）有无其他基础疾病，如糖尿病、高血压、高血脂等，及时监测并控制近期血糖、血压的变化。

（2）过敏史：有无药物、食物过敏史。

（3）家族史及个人史：有无家族性遗传病、个人异常生活史。

3. 心理护理

心理指导是乳房病损消融术日间手术患者入院前健康教育中至关重要的一个环节。护士在整个护理过程中应针对性地进行心理指导，帮助患者及家属了解手术的过程，减轻他们的思想负担，促使他们积极配合术前准备，确保手术的顺利进行，从而帮助患者尽快康复出院。

三、住院期间日间手术护理

（一）当日术前准备

（1）入院后发放干净的手术衣服、裤子，并贴身更换（不包括内衣、内裤），取下眼镜、饰品、活动性义齿等物品，佩戴腕带，戴上一次性帽子和脚套。

（2）术前不留置胃管、导尿管。

（3）核对手术交接单。

（二）术中麻醉及消融

给予气管插管和静脉麻醉，麻醉过程中常规静脉给予氟比洛芬酯入壶预防疼痛、托烷司琼预防呕吐，体位多采取仰卧位。

胸部皮肤常规消毒，消毒范围上至锁骨，下至肋缘，外界达腋中线，内界达对侧胸骨旁线，铺巾（可用外科手术铺巾或超声介入专用铺巾）。由术者或第一助手对皮肤穿刺点及穿刺路径用1%的盐酸利多卡因局麻。当结节距皮肤、胸肌筋膜或乳晕的距离≤5 mm时，在该结节前方皮下、乳腺后间隙或乳晕周围注射5%的生理盐水以增大组织厚度行水隔离，以防灼伤邻近组织。

（1）应用微波消融治疗仪（频率为2450 mHz）、一次性微波消融针、ARIETTA 70型彩色多普勒超声诊断仪（探头频率为8～13 mHz），在灰阶超声引导下沿穿刺活检路径于结节内置入1根微波针，依据结节大小决定使用的微波针型号，设置微波输出功率为40 W。

（2）超声实时监测消融区回声变化，最大限度地减少对周围重要结构的热损伤。当高回声到达结节边缘时停止消融，在超声监测确定安全范围内尽可能彻底地消融结节。同时消融时也要注意体表皮肤温度及颜色，避免皮肤灼伤。

（3）微波消融结束后行超声造影检查，观察结节内有无造影剂灌注范围，并作为初步判定消融后结节坏死范围的依据。当消融区无造影剂灌注范围大于结节原灌注范围时，表示消融完全；反之，则需对结节内造影剂灌注区域继续消融，直至完全消融。在消融针拔出过程中，针道被消融，防止皮下出血。

（三）术后护理

1. 个体监护

消融后患者取去枕平卧位在观察室严密观察30分钟，观察心电监护各项生命体征、可能出现的不适症状等，并及时处理。如无特殊情况，安返病房或离院。

2. 体位管理

术后返回病房即可下床活动。

3. 饮食指导

根据医嘱进行术后饮食指导，建议患者进高蛋白、高维生素及富含钙的食物，促进伤口愈合，逐步引导患者恢复饮食。避免食用辛辣及刺激性的食物。治疗后2小时可少量进食（表3-21-2）。若患者住院，无特殊情况，治疗后24小时内可出院。

表 3-21-2　术后饮食指导

时间	饮食类型	具体饮食种类
术后 2 小时	普通饮食	低脂易消化、高蛋白、高维生素及富含钙的食物，如稠米汤、藕粉、蛋羹、牛奶、烂面条、蔬菜、水果、鱼类等

4. 疼痛护理

根据疼痛程度采取药物和非药物方法缓解疼痛。建议采用音乐放松疗法、正念冥想法、深呼吸等非药物方式减轻疼痛。使用数字分级评分法评估疼痛情况，根据评估结果正确使用止痛药物，并评估疗效。

5. 活动指导

鼓励患者早期下床活动，遵循活动量逐步增加的原则，术后 2 小时可下床行走。

6. 术后常见并发症的观察与护理

（1）出血或感染：护士需要定期监测患者的血压、脉搏等生命体征，如果发现异常，应及时报告医师进行处理。观察是否有红肿、疼痛或异常分泌物。

（2）术后患者可能会出现恶心和呕吐的症状，这可能是由手术前的焦虑情绪或手术中使用麻醉药物引起，护士可以根据医嘱给予患者预防恶心和呕吐的药物。在术后的护理中，鼓励患者少食多餐，避免食用易引起胀气或辛辣刺激性的食物，以促进胃肠功能恢复。

（3）术后患者应避免过度活动，保持穿刺点清洁干燥。任何异常情况都应及时报告医师，以便采取适当的处理措施。

（4）肿物残留：术后 3 个月随访，通过乳腺超声复查术区肿物残留情况。

四、出院

（一）出院标准

（1）生命体征平稳。

（2）无严重并发症。

（3）进食后无明显不适。

（4）可自行排尿。

（二）随访

乳房病损消融术是一种常见的日间手术，为了确保患者在手术后的康复和安全，需要进行严密的术后随访和管理，以下是关于乳房病损消融术的术后随访及复诊内容。

（1）术后 4 小时出院后及出院第 1 天晨起电话随访：询问患者自测血压、心率、体温情况；了解患者的饮水、进食情况；询问术后是否出现寒战或发热≥ 38 ℃；观察尿液颜色是否呈现黄色，切口是否出现渗血、渗液、严重疼痛等不适症状。

（2）术后第 7 天门诊复诊：进行血常规及生化检查，以监测患者的身体指标；追踪病理结果，以了解手术切除组织的病理情况。

（3）术后 3 个月门诊复查乳腺 B 超：评估患者的术后恢复情况和可能的并发症。

以上随访和复诊内容有助于及时发现并处理患者在手术后可能出现的并发症问题，保障患者的康复和健康。

参考文献

[1] 阮兴秋，莫鹏．五海瘿瘤丸联合微波消融术治疗乳房良性肿瘤临床研究 [J]. 医学信息，2019，32（11）：81-84.

[2] 罗艳春，戴宇晴，窦健萍，等．微波消融与保留乳头乳晕复合体改良根治术治疗早期乳腺癌的对比：倾向性评分匹配分析 [J]. 分子影像学杂志，2022，45（1）：94-100.

[3] 吕冠，孔婷婷，何永庆．超声引导下微波消融术与微创旋切术治疗乳腺肿物的效果比较 [J]. 智慧健康，2023，9（12）：147-150.

[4] 刘晓丹，李磊，周峰，等．不同手术方式治疗乳腺良性肿瘤的临床效果比较 [J]. 中国医刊，2024，59（3）：276-279.

[5] 王维帅，王虎城，冯巍．乳腺良性结节的中西医治疗研究进展 [J]. 现代医学与健康研究（电子版），2023，7（5）：26-29.

[6] 王杉，胡艺莹，詹泽乾，等．基于改进 YOLOv4 的乳腺肿块检测 [J]. 制造业自动化，2023，45（2）：6-11，21.

[7] 周文斌，谢晖，丁强，等．微波消融在乳腺癌局部精准治疗中的新进展：联合免疫治疗未来可期 [J]. 中国癌症杂志，2022，32（8）：698-704.

[8] 黄小荣，熊克辉，涂书画．微波消融联合麦默通微创旋切术对乳腺良性肿瘤患者的临床疗效 [J]. 西藏医药，2022，43（6）：47-48.

[9] 杜京丽，黄嘉杰，洪亮，等．超声引导下微波消融与微创旋切术治疗乳腺良性肿瘤的效果及安全性 [J]. 中外医学研究，2023，21（34）：119-122.

[10] 岳学问．乳腺纤维腺瘤不同治疗方法的临床效果和卫生经济学评价 [D]. 重庆：重庆医科大学，2023.

[11] 郭曲练．日间手术麻醉指南 [J]. 中华医学杂志，2023，103（43）：3462-3471.

（徐瑞玉）

案例 22　乳房病损微创旋切术

病历摘要

现病史：患者，女，48 岁，1 个月前在体检时发现左侧乳腺肿块，无明显胀痛，无溢血、溢液，不影响上肢活动，查乳腺 B 超示左侧乳房低回声，今为进一步诊治来我院，门诊以“左侧乳房肿块”收入院。

既往史：体健，否认高血压、糖尿病等疾病史，否认手术史、药物过敏史，预防接种史不详。

个人史：原籍长大，初中文化，职员，丧偶。否认吸烟、饮酒史；否认吸毒史，否认药物依赖及成瘾史，否认不洁性生活史。

家族史：父亲、母亲体健，两个姐姐，育有 1 子 1 女，两个姐姐及子女均体健，否认二系三代中有类似疾病及家族性遗传病史。

专科体检：意识清醒，脉搏 74 次 / 分，呼吸 17 次 / 分，血压 128/78 mmHg，体温 36.8 ℃，体重 58 kg，身高 1.61 m，BMI 22.38 kg/m^2。查体：患者全身皮肤黏膜无黄染，双乳对称，无压痛，酒窝征阴性，橘皮征阴性。双侧乳头无凹陷、无溢液，双侧腋窝及双侧锁骨上未触及明显肿块，余浅表淋巴结未触及肿大。

住院期间：患者入院当天于局麻下行“左侧乳腺肿瘤旋切术”，术后给予二级护理、普通饮食，切口敷料干燥，绷带加压包扎。切口钝痛，NRS 评分为 1 分，自理能力评定为轻度依赖，跌倒/坠床评分为1分，压力性损伤评分为22分，营养评分为0分。术后患者于日间手术病房休息半小时后生命体征平稳，切口无渗血、渗液，医嘱予以出院，完善出院健康宣教。

知识拓展

一、概述与日间手术标准

（一）概述

乳房病损微创旋切术是一种先进的手术方式，利用超声定位和真空辅助微创旋切系统进行手术，适用于切除乳腺良性肿物，如纤维腺瘤、囊肿等。它通过细小的穿刺针头进入乳房精确切除肿物，同时最大限度地减少创伤和瘢痕。与传统手术方式相比，乳房病损微创旋切术具有手术时间短、创伤小、恢复快等优点。

（二）日间手术标准

（1）临床诊断为良性乳腺疾病，如纤维腺瘤、乳腺囊肿、乳腺结节等。

（2）肿块直径小于 3 cm。

（3）无严重合并症、器质性疾病，无凝血功能障碍。

（4）非妊娠期或哺乳期的患者。

（5）经医师评估可在 48 小时内出院的患者。

（6）患者同意行日间手术。

二、入院前护理

（一）指导完成术前各项检查

入院准备中心护士指导患者完成术前各项检查与化验，患者经评估符合准入标准，于门诊预约手术日期。术前检查类型及项目详见表 3-22-1。

表 3-22-1 术前检查类型及项目

检查类型	检查项目
实验室检查	血常规 + 血型、凝血功能、生化、乙肝五项 + 丙肝抗体、HIV 抗体、梅毒螺旋体抗体、肿瘤指标、粪常规、尿常规
影像学检查	胸部 CT、锁骨上 B 超
心电图检查	心律与心率如有异常，需进一步检查
术前麻醉评估	ASA 分级为Ⅰ～Ⅱ级，无严重心肺疾病
专科检查	乳腺腋下 B 超，如有必要行双侧钼靶及乳腺 MRI 检查

（二）常规次日手术院前准备

1. 健康宣教

（1）告知患者手术及麻醉方式、可能出现的并发症和治疗方案。

（2）指导患者术前停药时间：术前 1 周停用抗凝或活血药物，糖尿病患者术日晨暂停降糖药物的使用，高血压患者术晨口服降压药。

（3）饮食指导：术前 6 小时开始禁食，术前 2 小时开始禁饮。

（4）手术应避开月经期，如遇月经来潮，需告知医护人员。

（5）告知患者入院前卸掉美甲、剪指甲、洗澡，做好个人卫生，明确办理入院时间、流程，医保缴费等，以及手术所需物品的准备等相关事宜。

2. 询问病史

（1）有无其他基础疾病，如糖尿病、高血压、凝血功能障碍等，及时监测并控制近期血糖、血压的变化。

（2）过敏史：有无药物、食物过敏史。

（3）既往史：评估月经史、婚育史、哺乳史及既往是否患有乳房肿瘤等。

（4）家族史：了解家族中是否有乳腺癌或其他肿瘤的患者。

3. 心理护理

使患者及家属了解手术过程，解除思想顾虑，积极配合术前准备，保证手术的顺利进行，使患者快速康复出院。

三、住院期间日间手术护理

（一）当日术前准备

（1）术前更换手术衣裤，取下眼镜、饰品、活动性义齿等物品，佩戴腕带，戴上一次性帽子和脚套。

（2）确认患者信息、核对病历及手术交接单。

（二）术中麻醉

采用局麻，体位采取平卧位。

（三）术后护理

1. 生命体征监测

为患者测量生命体征，注意应在健侧手臂测量血压。出院后患者需自行监测体温变化，如出现高热，应及时就医。

2. 体位管理

术后可根据自身情况自由体位活动，患侧手臂可做握拳、屈肘等动作。术后6小时，家属协助患者下床活动，活动时需遵循“起床三部曲”（起床前平卧30秒，坐位30秒，床边站立30秒），防止体位性低血压和跌倒的发生。术后睡觉时，应取平卧位或健侧卧位，避免患侧手臂受压。

3. 饮食指导

术后可正常饮食，宜清淡易消化，禁食辛辣刺激和高脂肪食物。如果患者出现恶心、呕吐，暂时停止进食，待患者症状缓解后再进食。

4. 疼痛护理

手术后有轻微疼痛感，一般考虑是正常现象，不需要特殊处理能够逐渐缓解。有部分患者不能耐受绷带加压包扎，有明显疼痛感，应与医师及时沟通，调整绷带松紧度。如果发生术后切口感染，也会出现疼痛症状，且局部伴随红肿。有渗血、渗液等情况应及时来院处理，如进行抗感染、止痛等治疗，严格遵医嘱服药。

5. 伤口护理

（1）加压包扎：手术部位用弹力绷带加压包扎，松紧程度应以不影响正常呼吸、无胸闷不适症状为宜。加压包扎时间为 72 小时，在此期间不可自行松开绷带，以免出血形成血肿。若绷带松脱，应在医师指导下重新加压包扎。

（2）保护切口：术后告知患者及家属切勿触碰切口，做好切口换药。术后 72 小时（无特殊情况）即可自行拆除绷带，拆除绷带后建议穿无钢圈棉质内衣，利于保护手术切口，术后 1 个月内应避免胸部碰撞、挤压等。注意观察切口情况，保持切口部位清洁干燥，如切口疼痛、红肿、出血等应及时就医。待绷带解除后即可淋浴，但不可泡澡，注意保持切口清洁干燥，切口处不宜涂抹沐浴液、润肤露等。

（3）避免患侧手臂负重：术后患者应注意休息，禁止剧烈运动。适当活动术侧手臂，防止患者肿胀或麻木。避免患侧上肢牵拉、碰撞、负重等，1 个月内不可拖地、抱孩子、做扩胸运动等，以免对切口造成牵拉。

6. 术后常见并发症的观察与护理

（1）出血：是术后常见的并发症，主要原因有自身凝血机制障碍、术后包扎时间不足、包扎移位或松脱、术侧上肢活动幅度过大、胸部碰撞、剧烈活动导致胸部活动明显等，这些都可能造成术后近期出血或迟发型出血。术后绷带加压包扎、避免患侧肢体大幅度活动是预防出血的有效方法，加强宣教，注意观察，一旦发现出血，及时处理。

（2）皮下血肿：术后弹力绷带压迫止血的压力较大，部分患者难以忍受，自行将弹力绷带放松减轻压力，易引起皮下血肿。术后患侧乳房皮肤可能会出现青紫、原肿块区域触及硬块等现象，这是皮下血肿的表现，一般 2 ～ 3 个月会自行吸收，不需要处理，如果肿块范围很大且疼痛难忍，应立即与主管医师联系来院检查。

（3）皮下淤血：由于弹力绷带压力较大，易造成血液回流不畅；患者凝血功能较差或因术后应激性凝血功能下降易导致皮下淤血。术后加强巡视，若患者自觉压力过大，可根据实际情况适当放松；术前常规行凝血检查，术后根据凝血结果给予适当的止血药物。

（4）皮肤凹陷：因为术后弹力绷带加压包扎可能会出现短期术区凹陷，一般自身脂肪可自行填充，通常 3 个月内恢复原形。

（5）皮肤过敏反应：若患者对弹力绷带过敏，出现绷带周围皮肤红肿，甚至荨麻疹，可使用脱敏药物，如口服氯苯那敏、静脉滴注地塞米松等；对于过敏的患者可在绷带内垫棉垫再进行加压包扎；对于乳腺包块较小、术中出血较少的患者，可适当减少绷带应用的时间以减轻反应。

四、出院

（一）出院标准

生命体征平稳，无并发症发生。

（二）随访

手术当日出院后 4 小时和术后第 1 天晨起电话随访，了解有无发热、切口出血、切口疼痛等，对患者现存问题进行解答。术后第 7 天复诊，查看病理结果。术后 3 ～ 6 个月门诊复查，随访。

参考文献

[1] 李幸霞，程月红，赵志姝，等 . 超声引导下麦默通治疗乳腺良性肿瘤的护理 [J]. 护士进修杂志，2011，26（5）：1372-1373.

[2] 缪卡莉，李成贻，钟永鸣 . 超声引导下麦默通真空辅助乳腺微创旋切术治疗乳腺良性结节的效果及对术后并发症的影响 [J]. 中国医学创新，2023，20（36）：26-30.

[3] 张麦玲，张宛越，李聪彦 . 麦默通微创旋切术治疗乳腺良性肿瘤的围手术期整体护理 [J]. 实用临床医药杂志，2017，21（8）：100-109.

（王东梅）

案例 23　乳腺癌术后乳房假体植入术

病历摘要

现病史：患者，女，38 岁，1 天前在我院体检，门诊查乳腺 B 超示右侧乳房低回声。患者无明显胀痛，无皮肤红肿、糜烂、溢血、溢液，不影响上肢活动，否认该处外伤史。门诊医师建议手术，以“右侧乳房肿块”收入院。

既往史：体健，否认高血压、糖尿病等疾病史，否认手术史、药物过敏史，预防接种史不详。

个人史：原籍长大，大学文化，专业技术人员，家庭关系和睦；否认吸烟、饮酒史；否认吸毒史，否认药物依赖及成瘾史，否认不洁性生活史。

家族史：父亲、母亲体健，育有 1 女，女儿及配偶均体健，否认二系三代中有类似疾病及家族性遗传病史。

专科体检：意识清醒，脉搏 78 次 / 分，呼吸 18 次 / 分，血压 123/77 mmHg，体温 37 ℃，自主体位，无病面容，体重 53 kg，身高 1.61 m，BMI 20.44 kg/m^2。查体：患者全身皮肤黏膜无黄染，双乳对称，右侧乳腺外上象限距乳头 2.0 cm 处可触及一 2.0 cm × 2.0 cm 大小的肿块，质硬，边界欠光滑，界线欠清，无压痛，酒窝征阴性，橘皮征阴性。左侧乳腺未触及明显肿块。双侧乳头无凹陷、无溢液，双侧腋窝及双侧锁骨上未触及明显肿块，余浅表淋巴结未触及肿大。

住院期间：患者入院当天行“右侧乳腺肿瘤旋切 + 腔镜下保留乳头、乳晕皮下腺体切除 + 扩张器植入 + 前哨淋巴结活检 + 腋窝淋巴结清扫术”，留置负压引流管 2 根并妥善固定，引流通畅。患者术后平卧位休息，切口敷料干燥，切口钝痛，NRS 评分为 3 分，自理能力评定为中度依赖，跌倒 / 坠床评分为 1 分，压力性损伤评分为 19 分，营养评分为 1 分。医嘱给予一级护理、禁食、鼻导管吸氧 3 L/min、心电监护；测血压、脉搏、血氧饱和度（q2h）；止吐、营养支持等对症治疗。鼓励患者术后早期活动，并行下肢踝泵运动以预防深静脉血栓。指导患者正确进行翻身以预防压疮。患者术后 2 小时少量饮水；术后 4 小时进清淡易消化的流质饮食；术后 6 小时进少量半流质饮食，已自解小便，在协助下可下床活动。术后第 1 天，停用鼻导管吸氧和心电监护，观察引流液的颜色、性质、量均正常；术后第 2 天，引流液正常，无并发症发生，医嘱予以出院，完善出院健康宣教。

知识拓展

一、概述与日间手术标准

（一）概述

乳房重建的方法主要分为假体植入乳房重建和自体组织移植乳房重建或自体组织 + 乳房假体植入乳房重建。假体乳房重建的适应证选择较严格，一般适于再造乳房体积较小、局部有良好软组织覆盖、年轻、不愿意牺牲身体其他部位组织的患者，方法是将充有硅胶、硅凝胶或盐水的假体植入乳房切除后的皮瓣下或胸大肌下。

扩张法联合假体置入乳房再造术是目前常用的乳房再造术式之一。该术式妥善地解决了乳房再造与放射治疗时机选择的问题，适用于术前、术中不能确定术后治疗方案，特别是不能确定是否需要放射治疗的患者。该术式可在乳腺癌手术时按照即刻再造的方案设计切口和切除范围，先置入皮肤扩张器，待方案明确或放射治疗结束后，置换成乳房假体。此案例患者所行手术就是扩张法联合假体置入乳房再造术。

（二）日间手术标准

（1）年龄 18 ～ 65 周岁，且无严重合并症，重要脏器无明显异常。

（2）心肺功能正常，无未经正规治疗的高血压、糖尿病等。

（3）乳腺肿瘤未侵犯皮肤、胸壁。

（4）无长期吸烟史。

（5）免疫功能正常。

（6）术后有成人陪同，住所有 24 小时急诊医院且车程在 1 小时内的。

（7）患者充分了解手术过程和风险，有强烈的手术意愿。

（8）同意行日间手术。

二、入院前护理

（一）指导完成术前各项检查

入院准备中心护士指导患者完成术前各项检查与化验，患者经评估符合准入标准，于门诊预约手术日期。术前检查类型及项目详见表 3-23-1。

表 3-23-1 术前检查类型及项目

检查类型	检查项目
实验室检查	血常规＋血型、凝血功能、生化、乙肝五项＋丙肝抗体、HIV 抗体、梅毒螺旋体抗体、肿瘤指标、粪常规、尿常规、如有必要行血气分析
影像学检查	胸部 CT、腹部 B 超、锁骨上 B 超，以及颈部、上肢、下肢血管 B 超，如有必要行心脏超声、肺功能检查
心电图检查	心律与心率如有异常，需进一步检查
术前麻醉评估	ASA 分级为Ⅰ～Ⅱ级，无严重心肺疾病
专科检查	乳腺腋下 B 超，双侧钼靶、乳腺 MRI 检查

（二）常规次日手术院前准备

1. 健康宣教

（1）告知患者手术及麻醉方式、可能出现的并发症和治疗方案。

（2）指导患者术前停药时间：如华法林等抗凝血药物至少停药 1 周，糖尿病患者手术当日暂停降糖药物的使用，高血压患者术日晨口服降压药。

（3）饮食指导：术前 6 小时开始禁食，术前 2 小时开始禁饮。

（4）手术应避开月经期，如遇月经来潮，需告知医护人员。

（5）告知患者入院前卸掉美甲、剪指甲、洗澡，做好个人卫生，明确办理入院的时间、流程，医保缴费等，以及手术所需物品准备等相关事宜。

2. 询问病史

（1）有无其他基础疾病，如糖尿病、高血压等，及时监测并控制近期血糖、血压的变化。

（2）过敏史：有无药物、食物过敏史。

（3）既往史：评估月经史、婚育史、哺乳史及既往是否患有乳房良性肿瘤、有无乳房整形手术史等。

（4）家族史：了解家族中是否有乳腺癌或者其他肿瘤的患者。

3. 心理护理

乳腺癌患者由于手术后身体外形会受到不同程度的损害，加上对手术及扩张器放入治疗的预后不了解，往往会产生恐惧、忧虑等不良心理。通过与患者进行有效的沟通交流，讲解疾病与手术相关知识、成功病例，介绍心态积极的患者与其认识，并鼓励患者之间进行抗癌经验交流，消除患者和家属心中的疑虑，帮助患者树立战胜疾病的信心，从而积极配合治疗与护理。

三、住院期间日间手术护理

（一）当日术前准备

（1）术前更换手术衣裤，取下眼镜、饰品、活动性义齿等物品，佩戴腕带，戴上一次性帽子和脚套。

（2）术区备皮。

（3）核对手术交接单。

（二）术中麻醉

给予气管插管和静脉麻醉，麻醉过程中常规使用托烷司琼预防呕吐，体位采取平卧位。

（三）术后护理

1. 生命体征监测

术后进行心电监护及血氧饱和度监测，完善病情记录。注意应在健侧手臂测量血压。

2. 体位管理

术后取平卧位，6 小时后可取低半卧位，每 2 小时更换体位，减轻局部受压，更换体位时应避免压迫术侧肢体。

3. 氧气疗法

术后按医嘱给予低流量鼻导管吸氧，以改善患者呼吸并促进麻醉药物代谢。

4. 饮食指导

按表 3-23-2 指导患者术后逐渐恢复正常饮食，如果患者出现恶心、呕吐，暂时停止进食，防止误吸，呕吐严重者可遵医嘱使用止吐药物。

表 3-23-2　术后饮食指导

时间	饮食类型	具体饮食种类
术后 2 小时	禁食，可少量饮水	可试饮水 10 ～ 20 mL，无呛咳，可少量增加
术后 4 小时	清流质饮食	无渣果蔬饮料、轻薄米汤
术后 6 小时	易消化的半流质饮食	米粥、藕粉、蛋羹、烂面条
次日	高蛋白、高维生素、低脂肪饮食	蔬菜、水果、鱼类、肉类 禁食辛辣、刺激性的食物

5. 疼痛护理

推荐以非药物方式提高疼痛阈值，如听音乐、深呼吸、与家人聊天等。如疼痛难忍时，可遵医嘱使用止痛药物。

6. 伤口护理

（1）乳房包扎：术后扩张器植入的患者不进行加压包扎，尤其乳房中段应放松包扎，以避开乳头及周围组织。包扎时切口上加适度的软棉垫，防止植入扩张器移位。

（2）观察伤口和皮瓣情况：观察伤口敷料渗血、渗液情况，注意皮瓣的颜色、温度及创面愈合情况。如果切口周围皮温低，皮瓣呈青紫色且有淤斑，应报告医师及时处理。

7. 引流管护理

定时挤压引流管，保持其通畅。注意观察术后引流液情况，引流过少考虑引流管是否通畅，管路有无受压、打折、脱出等情况；变换体位时，需要注意避免牵拉、拖拽管路，防止出血发生，从而发生皮下血肿、皮瓣坏死而影响切口愈合。

8. 患侧上肢功能锻炼

乳腺癌术后应尽早开始适当的患肢功能锻炼，但有扩张器植入时，患肢肩关节活动的时间、范围需严格控制。功能锻炼方法：术后 1 ～ 2 天患肢适当抬高，勿外展外旋，指导患者做伸指、握拳、屈腕等动作；术后 3 ～ 4 天做屈肘锻炼；术后 2 周开始锻炼肩关节，可逐渐做摸同侧耳郭、小幅度前后摆臂等运动，切忌操之过急，应循序渐进。

9. 术后常见并发症的观察与护理

（1）皮瓣坏死：伤口敷料包扎不合理、皮瓣过薄、张力大、室温过低等容易引起皮瓣血管痉挛、缺氧、坏死。因此，保持合适室温、伤口敷料包扎松紧适宜、维持引流通畅能有效防止手术创腔积液或包扎过紧等导致的皮瓣血液循环不良而致皮瓣坏死。术后注意观察皮瓣的颜色、温度及是否有肿胀等，及时发现皮瓣的异常情况，尽早处理。

（2）血肿：是术后常见并发症，患者的一般表现为患侧乳房肿胀、局部淤斑等。

术后应密切观察伤口周围皮肤颜色、温度、敷料及引流管的情况，保持引流通畅，详细记录引流液的量、性质，听取患者异常主诉，早期发现并积极处理。尽快清除血肿、放置引流管是有效的治疗方法。

（3）切口感染：感染的症状包括局部及全身表现，局部表现为红、肿、疼痛、伤口渗液等；全身表现为发热、白细胞计数增加等。因此，术后需密切观察切口局部有无红、肿、热、痛等异常征象，监测体温变化情况，保持切口处清洁干燥，按时给予切口换药。如发生感染，取分泌物行细菌培养，遵医嘱使用抗生素，配合切口换药，保持引流通畅，一般可有效控制感染。

（4）扩张器移位：乳腺癌术后切口愈合拆线后，开始定期向植入的扩张器内充注适量的无菌生理盐水，随着胸部扩张器内注水量和重力的同步增加，扩张器易发生移位。术后初期起床活动等应有家人陪伴，避免患侧肢体牵拉或者剧烈活动使扩张器部位受压、移位。注意观察术侧胸部大小及形态，如发现异常及时就诊。

（5）切口裂开：扩张器植入术后如果活动不当、动作幅度过大可能造成切口裂开，常在术后 1 周左右发生，对于伴有糖尿病病史的患者更容易发生。因此，术后密切观察患者伤口，并做好护理。切口敷料包扎松紧适宜，术后指导患者半卧位，教会正确吸痰的方法，积极预防、治疗呼吸道疾病能有效减轻胸部切口张力，防止切口裂开。同时要控制好糖尿病患者的血糖水平，能有效降低血糖对患者伤口愈合的影响。

四、出院

（一）出院标准

（1）生命体征平稳。

（2）无并发症。

（3）引流液颜色、性质、量均正常。

（4）可自行排尿。

（二）随访

出院后第 1 天晨起电话随访，询问术后体温、进食、切口及引流情况。每日记录引流瓶中数值，随时与主管医师联系。出院后3天，门诊复查酌情拔管；术后2～3年，建议每 3 个月复查 1 次；术后 5 年内，建议每半年复查 1 次；术后 5 年以上，建议每年复查 1 次。

参考文献

[1] 中国抗癌协会乳腺癌专业委员会，中国医师协会外科医师分会乳腺外科医师委员会，上海市抗癌协会乳腺癌专业委员会．乳腺肿瘤整形与乳房重建专家共识（2022 年版）[J]. 中国癌症杂志，2022，32（9）：836-924.

[2] 董维玮，宋宇鹏，刘莹，等．乳腺癌根治术后延期假体置入乳房再造术的临床进展 [J]. 中国整形美容杂志，2020，31（2）：82-85.

[3] 韩玲，王蓓，伍焱，等．乳腺癌手术同期扩张器植入患者围手术期的护理 [J]. 现代临床护理，2014，13（11）：41-44.

（王东梅）

案例 24 乳腺癌保乳术

病历摘要

现病史：患者，女，39 岁，1 天前在家中无意发现右侧乳房肿块，约花生大小，无明显胀痛，无皮肤红肿、糜烂、溢血、溢液，不影响上肢活动，否认该处外伤史。门诊查乳腺 B 超示右侧乳房低回声，今为进一步诊治来我院，门诊以“右侧乳房肿块”收入院。

既往史：体健，否认高血压、糖尿病等疾病史，否认手术史、药物过敏史，预防接种史不详。

个人史：原籍长大，大学文化，专业技术人员，家庭关系和睦；否认吸烟、饮酒、吸毒、药物依赖及成瘾、不洁性生活史。

家族史：父亲、母亲体健，无兄弟姐妹，育有 1 子，儿子及配偶均体健，否认二系三代中有类似疾病及家族性遗传病史。

专科体检：意识清醒，脉搏 80 次 / 分，呼吸 18 次 / 分，血压 118/76 mmHg，体温 36.2 ℃，自主体位，无病面容，体重 55 kg，身高 1.62 m，BMI 20.95 kg/m^2。查体：患者全身皮肤黏膜无黄染，双乳对称，右侧乳腺外上象限距离乳头 3.0 cm 处可触及一 1.5 cm × 2.0 cm 大小的肿块，质硬，边界欠光滑，界线欠清，无压痛，酒窝征阴性，橘皮征阴性。左侧乳腺未触及明显肿块。双侧乳头无凹陷、无溢液，双侧腋窝及双侧锁骨上未触及明显肿块，余浅表淋巴结未触及肿大。

住院期间：患者入院当天行“右侧乳腺全切除 + 前哨淋巴结活检术”，留置负压引流管 1 根并妥善固定，引流通畅。术后平卧位休息，切口敷料干燥，切口钝痛，NRS 评分为 3 分，自理能力评定为中度依赖，跌倒 / 坠床评分为 1 分，压力性损伤评分为 19 分，营养评分为 1 分。医嘱给予一级护理、禁食、鼻导管吸氧 3 L/min、心电监护；测血压、脉搏、血氧饱和度（q2h）；止吐、营养支持等对症治疗。鼓励患者术后早期活动，并行下肢踝泵运动以预防深静脉血栓。指导患者正确进行翻身以预防压疮，患者术后 2 小时，可少量饮水；术后 4 小时，进清淡易消化流质饮食；术后 6 小时，进少量半流质饮食，已自解小便，在协助下可下床活动。手术次日，停止鼻导管吸氧和心电监护，医嘱予以出院，完善出院健康宣教。

知识拓展

一、概述与日间手术标准

（一）概述

保留乳房的乳腺癌切除术适合Ⅰ期、Ⅱ期的乳腺癌患者，且乳房有适当体积，术后能保持外观效果者，无法获得切缘阴性者禁忌施行该手术。原发病灶切除范围应包括肿瘤、肿瘤周围 1 ～ 2 cm 的组织，确保标本的边缘无肿瘤细胞浸润，术后必须辅以放疗等。

（二）日间手术标准

（1）年龄 18 ～ 65 周岁，且无严重合并症、器质性疾病。

（2）无基础性疾病，如心脏病、脑血栓、肺部疾病及未经正规治疗的高血压、糖尿病等。

（3）穿刺病理确诊为乳腺癌，且切缘阴性。

（4）术后有成人陪同，住所有 24 小时急诊医院且车程在 1 小时内的。

（5）同意行日间手术。

二、入院前护理

（一）指导完成术前各项检查

入院准备中心护士指导患者完成术前各项检查与化验，患者经评估符合准入标准，于门诊预约手术日期。术前检查类型及项目详见表 3-24-1。

表 3-24-1　术前检查类型及项目

检查类型	检查项目
实验室检查	血常规＋血型、凝血功能（凝血酶原时间、凝血酶原活动度、纤维蛋白原、凝血酶时间、活化部分凝血活酶时间、国际标准化比值、D-二聚体、正常凝血酶原时间、正常活化部分凝血活酶时间、正常凝血酶时间）、生化（血糖、肝功能、肾功能、血脂、电解质）、乙肝五项＋丙肝抗体、HIV 抗体、梅毒螺旋体抗体（筛查试验）、肿瘤指标、粪常规、尿常规
影像学检查	胸部 CT、腹部 B 超、锁骨上 B 超，以及颈部、上肢、下肢血管 B 超，如有必要行心脏超声、肺功能检查
心电图检查	心律与心率如有异常，需进一步检查
术前麻醉评估	ASA 分级为Ⅰ～Ⅱ级，无严重心肺疾病
专科检查	乳腺腋下 B 超，双侧钼靶、乳腺 MRI 检查

（二）常规次日手术院前准备

1. 健康宣教

（1）告知患者手术及麻醉方式、可能出现的并发症和治疗方案。

（2）指导患者术前停药时间：如华法林等抗凝血药物至少停药 1 周，糖尿病患者手术当日暂停降糖药物的使用，高血压患者术日晨口服降压药。

（3）饮食指导：术前 6 小时开始禁食，术前 2 小时开始禁饮。

（4）手术应避开月经期，如遇月经来潮，需告知医护人员。

（5）告知入院前卸掉美甲、剪指甲、洗澡，做好个人卫生，明确办理入院的时间、流程，医保缴费等，以及手术所需物品准备等相关内容。

2. 询问病史

（1）有无其他基础疾病，如糖尿病、高血压等，及时监测并控制近期血糖、血压的变化。

（2）过敏史：有无药物、食物过敏史。

（3）既往史：评估月经史、婚育史、哺乳史及既往是否患有乳房良性肿瘤等。

（4）家族史：了解家族中是否有乳腺癌或其他肿瘤的患者。

3. 心理护理

护士应做好患者和家属的心理护理。乳房是女性重要的性器官，乳房切除不仅影响女性曲线美，患者心理也会受到严重影响。护士应耐心倾听患者的内心感受和诉求，告知患者乳腺癌相关知识，讲解手术注意事项，向患者分享成功案例，以减缓其紧张情绪，使患者更好地配合治疗。

三、住院期间日间手术护理

（一）当日术前准备

（1）术前更换手术衣裤，取下眼镜、饰品、活动性义齿等物品，佩戴腕带，戴上一次性帽子和脚套。

（2）术区备皮。

（3）核对手术交接单。

（二）术中麻醉

给予气管插管和静脉麻醉，麻醉过程中常规使用托烷司琼预防呕吐，体位采取平卧位。

（三）术后护理

1. 生命体征监测

术后进行心电监护及血氧饱和度监测，完善病情记录。注意应在健侧手臂测量血压。

2. 体位管理

术后患者取平卧位或者低半卧位，预防压力性损伤，至少每 2 小时更换 1 次体位，更换体位时应避免压迫术侧肢体。

3. 氧气疗法

术后按医嘱给予低流量鼻导管吸氧，以改善患者呼吸并促进麻醉药物代谢。

4. 饮食指导

按表 3-24-2 指导患者术后逐渐恢复正常饮食，如果患者出现恶心、呕吐，暂时停止进食，防止误吸，呕吐严重者可遵医嘱使用止吐药物。

表 3-24-2 术后饮食指导

时间	饮食类型	具体饮食种类
术后 2 小时	禁食，可少量饮水	可试饮水 10 ～ 20 mL，无呛咳，可少量增加
术后 4 小时	清流质饮食	无渣果蔬饮料、轻薄米汤
术后 6 小时	易消化的半流质饮食	米粥、藕粉、蛋羹、烂面条
次日	高蛋白、高维生素饮食	蔬菜、水果、鱼类、肉类

5. 疼痛护理

推荐以非药物方式提高疼痛阈值，如听音乐、深呼吸、与家人聊天等，必要时可遵医嘱使用止痛药物。

6. 伤口护理

（1）加压包扎：手术部位用弹力绷带加压包扎，使皮瓣紧贴胸壁，防止积液积气。包扎的松紧度以可伸入 1 指，能维持正常血运，且不影响呼吸为宜。若绷带松脱，应及时重新加压包扎。

（2）观察伤口和皮瓣情况：观察伤口敷料是否有渗血、渗液情况，注意皮瓣的颜色及创面愈合情况，正常皮瓣的温度较健侧略低，颜色红润，并与胸壁紧贴；如果皮瓣颜色暗红，提示血液循环欠佳，有坏死的可能，应报告医师及时处理。

（3）观察患侧上肢远端血液循环：如果出现皮温下降、皮肤青紫、桡动脉搏动不能扪及、手指麻木等，提示腋窝部位血管受压，肢端血液循环受损，应及时调整绷带的松紧度。

7. 引流管护理

术后皮瓣下常规放置引流管并接负压引流装置，负压吸引可及时、有效地吸出残腔内的积液、积血，并使皮肤紧贴胸壁，从而有利于皮瓣愈合。

（1）有效吸引：引流球或引流瓶应保持负压状态，压力大小要适宜。

（2）妥善固定：根据患者的体位更换固定位置，卧位时固定于床边，站立时固定于衣角。变换体位时，应先将引流管和引流瓶置于患者身边，再随患者一起更换体位，并妥善固定，防止对管路的牵拉。

（3）保持通畅：定时挤压引流管，避免管道堵塞。注意引流管不要受压和扭曲。若局部有积液、皮瓣不能紧贴胸壁且有波动感，报告医师及时处理。

（4）观察引流液：注意观察引流液的颜色、性质和量。术后引流液颜色逐渐变淡，量逐渐减少，如果引流液大于 100 mL/h 或者颜色鲜红，提示有活动性出血，应立即汇报医师。

8. 患侧上肢功能锻炼

早期开始患侧上肢的功能锻炼，以增强肌力和预防粘连，尽早恢复患侧上肢功能。锻炼时应遵守循序渐进的原则，锻炼方案详见表 3-24-3。

表 3-24-3 乳腺癌患者术后功能锻炼方案

时间	锻炼方法	频次、注意事项
术后 24 小时	伸指、握拳、屈腕等	① 20 ～ 30 分 / 次，3 ～ 4 次 / 日 ②术后 7 天内、皮下积液或术后 1 周引流液超过 50 mL 时，限制肩关节外展 ③严重皮瓣坏死者，术后 2 周内避免大幅度运动
术后 1 ～ 3 天	①屈肘、伸臂（可用健侧上肢或他人协助） ②肩关节前屈（小于 30° ）、后伸（小于 15° ）	
术后 4 ～ 7 天	①用患侧手洗脸、刷牙、进食等 ②患侧手触摸对侧肩部及同侧耳朵	
术后 8 ～ 9 天	以肩部为中心，前后摆臂	
术后 10 天～ 2 周	①抬高患侧上肢：将患侧肘关节伸屈、手掌置于对侧肩部，直至患侧肘关节与肩平齐 ②手指爬墙：每日标记高度，逐渐递增幅度，直至患侧手指能高举过头 ③梳头：以患侧手越过头顶梳对侧头发、扪对侧耳朵	

9. 深静脉血栓的预防

指导患者做踝泵运动，并鼓励患者早期下床活动。观察患者肢体肿胀、疼痛和呼吸情况，如突然出现胸闷气促、呼吸困难、下肢肿胀、疼痛，应注意是否有深静脉血栓形成和肺栓塞的发生，立即汇报医师并配合处理。

10. 术后常见并发症的观察与护理

（1）患侧上肢肿胀：患侧腋窝淋巴结切除、头静脉被结扎、腋静脉栓塞、局部积液或感染等因素可导致上肢淋巴回流不畅和静脉回流障碍，从而引起患侧上肢肿胀。①避免损伤：避免患肢测血压、抽血、注射或输液等；避免患肢过度活动、负重和外伤。②抬高患肢：平卧时患肢下方垫枕抬高 10° ～ 15° ，肘关节轻度屈曲；半卧位时屈肘 90° 放于胸腹部；下床活动时用吊带托或用健侧手将患肢抬高于胸前，避免患肢下垂过久。③促进肿胀消退：在专业人员指导下向心性按摩患侧上肢，或进行握拳、屈肘、伸肘以促进淋巴回流。

（2）出血：术后当日密切监测患者血压和引流液的情况等，若发现血压下降，引流液颜色鲜红，引流速度大于 100 mL/h，提示存在活动性出血，应及时汇报医师，建立静脉通路，并配合医师进行相关处理。

（3）皮下积液：引流管堵塞、引流不畅使创面的渗出液不能及时被引流出来，或引流管拔出过早，均可造成渗出液积聚在皮下，形成积液。因此，术后应适当加压包扎，留置引流管，保持引流通畅。并且密切关注引流量，及时挤压引流管，避免引流管堵塞。

（4）切口感染：术后告知患者及家属切勿触碰切口，保持切口处清洁干燥，及时更换被污染的敷贴，做好切口换药。每日检查切口 1 ～ 2 次，观察切口有无红肿、疼痛及发热等。

（5）皮瓣坏死：与皮瓣过薄、缝合张力太大、术后胸带过紧等因素有关。关注患者胸带包扎松紧程度是否适宜，观察皮肤颜色是否发生变化，皮肤弹性和皮瓣温度如果出现异常情况，应立即汇报医师，积极处理。

四、出院

（一）出院标准

（1）生命体征平稳。

（2）无并发症。

（3）引流液颜色、性质、量均正常。

（4）能够自主排尿。

（二）随访

出院后第 1 天晨起电话随访，了解患者生命体征、有无发热、切口疼痛及引流液的引流情况等，每日记录引流瓶中数值，随时与主管医师联系。术后第 7 天，门诊复诊，酌情拔除引流管。常规病理回报后，与主管医师联系并返院，以制定后续治疗方案。术后 2 ～ 3 年，建议每 3 个月复查 1 次；术后 5 年内，建议每半年复查 1 次；术后 5 年以上，建议每年复查 1 次。

参考文献

[1] 李乐之，路潜 . 外科护理学 [M]. 7 版 . 北京：人民卫生出版社，2021.

[2] 陈孝平，汪建平，赵继宗 . 外科学 [M]. 9 版 . 北京：人民卫生出版社，2023.

[3] 戴燕，马洪升 . 日间手术护理 [M]. 北京：人民卫生出版社，2023.

（王东梅）

案例 25　男性乳腺发育行腔镜术

病历摘要

现病史：患者，男，24 岁，2 年前发现右侧乳房肥大，无明显胀痛、皮肤红肿、乳头溢液，不影响上肢活动，否认该处外伤史。病程中自觉右侧乳房缓慢增大，今来我院就诊，医师建议手术治疗，门诊以“右侧乳房发育”收入院。

既往史：体健，否认手术史、药物过敏史、传染病病史、中毒史等，预防接种史不详。

个人史：原籍长大，初中文化，自由职业，家庭关系和睦；否认吸烟、饮酒史；否认吸毒、不洁性生活史。

家族史：父亲、母亲体健，无兄弟姐妹，否认二系三代中有类似疾病及家族性遗传病史。

专科体检：意识清醒，脉搏 68 次 / 分，呼吸 17 次 / 分，血压 124/79 mmHg，体温 36.6 ℃，自主体位，无病面容，体重 75 kg，身高 1.75 m，BMI 24.48 kg/m^2。查体：患者全身皮肤黏膜无黄染，右侧乳房肥大，伴乳头后结节感，无压痛，双侧乳腺未触及肿块，双侧乳头无凹陷、溢液，酒窝征阴性，橘皮征阴性。双侧腋窝及双侧锁骨上未触及明显肿块，余浅表淋巴结未触及肿大。

住院期间：患者入院当天行“腔镜下右侧乳房皮下腺体切除术”，留置负压引流管 1 根并妥善固定，引流通畅。术后取平卧位休息，切口敷料干燥，切口钝痛，NRS 评分为1分，自理能力评定为中度依赖，跌倒/坠床评分为1分，压力性损伤评分为20分，营养评分为 0 分。医嘱给予一级护理、禁食、鼻导管吸氧 3 L/min、心电监护；测血压、脉搏、血氧饱和度（q2h）；止吐、营养支持等对症治疗。每 2 小时协助患者翻身 1 次以预防压疮，并嘱患者行下肢踝泵运动以预防深静脉血栓。术后 2 小时患者可少量饮水，术后 4 小时可进清淡易消化流质饮食，术后 6 小时可进少量半流质饮食。患者可自解小便，家属协助下可下床活动，停止鼻导管吸氧和心电监护，医嘱予以出院，完善出院健康宣教。

知识拓展

一、概述与日间手术标准

（一）概述

男性乳腺发育是一种继发于乳腺导管、间质和（或）脂肪组织的增生性疾病，以男性乳房发育肥大为特征，通常表现为单侧或双侧乳房进行性增大，有时可伴乳头和乳晕增大，伴或不伴疼痛及触痛，偶见乳汁样分泌物。

乳房腔镜手术可单独或与脂肪抽吸术联合进行，适用于所有男性乳腺发育的患者，尤其适合腺体脂肪混合型的患者。乳房腔镜手术治疗男性乳腺发育时，多采用充气建腔法和悬吊法建立操作空间，通过 2 个操作孔和 1 个进镜孔引入腔镜器械进行操作。

（二）日间手术标准

（1）临床诊断为男性乳腺发育。

（2）乳腺肥大持续 24 个月不消退。

（3）年龄大于 14 周岁的男性，有强烈手术意愿。

（4）无乳腺肿瘤病史或乳腺手术史。

（5）无基础性疾病，如心脏病、脑血栓、肺部疾病及未经正规治疗的高血压、糖尿病等。

（6）未合并可以导致男性乳腺发育的疾病，如睾丸肿瘤、先天性睾丸发育不全综合征、甲状腺功能亢进、原发性性腺功能低下。

（7）患者同意行日间手术。

二、入院前护理

（一）指导完成术前各项检查

入院准备中心护士指导患者完成术前各项检查与化验，患者经评估符合准入标准，于门诊预约手术日期。术前检查类型及项目详见表 3-25-1。

表 3-25-1 术前检查类型及项目

检查类型	检查项目
实验室检查	血常规＋血型、凝血功能、生化、乙肝五项＋丙肝抗体、HIV 抗体、梅毒螺旋体抗体、肿瘤指标、粪常规、尿常规、性激素和促性腺激素检查
影像学检查	胸部 CT 或胸部正侧位 X 线
心电图检查	心律与心率如有异常，需进一步检查
术前麻醉评估	ASA 分级为Ⅰ～Ⅱ级，无严重心肺疾病
专科检查	乳腺腋下 B 超、双侧钼靶检查

（二）常规次日手术院前准备

1. 健康宣教

（1）告知患者手术及麻醉方式、可能出现的并发症和治疗方案。

（2）指导患者术前停药时间：如华法林等抗凝血药物至少停药 1 周，糖尿病患者手术当日暂停降糖药物的使用，高血压患者术日晨口服降压药。

（3）饮食指导：术前 6 小时开始禁食，术前 2 小时开始禁饮。

（4）告知患者办理入院的时间、住院病房、生活物品的准备、医保缴费等相关事宜，告知的主要形式为发放纸质宣教材料及口头宣教，患者签署入院须知，解答患者提出的疑问。

2. 询问病史

（1）有无其他基础疾病，如糖尿病、高血压等，及时监测并控制近期血糖、血压的变化。

（2）过敏史：有无药物过敏史。

（3）既往史：评估既往是否患有内分泌紊乱、性腺功能减退、先天性性腺功能低下等疾病。

（4）用药史：有无激素类药物用药史。

3. 心理护理

男性乳腺发育虽为一种良性疾病，但由于外观女性化会使患者产生焦虑、自卑等不良心理，患者渴望能够通过手术解除躯体的受累和精神的压抑，对手术效果抱有极大的希望。护理人员应积极与患者交流，介绍科室的医疗护理情况和技术水平，帮助患者调整心理状态，保护隐私，使其产生安全感，积极主动配合手术治疗，保证手术顺利进行。

三、住院期间日间手术护理

（一）当日术前准备

（1）术前更换手术衣裤，取下眼镜、饰品、活动性义齿等物品，佩戴腕带，戴上一次性帽子和脚套。

（2）术区备皮。

（3）核对手术交接单。

（二）术中麻醉

给予气管插管和静脉麻醉，麻醉过程中常规使用托烷司琼预防呕吐，体位采取平卧位。

（三）术后护理

1. 生命体征监测

术后进行心电监护及血氧饱和度监测，完善病情记录。注意应在健侧手臂测量血压。

2. 体位管理

术后取平卧位或者低半卧位，每 2 小时更换 1 次体位，预防压力性损伤的发生，更换体位时应取健侧卧位，以免术侧肢体受压。

3. 氧气疗法

术后按医嘱给予低流量鼻导管吸氧，以改善患者呼吸并促进麻醉药物代谢。

4. 饮食指导

按照表 3-25-2 进行术后饮食指导，如果患者出现恶心、呕吐，暂时停止进食，防止误吸，呕吐严重者可遵医嘱使用止吐药物。

表 3-25-2 术后饮食指导

时间	饮食类型	具体饮食种类
术后 2 小时	禁食，可少量饮水	可试饮水 10 ～ 20 mL，无呛咳，可少量增加
术后 4 小时	清流质饮食	无渣果蔬饮料、轻薄米汤
术后 6 小时	易消化的半流质饮食	米粥、藕粉、蛋羹、烂面条
次日	高蛋白、高维生素饮食	蔬菜、水果、鱼类、肉类

5. 疼痛护理

术后切口处和乳头会偶有疼痛感，属于正常现象，随着时间的推移能够逐渐恢复。推荐以非药物方式提高疼痛阈值，如取舒适体位、听音乐、与家人聊天等。如果疼痛难耐，可遵医嘱给予止痛药物，用药后评估用药效果。

6. 伤口护理

（1）加压包扎：包扎时弹力绷带松紧适度，防止过紧引起胸闷、呼吸困难、肢体血液供应不良等，过松则不利于皮瓣与胸壁紧密贴合。若绷带松脱，及时重新加压包扎。

（2）观察伤口敷料：是否有渗血、渗液情况，出现渗血、渗液时应及时给予切口换药并更换敷料，防止切口感染。

7. 乳头、乳晕的护理

包扎伤口时无菌纱布和弹力绷带中间剪孔开窗包扎，避让乳头、乳晕区域，防止乳头变形或血运不畅。暴露乳头、乳晕，便于观察该处的血运情况，如果乳头、乳晕颜色变暗、发黑应及时通知医师。嘱患者注意保护好乳头部位，睡觉和活动时避免压迫。

8. 引流管护理

术后可根据情况留置引流管，引流管接负压引流瓶，妥善固定，防止牵拉脱落；保持引流通畅，避免引流管受压、扭曲，定期挤压引流管防止阻塞，挤压时一手固定近端引流管，由近端向远端进行挤压，以保持有效的持续负压吸引状态；每天记录引流液的颜色、性质和量，发现异常立即与主管医师联系。

9. 心理护理

保护患者隐私，不讨论患者病情，给予患者尊重，耐心听取患者的需求，及时给予帮助和关心。

10. 术后常见并发症的观察与护理

（1）皮下气肿：腔镜手术需要建立皮下气道，术后可能发生皮下气肿，所以术中应严格控制气压。在护理过程中，如果发现患者术区周围皮肤出现肿胀，用手按压看到气体在皮下组织内移动，出现“握雪感”，听到类似捻动头发的声音，可判断为皮下气肿。一般小范围的皮下气肿可自行吸收，无须特殊处理，若出现大范围的皮下气肿，应立即上报主管医师，可行皮下穿刺抽出气体。

（2）出血：做好术前准备，血常规和凝血功能的检查一定要完善，排除隐匿性的血液系统问题；长期口服抗凝药物或抗血小板药物（如阿司匹林、利伐沙班、硫酸氢氯吡格雷等）的患者建议停药数天后再手术；对于有出血倾向的患者，可使用止血药物。术后用弹力绷带加压包扎，包扎要紧实，不能自行调节松紧度，以免术后包扎紧实度不够引发出血。注意观察患者切口敷料有无渗血及引流液的情况，术后对引流管定时实施相应的挤压操作，确保引流管运行通畅。

（3）皮下血肿：是术后常见的并发症，告知患者减少患肢活动，同时强调切勿擅自解除弹力绷带，加压包扎可促进皮瓣与胸壁贴合，防止皮下出血引起血肿。如留置引流管，应注意保持引流通畅，防止皮下积血。解除弹力绷带后应穿松紧适度的内衣，建议1周内少做抬手、后伸等过度拉伸的动作，不建议做洗衣、拖地等家务；1个月内避免剧烈运动及活动，注意保护胸部，避免压迫或者撞击。对乳头、乳晕附近的血肿应争取早发现、早处理，不能等其自然吸收，因为此处血肿造成的局部张力可影响乳头、乳晕的血运。

（4）乳头、乳晕坏死：是腔镜皮下腺体切除的一个较严重的并发症，一般由血运障碍引起，术中要特别注意保护真皮下血管网，切断乳管时应避免用超声刀长时间操作，有条件的可以使用热损伤较小的超声刀进行切割，以减少热损伤。弹力绷带加压包扎时可避开乳头、乳晕，避免影响血运，术后如发现有血液供应不足，可进行扩张血管、改善微循环治疗。若发生坏死，在坏死组织脱落后或手术清除坏死组织后进行乳头、乳晕的重建。

四、出院

（一）出院标准

（1）生命体征平稳。

（2）无并发症。

（3）引流液颜色、性质、量均正常。

（二）随访

手术出院后第1天晨起电话随访，了解患者的生命体征，有无发热、切口及引流液的引流情况等。患者每日记录引流瓶中数值，随时与主管医师联系。术后第7天门诊复诊，酌情考虑拔管，追查病理结果。术后1个月、3个月来院复查。

参考文献

[1] 中国医师协会微无创分会乳腺专家委员会．乳腺疾病腔镜手术专家共识及操作指南（2021版）[J]. 中国微创外科杂志，2021，21（12）：1057-1067.

[2] 尹俊辉，冀亮，苏航，等．男性乳腺发育症的外科治疗 [J]. 中国美容整形外科杂志，2022，33（2）：100-103.

[3] 胡俊丰，李明，胡超，等. 乳腔镜乳房皮下腺体切除术治疗男子乳腺发育 17 例 [J]. 中国微创外科杂志，2019，19（1）：23-26.

（王东梅）

案例 26 腱鞘囊肿切除术

病历摘要

现病史：患者 2 年前无意中发现左腕部肿块，约绿豆大小，无疼痛，无麻木，无活动受限，未予重视，2 年来肿块逐渐增大，现约黄豆大小，局部有疼痛，伴左腕活动受限，天冷时明显。患者为求进一步治疗，遂至我院门诊就诊，MRI 提示左腕腱鞘囊肿，为手术治疗，门诊以“左腕腱鞘囊肿”收入院。

既往史：体健，否认高血压、糖尿病等疾病史，否认手术史、药物过敏史，预防接种史不详。

个人史：原籍长大，无特殊宗教信仰，高中文化，普通职员，性格外向，家庭关系和睦；否认吸烟、饮酒、吸毒、药物依赖及成瘾、不洁性生活史。

家族史：父亲、母亲体健，无兄弟姐妹，否认二系三代中有类似疾病及家族性遗传病史。

专科体检：意识清醒，脉搏 70 次 / 分，呼吸 18 次 / 分，血压 121/76 mmHg，体温 36.5 ℃，自主体位，无病面容，体重 55 kg，身高 1.6 m，BMI 21.48 kg/m^2。查体：左腕部背侧可触及约 1.0 cm × 0.5 cm 大小的肿物，质软，无压痛，无波动感，无明显活动受限，无皮肤破溃，无红肿，指端血运可，感觉无明显减退。

住院期间：患者入院当天行“左腕关节腱鞘囊肿切除 + 肌腱松解 + 滑膜切除术”，术后取平卧位休息，左腕部切口敷料干燥，切口活动时钝痛，NRS 评分为 2 分，自理能力评定为轻度依赖，跌倒 / 坠床评分为 1 分，压力性损伤评分为 22 分，营养评分为 0 分。医嘱给予二级护理、普通饮食、鼻导管吸氧 2 L/min、心电监护；测血压、脉搏、血氧饱和度（q2h，3 次）；抗感染、止痛、消肿等对症治疗。鼓励患者术后早期活动，并行双下肢踝泵运动以预防深静脉血栓。患者术后如无恶心、呕吐便可开始饮温开水10～20 mL，可床上半坐卧位；观察30分钟，如无不良反应即可进清淡易消化饮食，患者术后6小时，医嘱予以出院，完善出院健康宣教。

知识拓展

一、概述与日间手术标准

（一）概述

腱鞘囊肿切除术一般在区域阻滞麻醉或全麻下进行，麻醉起效后，患者取平卧位，常规消毒铺巾。沿肿物表面做长约2.0 cm的切口，切开皮肤、浅筋膜，逐层进入，可见深筋膜下囊性肿物，分界清楚，约1.0 cm×1.0 cm大小，与腕关节相通。小心剥离周围神经及血管组织，彻底游离并完整切除肿物，将肿物送病理检查。反复冲洗创口，修复关节囊，逐层缝合。

（二）日间手术标准

（1）符合腱鞘囊肿切除伴软组织修补术的适应证。

（2）肿物较大引起局部疼痛不适者。

（3）肿物位于手指近节掌侧而影响患者抓物者。

（4）肿物位于特殊神经部位引起神经压迫综合征。

（5）采用其他方法未能治愈或治疗后复发者。

（6）术后有成人陪同，住所有24小时急诊医院且车程在1小时内的。

（7）无严重合并症、器质性疾病者。

（8）患者同意行不过夜日间手术。

二、入院前护理

（一）指导完成术前各项检查

入院准备中心护士指导患者完成术前各项检查与化验，患者经评估符合准入标准，于门诊预约手术日期。术前检查类型及项目详见表3-26-1。

表 3-26-1 术前检查类型及项目

检查类型	检查项目
实验室检查	血常规＋血型、凝血功能（凝血酶原时间、凝血酶原时间活动度、国际标准化比值、抗凝血酶Ⅲ、纤维蛋白原、纤维蛋白原降解产物、D- 二聚体）、生化（血糖、肝功能、肾功能、血脂、电解质）、乙肝五项＋丙肝抗体、HIV 抗体、梅毒螺旋体抗体（筛查试验）
影像学检查	胸部正侧位 X 线、肿物部位 X 线 / 超声 /MRI
心电图检查	心律与心率如有异常，需进一步检查
术前麻醉评估	ASA 分级为Ⅰ～Ⅱ级，无严重心肺疾病
专科检查	肿物部位彩色多普勒超声检查

（二）常规次日手术院前准备

1. 健康宣教

（1）告知患者手术及麻醉方式、可能出现的并发症和治疗方案。

（2）指导患者术前停药时间：如糖尿病患者手术当日暂停降糖药物的使用，高血压患者术前 2 小时口服降压药。

（3）饮食指导：全麻手术患者术前6小时禁食固体饮食，术前2小时禁食清流质（表 3-26-2），若无糖尿病病史，推荐手术 2 小时前饮用 400 mL 含 12.5% 碳水化合物的饮料。

（4）告知患者办理入院的时间、住院病房、生活物品的准备、医保缴费等相关事宜，告知的主要形式为发放纸质宣教材料及口头宣教，患者签署入院须知，解答患者提出的疑问。

表 3-26-2 术前饮食指导

时间	饮食类型	具体饮食种类
术前 8 小时	低脂软食	米饭、面条、蛋类、瘦肉类、鱼类
术前 6 小时	流质饮食	米汤、奶制品、水
术前 2 小时	无渣碳水化合物饮品	清水、葡萄糖水，总量不超过 400 mL（不包括含酒精的饮料）

2. 询问病史

（1）有无其他基础疾病，如糖尿病、高血压、高血脂等，及时监测并控制近期血糖、血压的变化。

（2）过敏史：有无药物、食物过敏史。

（3）家族史及个人史：有无家族性遗传病、个人异常生活史。

3. 心理护理

护士在整个护理过程中应针对性地进行心理指导，使患者及家属了解腱鞘囊肿切除术的过程，解除思想顾虑，积极配合术前准备，保证手术的顺利进行，使患者快速康复出院。

三、住院期间日间手术护理

（一）当日术前准备

（1）入院后发放干净的手术衣服、裤子，并贴身更换（不包括内衣、内裤），取下眼镜、饰品、活动性义齿等物品，佩戴腕带，戴上一次性帽子和脚套。

（2）右上肢留置静脉通路，常规使用 18G 留置针。

（3）术前不留置导尿管。

（4）核对手术交接单。

（二）术中麻醉

（1）区域阻滞麻醉：超声引导下肌间沟臂丛神经阻滞（0.3% 的罗哌卡因 20 mL）。

（2）全麻：给予气管插管和静脉麻醉，麻醉过程中常规静脉给予氟比洛芬酯入壶预防疼痛、托烷司琼预防呕吐。

（三）术后护理

1. 个体监护

术后 6 小时内心电监护及血氧饱和度监测，完善病情记录，尤其注意切口渗液、渗血情况，若发现异常指标立即汇报医师及时处理。

2. 体位管理

①平卧位时，帮助患者肘关节屈曲，前臂自然稍内旋、掌心向下，于前臂下垫软枕；或肘关节屈曲 90° 于前臂和胸侧之间，前臂自然枕于枕上。②健侧卧位时患者向健侧翻身，平脐水平线位置放一枕头，患肢屈肘 90° ，前臂旋前置于枕上。③立位时以肩托带悬吊患肢，屈肘大于 90° ，使手腕部略高于心脏水平。

3. 氧气疗法

术后 6 小时内遵医嘱鼻导管吸氧 2 L/min，以改善患者呼吸并促进麻醉药物代谢。

4. 密切观察患肢末梢血液循环情况

术后应每小时观察 1 次患肢的皮肤温度、颜色、肿胀度、感觉、毛细血管充盈时间及手指活动情况，及时做好记录。若发现异常指标立即汇报医师及时处理。

5. 饮食指导

按照表 3-26-3 进行术后饮食指导，患者饮食要循序渐进。如果患者出现恶心、呕吐，暂时停止进食，按医嘱使用止吐药物。

表 3-26-3 术后饮食指导

时间	饮食类型	具体饮食种类
术后即刻	禁食，可少量饮水	可试饮水 10 ～ 20 mL，如无呛咳等不适，15 分钟后可增加饮水量
术后 0.5 小时	清流质饮食	无渣果蔬饮料、轻薄米汤
术后 4 小时	常规饮食	米饭、蔬菜、鱼类、肉类

6. 疼痛护理

根据疼痛程度采取药物与非药物方法镇痛。推荐的疼痛缓解方式有音乐放松疗法、正念冥想法、深呼吸放松法等，以非药物方式提高疼痛阈值。常规使用数字分级评分法评估疼痛情况，观察疼痛部位、程度、性质、持续时间、诱因，评分大于 3 分按医嘱正确使用止痛药物，并评估用药效果。

7. 活动指导

应快速康复要求，鼓励患者早期下床活动，按照循序渐进的原则，以未引起不适为宜。患肢康复后为了避免复发，避免患侧腕部承受重物，指导患者养成良好的生活习惯，禁烟、禁酒。患侧注意保暖，天气寒冷时注意戴护腕套，坚持功能锻炼，预防复发。

8. 术后常见并发症的观察与护理

（1）感染：是手术后最常见的并发症之一。感染通常表现为红肿、疼痛和发热等症状。若发生感染，需要及时就医，并使用抗生素进行治疗。保持伤口清洁干燥，避免感染；注意休息和营养摄入，促进伤口愈合。

（2）出血：手术后出血可能是由于手术过程中的血管损伤或术后凝血功能异常导致的，出血通常表现为伤口渗血或血肿形成。轻度出血可通过压迫止血或冷敷等方法进行处理，严重出血则需要及时就医。密切观察病情变化，定期检查伤口情况，及时发现并处理并发症。

（3）神经损伤：腱鞘囊肿手术过程中可能会损伤周围神经，导致患者出现麻木、疼痛或肌无力等症状。损伤神经的恢复时间较长，可能需要数月甚至数年，因此患者需要在医师的指导下进行康复训练。听取患者主诉，了解疼痛、麻木等症状的变化情况。

（4）复发：腱鞘囊肿术后复发也是一种常见的并发症。复发的原因可能与囊肿未完全切除、术后活动过早或术后护理不当等因素有关。若囊肿复发，需要重新评估病情并制定合适的治疗方案。关注患者的心理状态，给予适当的心理支持和安慰，帮助患者树立战胜疾病的信心。

四、出院

（一）出院标准

（1）生命体征平稳。

（2）无严重并发症。

（3）进食后无明显不适。

（4）一般情况良好：体温正常，创面无明显疼痛。

（5）伤口无异常，无感染征象，无明显渗出。

（6）患者与家属做好了出院准备并有成人家属陪护出院。

（二）随访

手术当日出院后 4 小时及出院后第 1 天晨起电话随访，询问术后自测血压、心率、体温，以及饮水、进食情况；术后是否有寒战、发热（≥ 38 ℃）、切口出血、切口严重疼痛等问题。术后第 7 天追查病理结果，术后 1 个月门诊复诊。

参考文献

[1] 中国加速康复外科专家组. 中国加速康复外科围手术期管理专家共识（2016）[J]. 中华外科杂志，2016，54（6）：413-416.

[2] 钱文秀，蒋莹莹，王敏丹，等 . 日间手术患者术前评估的相关研究进展 [J]. 中华现代护理杂志，2023，29（25）：3361-3364.

[3] 国家老年疾病临床医学研究中心（湘雅），中华医学会运动医疗分会 . 关节镜日间手术临床实践专家共识 [J]. 中国内镜杂志，2020，26（6）：1-7.

[4] 张燕，徐丽红，钱芸，等 . 快速康复理念下早期饮食护理对骨科不同麻醉方式患者术后的影响 [J]. 当代护士（下旬刊），2018（10）：52-54.

[5] 王瑞，苗平，葛华平，等 . 手术切除治疗腕部腱鞘囊肿 [J]. 实用手外科杂志，2019，33（2）：156-158.

（乐媛媛）

案例 27　腕管综合征切开减压术

病历摘要

现病史：患者，女，46 岁，2 年前无明显诱因出现右手麻木，腕部活动负重后麻木加重伴指端刺痛，程度轻微，能忍受，桡侧三指半明显，无明显活动障碍，无晨僵等明显不适。于外院就诊后长期口服“甲钴胺”控制。近 2 个月患者麻木刺痛感较前明显加重，遂来我院就诊，门诊检查腕关节（介入）后提示右腕部正中神经局部水肿。今为进一步治疗，门诊以“腕管综合征、疼痛”收入院。

既往史：体健，否认高血压、糖尿病等疾病史，否认手术史、药物过敏史，预防接种史不详。

个人史：原籍长大，无特殊宗教信仰，初中文化，清洁工，性格外向，家庭关系和睦；否认吸烟、饮酒、吸毒、药物依赖及成瘾、不洁性生活史。

家族史：父亲、母亲体健，无兄弟姐妹，否认二系三代中有类似疾病及家族性遗传病史。

专科体检：意识清醒，脉搏 75 次 / 分，呼吸 18 次 / 分，血压 120/72 mmHg，体温 36.6 ℃，自主体位，无病面容，体重 52 kg，身高 1.56 m，BMI 21.37 kg/m^2。查体：右手桡侧三指半触痛觉明显减退，腕部神经干叩击试验阳性，背伸试验阳性，拇对掌肌力较对侧减退，患肢末梢血运正常。

住院期间：患者入院当天行“右腕管切开 + 正中神经松解 + 腕部滑膜切除 + 手指肌腱松解术”，术后取平卧位休息，右腕部切口敷料干燥，切口活动时钝痛，NRS 评分为 2 分，自理能力评定为轻度依赖，跌倒 / 坠床评分为 1 分，压力性损伤评分为 22 分，营养评分为 0 分。医嘱给予二级护理、普通饮食、鼻导管吸氧 2 L/min、心电监护；测血压、脉搏、氧饱和度（q2h，3 次）；抗感染、止痛、消肿、营养神经等对症治疗。鼓励患者术后早期活动，并行双下肢踝泵运动以预防深静脉血栓。术后无恶心、呕吐即可开始饮温开水 10 ～ 20 mL，可床上半坐卧位；观察 30 分钟，如无不良反应即可进清淡易消化的饮食，术后 6 小时，患者感觉活动恢复，指端血运好，医嘱予以出院，完善出院健康宣教。

知识拓展

一、概述与日间手术标准

（一）概述

腕管综合征切开减压术一般在臂丛麻醉下进行，麻醉成功后，取仰卧位，患肢用止血带，前臂旋后置于侧台上，小鱼际桡侧缘做弧形切口并向腕上做“S”形延长，切开皮肤及皮下组织，暴露腕横韧带，在前臂下端切开深筋膜，将掌长肌腱和桡侧腕屈肌腱向两侧牵开，再在腕横韧带做“Z”形切开，正中神经掌侧神经外膜切开松解，保留背侧外膜，彻底松解腕管各指肌腱，切除增厚滑膜，彻底冲洗切口，然后复方倍他米松及甲钴胺外膜下注射，无菌敷料包扎。

（二）日间手术标准

（1）临床诊断为腕管综合征。

（2）保守治疗（如药物治疗、物理治疗等）无效。

（3）症状（如疼痛、麻木、无力等）持续加重，影响日常生活和工作。

（4）肌电图检查异常：显示神经传导速度减慢、神经传导阻滞等。

（5）腕管内压增高，影响神经功能。

（6）术后有成人陪同，住所有 24 小时急诊医院且车程在 1 小时内的。

（7）无严重合并症、器质性疾病者。

（8）患者同意行不过夜日间手术。

二、入院前护理

（一）指导完成术前各项检查

入院准备中心护士指导患者完成术前各项检查与化验，患者经评估符合准入标准，于门诊预约手术日期。术前检查类型及项目详见表 3-27-1。

表 3-27-1　术前检查类型及项目

检查类型	检查项目
实验室检查	血常规＋血型、凝血功能（凝血酶原时间、凝血酶原时间活动度、国际标准化比值、抗凝血酶Ⅲ、纤维蛋白原、纤维蛋白原降解产物、D- 二聚体）、生化（血糖、肝功能、肾功能、血脂、电解质）、乙肝五项＋丙肝抗体、HIV 抗体、梅毒螺旋体抗体（筛查试验）
影像学检查	胸部正侧位 X 线，肌骨 B 超
心电图检查	心律与心率如有异常，需进一步检查
术前麻醉评估	ASA 分级为Ⅰ～Ⅱ级，无严重心肺疾病
专科检查	电生理学检查

（二）常规次日手术院前准备

1. 健康宣教

（1）告知患者手术及麻醉方式、可能出现的并发症和治疗方案。

（2）指导患者术前停药时间：如糖尿病患者手术当日暂停降糖药物的使用，高血压患者术前 2 小时口服降压药。

（3）饮食指导：全麻手术患者术前 6 小时禁食固体饮食，术前 2 小时禁食清流质饮食，若无糖尿病病史，推荐手术 2 小时前饮用 400 mL 含 12.5% 碳水化合物的饮料，详见表 3-27-2。

（4）告知患者办理入院的时间、住院病房、生活物品的准备、医保缴费等相关事宜，告知的主要形式为发放纸质宣教材料及口头宣教，患者签署入院须知，解答患者提出的疑问。

表 3-27-2　术前饮食指导

时间	饮食类型	具体饮食种类
术前 8 小时	低脂软食	米饭、面条、蛋类、瘦肉类、鱼类
术前 6 小时	流质饮食	米汤、奶制品、水
术前 2 小时	无渣碳水化合物饮品	清水、葡萄糖水，总量不超过 400 mL（不包括含酒精的饮料）

2. 询问病史

（1）有无其他基础疾病，如糖尿病、高血压、高血脂等，及时监测并控制近期血糖、血压的变化。

（2）过敏史：有无药物、食物过敏史。

（3）家族史及个人史：有无家族性遗传病、个人异常生活史。

3. 心理护理

腕管综合征患者的手部活动、感觉功能障碍直接影响生活和工作，易产生紧张、焦虑、抑郁、悲观的情绪，护士在整个护理过程中应针对性地进行心理指导，使患者及家属了解腕管综合征切开减压术，解除患者思想顾虑，帮助、鼓励患者树立对手术的信心，积极与医护人员配合，以最佳的心理状态接受手术，保证手术的顺利进行，使患者快速康复出院。

三、住院期间日间手术护理

（一）当日术前准备

（1）入院后发放干净的手术衣服、裤子，并贴身更换（不包括内衣、内裤），取下眼镜、饰品、活动性义齿等物品，佩戴腕带，戴上一次性帽子和脚套。

（2）左上肢留置静脉通路，常规使用 18G 留置针。

（3）术前不留置导尿管。

（4）核对手术交接单。

（二）术中麻醉

超声引导下肌间沟臂丛神经阻滞（0.3% 的罗哌卡因 20 mL）。

（三）术后护理

1. 个体监护

术后 6 小时内给予心电监护及血氧饱和度监测，完善病情记录，尤其注意切口渗液、渗血情况，若发现异常指标立即汇报医师及时处理。

2. 体位管理

嘱患者避免患侧卧位，以免压迫患肢血管，影响术侧血液循环及伤口愈合。平卧位时，抬高患肢，促进静脉血液回流，避免出现静脉淤血现象；坐位或者下床活动时，确保佩戴上肢吊带并维持患肢高于心脏水平位置。

3. 氧气疗法

术后 6 小时内按医嘱鼻导管吸氧 2 L/min，以改善患者呼吸并促进麻醉药物代谢。

4. 密切观察患肢末梢血液循环情况

术后应每小时观察 1 次患肢的皮肤温度、颜色、肿胀度、感觉恢复及手指活动情况，及时做好记录，若发现异常指标立即汇报医师及时处理。

5. 饮食指导

按表 3-27-3 指导患者术后逐渐恢复正常饮食，如果出现恶心、呕吐，暂时停止进食，遵医嘱使用止吐药物。鼓励患者应进食黑芝麻、黑豆、玉米、薏仁、荞麦、豆类等有利于促进神经修复的食物，以蔬菜、碳水化合物、优质蛋白质食物为主，忌生冷、辛辣等刺激性食物。

表 3-27-3 术后饮食指导

时间	饮食类型	具体饮食种类
术后即刻	少量饮水	返回病房无恶心、呕吐情况下可试饮水 10 ～ 20 mL，如无呛咳等不适，15 分钟后可增加饮水量
术后 0.5 小时	清淡易消化的软食	轻薄米汤、粥、面条
术后 4 小时	常规饮食	米饭、蔬菜、鱼类、肉类

6. 疼痛护理

根据疼痛程度采取药物与非药物方法镇痛，推荐疼痛缓解方式有音乐放松疗法、正念冥想法、深呼吸放松法等，以非药物方式提高疼痛阈值。常规使用数字分级评分法评估疼痛情况，观察疼痛部位、程度、性质、持续时间、诱因，评分大于 3 分按医嘱正确使用止痛药物，并评估用药效果。

7. 活动及功能锻炼指导

应快速康复要求，鼓励患者早期下床活动，按照循序渐进的原则，以未引起不适为宜，康复锻炼是促进肢体功能恢复的重要措施。告知患者神经受压后引起的肌肉萎缩、肌力减退需要较长时间才能恢复，使其树立长期锻炼的信心。锻炼应从最远端指关节开始，循序渐进，以患者最大耐受限度为宜。术后手部尽早主动锻炼，允许患者自由做手指和腕关节的伸屈活动但要避免依赖性姿势，鼓励手部正常使用，指导患者进行以下功能锻炼。

（1）手抓空锻炼：反复用力握拳、伸拳，握拳一定要用力，伸指张开一定要伸直，尽可能张开达最大限度。

（2）分次合指法：打开手掌，一次用力合上 1 根手指。

（3）拇指锻炼法：拇指屈曲、背伸、内收、外展、对掌运动练习和拇指的旋转环绕锻炼；拇指指尖分别与示指、中指、环指、小指各指指尖反复对捏以锻炼手指对指功能。适用于大鱼际肌萎缩者，可改善肌肉功能，增强肌肉力量。

（4）腕关节屈伸法：用力握拳，反复做腕关节的掌屈和背伸活动。

（5）手腕旋转法：顺时针、逆时针旋转手腕。

（6）肘关节伸屈法：屈前臂、伸前臂。

以上各种锻炼方法的每种运动每次练习 15 ～ 20 次，3 ～ 5 次 / 日，频率不宜过快。

8. 术后常见并发症的观察与护理

（1）感染：是最常见的并发症之一，通常表现为红肿、疼痛和发热等症状，若发生感染，需要及时就医，并使用抗生素进行治疗。保持伤口清洁干燥，避免感染；注意休息和营养摄入，促进伤口愈合。

（2）出血：手术后出血可能是由手术过程中的血管损伤或术后凝血功能异常导致的，通常表现为伤口渗血或血肿形成。手术创伤引起切口渗血、渗液，重新增加腕管内压力而压迫正中神经。术后密切观察敷料渗血情况，开始时每小时 1 次，连续 4 次，以后每班观察，渗血增多时及时处理。观察腕部肿胀、疼痛情况和手指皮肤颜色、温度的变化。

（3）神经损伤：正中神经返支和掌皮支易在术中受损。术后密切观察拇指对掌功能，以了解正中神经返支是否受损；观察手掌皮肤有无麻木，了解掌皮支是否受损。观察疼痛的性质及程度的变化。禁用热水袋，冬天用热水时应用健侧手试温，以免烫伤。

（4）肌腱粘连：患肢肢体感觉活动恢复后立即指导患者活动手指关节能防止肌腱粘连，促进血液循环，减轻组织水肿，减轻腕管内压力。

四、出院

（一）出院标准

（1）生命体征平稳。

（2）无严重并发症。

（3）进食后无明显不适。

（4）一般情况良好：体温正常，创面无明显疼痛，患肢感觉活动好。

（5）伤口无异常，无感染征象，无明显渗出。

（6）患者与家属做好了出院准备并有成人家属陪护出院。

（二）随访

手术当日出院后 4 小时及出院后第 1 天晨起电话随访，询问术后自测血压、心率、体温情况，患者感觉、活动及血运情况；术后是否有寒战、发热（≥ 38 ℃）、切口出血、切口严重疼痛或经积极的功能锻炼后肌肉萎缩等问题。术后 2 周手术切口拆线，1 个月后门诊复诊。

参考文献

[1] 中国加速康复外科专家组. 中国加速康复外科围手术期管理专家共识（2016）[J]. 中华外科杂志，2016，54（6）：413-416.

[2] 钱文秀，蒋莹莹，王敏丹，等. 日间手术患者术前评估的相关研究进展 [J]. 中华现代护理杂志，2023，29（25）：3361-3364.

[3] 苏亚平，李瑞玲，曲直，等. 腕管综合征疾病护理研究进展 [J]. 护理研究，2022，36（10）：1816-1820.

[4] 刘军国，李健. 开放手术和关节镜下松解术治疗腕管综合征的效果比较 [J]. 中国实用医刊，2019，46（5）：54-56.

（周署霞）

案例 28　扁桃体切除术

病历摘要

现病史：患者，女，16 岁，反复咽喉部疼痛伴发热 2 年，入院时检查提示双侧扁桃体Ⅱ度肿大，咽喉部异物感存在，现门诊以“慢性扁桃体炎”收入院。

既往史：体健，否认高血压、糖尿病等疾病史，否认手术史、药物过敏史，预防接种史不详。

个人史：原籍长大，无特殊宗教信仰，高中文化，学生，性格外向，家庭关系和睦；否认吸烟、饮酒、吸毒、药物依赖及成瘾、不洁性生活史。

家族史：父亲、母亲体健，无兄弟姐妹，否认二系三代中有类似疾病及家族性遗传病史。

专科体检：意识清醒，脉搏 80 次 / 分，呼吸 18 次 / 分，血压 121/76 mmHg，体温 36.5 ℃，自主体位，无病面容，体重 55 kg，身高 1.6 m，BMI 21.48 kg/m^2。查体：颈部及颌下淋巴结无肿大，咽部黏膜无充血，鼻咽部腺样体已萎缩，双侧扁桃体Ⅱ度肿大，咽后壁淋巴组织散在增生，喉外观无畸形。

住院期间：患者入院当天行“双侧扁桃体切除术”，术后取平卧位休息，咽喉部切口持续性锐痛，NRS 评分为 2 分，自理能力评定为中度依赖，跌倒 / 坠床评分为 1 分，压力性损伤评分为21分，营养评分为0分。医嘱给予一级护理、禁食、鼻导管吸氧3 L/min、心电监护、监测血氧饱和度；测改良早期预警评分（q8h）；抗感染、止血、使用激素、补液等对症治疗。鼓励患者术后早期活动，并行双下肢踝泵运动以预防深静脉血栓。患者术后6小时进冷流质饮食，可下床行走，术后第2天医嘱更改为二级护理、半流质饮食，停止鼻导管吸氧和心电监护，停测改良早期预警评分，医嘱予以出院，完善出院健康宣教。

知识拓展

一、概述与日间手术标准

（一）概述

扁桃体切除术患者一般取仰卧位，气管插管全麻，头稍后仰，常规消毒铺巾。以自动开口器撑开口腔，见双侧扁桃体Ⅱ度肿大，用等离子沿舌腭弓边缘纵向切开，由上向下分离扁桃体至下极，完整切除扁桃体组织，创面等离子电凝止血，同法行对侧扁桃体切除术。

（二）日间手术标准

（1）临床诊断为慢性扁桃体炎、扁桃体肥大。

（2）急性扁桃体炎反复发作，但近2周未发作。

（3）造血系统及凝血功能正常，近期无感冒症状。

（4）术后有成人陪同，住所有24小时急诊医院且车程在1小时内的。

（5）既往无咽喉部手术史。

（6）年龄≤65周岁，且无严重合并症、器质性疾病，女性非月经期。

（7）患者同意行日间扁桃体切除术。

二、入院前护理

（一）指导完成术前各项检查

入院准备中心护士指导患者完成术前各项检查与化验，患者经评估符合准入标准，于门诊预约手术日期。术前检查类型及项目详见表3-28-1。

表 3-28-1 术前检查类型及项目

检查类型	检查项目
实验室检查	血常规＋血型、凝血功能（凝血酶原时间、凝血酶原时间活动度、国际标准化比值、抗凝血酶Ⅲ、纤维蛋白原、纤维蛋白原降解产物、D-二聚体）、生化（血糖、肝功能、肾功能、血脂、电解质）、乙肝五项＋丙肝抗体、HIV 抗体、梅毒螺旋体抗体（筛查试验）
影像学检查	胸部正侧位 X 线
心电图检查	心律与心率无异常
术前麻醉评估	ASA 分级为Ⅰ～Ⅱ级，无严重心肺疾病
专科检查	间接喉镜

（二）常规次日手术院前准备

1. 健康宣教

（1）告知患者手术及麻醉方式、可能出现的并发症和治疗方案。

（2）指导患者保持口腔清洁，预防感冒，术前 3 天可用漱口液漱口。

（3）饮食指导：全麻手术者术前 20：00 开始禁食，22：00 开始禁饮，空腹至次日手术。

（4）告知患者办理入院的时间、住院病房、生活物品的准备、医保缴费等相关事宜，告知的主要形式为发放纸质宣教材料及口头宣教，患者签署入院须知，解答患者提出的疑问。

2. 询问病史

（1）有无其他基础疾病，如糖尿病、高血压、高血脂等，及时监测并控制近期血糖、血压的变化；近期有无感冒症状；女性是否在月经期。

（2）过敏史：有无药物、食物过敏史。

（3）家族史及个人史：有无家族性遗传病、个人异常生活史。

3. 心理护理

护士在整个护理过程中应针对性地进行心理指导，使患者及家属了解扁桃体切除术的过程，解除思想顾虑，积极配合术前准备，保证手术的顺利进行，使患者快速康复出院。

三、住院期间日间手术护理

（一）当日术前准备

（1）入院后发放干净的手术衣裤，并贴身更换（不包括内衣、内裤），取下眼镜、饰品、活动性义齿等物品，佩戴腕带，戴上一次性帽子和脚套。

（2）核对手术交接单。

（二）术中麻醉

给予气管插管和静脉麻醉，麻醉过程中常规静脉给予氟比洛芬酯入壶预防疼痛、托烷司琼预防呕吐，体位采取仰卧位。

（三）术后护理

1. 个体监护

术后 6 小时内给予心电监护及血氧饱和度监测，完善病情记录，尤其注意切口渗液、渗血情况，若发现异常指标立即汇报医师及时处理。

2. 体位护理

全麻患者 6 小时内应去枕平卧，头偏向一侧，以利于口腔内的分泌物排出，观察有无频繁的吞咽动作及生命体征的变化。

3. 氧气疗法

术后 6 小时内按医嘱鼻导管吸氧 3 L/min，以改善患者呼吸并促进麻醉药物代谢。

4. 发热护理

扁桃体术后 1 ～ 3 天内可有发热现象，体温可达到 37 ～ 38 ℃，1 ～ 2 天恢复正常，不超过 38.5 ℃属正常现象，不需特殊护理。体温升高至 38.5 ℃以上，伴有创口异常疼痛、出血，可能为感染所致，应通知医师，除用抗生素之外，还要加强口腔护理。

5. 口腔护理

术后当日禁止刷牙漱口，次日创面伪膜生长完好，可用漱口水含漱，清洁口腔，给予口腔护理，防止感染。

6. 饮食护理

术后禁食 6 小时，6 小时后鼓励患者进少量冷流质饮食，忌食烫、辛辣、硬的食物等。进食时应注意：①吃冰淇淋等冷物时，禁止使用吸管，可用小勺喂食，冰淇淋应是纯奶油且没有冰块的，以免刮伤创面，造成继发性出血；②食物要尽可能选择患者平时喜欢的口味，注意色、香、味，以刺激患者食欲，增加抵抗力；③做好家属的饮食宣教，以便协助护士做好患者的饮食指导工作；④对于切口疼痛拒绝进食者，讲明利弊，鼓励进食，原则上给予高蛋白、高维生素、易消化的饮食，加强营养、增加抵抗力。2 天后改半流质饮食，7 天左右创口白膜脱落，期间不可进刺激性及过硬食物，可进软食，以免饮食不当导致出血，进食时应大口进食，减少吞咽次数，避免反复刺激咽部引起疼痛，10 天后可以恢复正常饮食。

7. 术后活动

在病情允许的情况下嘱患者早期下床活动，以促进全身血液循环，提高组织修复能力；加强肠蠕动；改善患者精神状态，促进患者早日康复。鼓励患者术后应早日进行舌、腭、口腔运动和发音训练，防止瘢痕形成导致咽部不适，改变发音，但禁止大声喊叫、用力咳嗽以防止伤口撕裂。

8. 疼痛护理

术后麻醉作用消失后，创面有疼痛感（咽痛），可放射至耳部、颌下区和颞部，其程度和持续时间与手术时咽部创伤轻重有关，多在数天至半个月内消退。咽部神经痛常为持久性，多是手术时损伤咽肌、瘢痕形成过多、牵扯或压迫咽部神经末梢所致，也有因伤及过长的茎突所致，但患者常常因为疼痛拒绝进食、说话；患者有时会出现烦躁、失眠引起的头痛、头晕，不利于术后康复，术后可在患者颈部两侧放置医用冰垫进行局部冷敷，缓解疼痛，也可以适当给予激素、镇痛、镇静药物。一般次日疼痛逐渐减轻，5～7日逐渐消失，这是正常规律。

9. 心理护理

患者对于手术多有紧张、惧怕的心理，应正确引导及安慰，解除患者的思想顾虑。做好说明和解释工作，让患者了解手术的目的，鼓励患者树立信心，积极配合治疗和护理。医护人员首先应该取得患者的信任，特别是穿刺操作，尽量做到一次成功，使患者对医护人员产生信任。

10. 术后常见并发症的观察与护理

（1）窒息：患者发生窒息主要是由全麻后误吸呕吐物或手术后创面出血误吸引起的。术后应加强巡视，保持呼吸道通畅。全麻未清醒者给予去枕平卧位，头偏向一侧，面罩吸氧，观察患者面色、呼吸、脉搏、血氧饱和度、血压等参数，床旁备吸引器，一旦发现有呕吐现象，立即将患者置于侧卧位，及时清理呼吸道，吸出呕吐物，动作轻柔，以免损伤手术创面，引起出血。

（2）出血：是最常见的并发症，常发生在术后24小时内，尤其在术后6小时内最易发生，为原发性早期出血；在术后7天左右扁桃体创口白膜脱落，若饮食不当易引起出血，为继发性晚期出血。前者多为术中止血不彻底或肾上腺素引起的反应性出血，后者则多由创口感染所致。因此术后我们要严密观察患者口腔有无渗血，指导患者吐出口腔唾液，勿咽下，以观察是否有活动性出血，若口腔内有少量的血性液体吐出，属于正常现象，我们可在颈部两侧放置医用冰垫进行局部冷敷，防止或减少手术部位出血。如果患者出现频繁吞咽动作，吐出血块或鲜血，立即通知医师，嘱患者吐出口中血液，必要时给予吸引器吸出，以防止窒息，保持呼吸道通畅。对于出现局部渗血和小出血点者，可采用压迫或局部封闭法，压迫时间要充分，必要时达 10 分钟以上。此外，有针对性地使用止血剂也很重要，有感染征象者须应用有效抗生素，出血多时应及时输血。

（3）感染：①术后应每日观察创面白膜，如白膜呈污灰色，应注意有感染的可能，并严密观察患者的体温及病情变化，患者如果出现咽痛加重、口臭、假膜色黄不洁、分布不均、张口困难、颈淋巴结肿痛、软腭与舌根等相邻区域红肿等现象时，应嘱患者每次进食后用漱口水漱口，保持口腔清洁，并遵医嘱在严格的无菌操作下给予患者口腔护理。若伤口疼痛加剧，需要及时通知医师用抗生素抑制炎症，以免感染扩散，引起颈淋巴结炎。②防止肺部感染：肺部感染多由全麻及术后大量使用镇静剂导致的咳嗽反射被抑制、气管内分泌物滞留所引起。③偶有耳部感染：术后常诉耳痛，多由手术时咽肌损伤过大，影响咽鼓管功能，或血液经咽鼓管流入鼓室所致。④因手术创伤所致感染多表现为悬雍垂、软腭水肿，但症状轻，消失快。⑤喉水肿则多为感染或血管神经性水肿所致，宜用抗感染治疗，必要时合用激素。

四、出院

（一）出院标准

（1）生命体征平稳。

（2）手术创面无出血现象。

（3）无严重并发症。

（4）进食后无明显不适。

（二）随访

出院后 4 小时及出院后第 1 天晨起电话随访，询问术后自测血压、心率、体温，以及饮水、进食情况；术后是否有发热（≥ 38 ℃）、咽喉部疼痛、有无出血等不适。术后第 7 天门诊复诊，检查扁桃体创面恢复情况，追查病理结果。

参考文献

[1] 张基梅，吕巧英，王娜娜，等．快速康复理念在小儿扁桃体、腺样体切除术围手术期护理的应用 [J]. 中

国实用护理杂志，2018，34（5）：359-363.

[2] 贾德艳，涂方 . 探讨扁桃体切除术后出血的原因分析与护理体会 [J]. 健康大视野，2020（9）：120.

[3] 崔顺花 . 扁桃体切除术治疗慢性扁桃体炎的围手术期护理对策 [J]. 中国医药指南，2018，16（24）：262-263.

[4] 方红娟，汪红明 . 低温等离子扁桃体切除术患者的护理 [J]. 当代护士（中旬刊），2018，25（9）：99-100.

（高春亚　朱飞虹）

案例 29　人工耳蜗植入术

病历摘要

现病史：患者，女，36 周岁，30 余年前无明显诱因出现双耳听力下降，无耳部疼痛，无耳鸣、耳闷、耳胀满感，无眩晕，无发热。30 余年来上述症状反复出现，听力逐渐下降，1 年前自觉听力下降明显，助听器补偿效果差，遂至我院五官科门诊就诊，初步诊断为“双侧感音神经性听力下降”，建议手术治疗。今为求进一步治疗，以“双侧感音神经性听力下降”收入院。

既往史：体健，否认高血压、糖尿病等疾病史，否认手术史、药物过敏史，预防接种史不详。

个人史：原籍长大，无特殊宗教信仰，高中文化，普通职员，性格外向，家庭关系和睦；否认吸烟、饮酒史；否认吸毒史，否认药物依赖及成瘾史，否认不洁性生活史。

家族史：父亲、母亲体健，无兄弟姐妹，否认二系三代中有类似疾病及家族性遗传病史。

专科体检：意识清醒，脉搏 72 次 / 分，呼吸 18 次 / 分，血压 116/78 mmHg，体温 36.9 ℃，体重 56 kg，身高 1.61 m，BMI 21.6 kg/m^2。入院后查体：①耳：双侧耳郭均正常，外耳道无红肿，耳鼓膜标志清楚，无明显充血，未见穿孔，乳突无压痛，双耳粗测听力差。②鼻：外形无畸形，双侧鼻黏膜无充血，中下鼻甲无肿大，各鼻道无积脓，鼻腔通气畅。③咽：咽部黏膜无充血，双侧扁桃体无肿大，软腭活动好，鼻咽部未见新生物，梨状窝无积液。④喉：会厌无红肿，杓部活动好，声门闭合佳，无新生物。本院纯音测听：右耳 AC 80 dB-95 dB-105 dB；左耳 AC 75 dB-90 dB-105 dB，双耳骨导未引出。

住院期间：患者入院当天在全麻下行“右人工耳蜗置入 + 内耳开窗术”，术后健侧卧位休息，右耳敷料加压包扎，敷料清洁、干燥，无渗血、渗液，创口锐痛，NRS 评分为 2 分，自理能力评定为轻度依赖，跌倒 / 坠床评分为 1 分，压力性损伤评分为 21 分，营养评分为 0 分。医嘱给予一级护理、禁食 6 小时后进软食、鼻导管吸氧 3 L/min、心电监护；测血压、脉搏、血氧饱和度（q8h）；抗感染、使用激素、止血、补液等对症治疗。鼓励患者术后早期活动，并行双下肢踝泵运动以预防深静脉血栓。患者术后 6 小时无头晕不适，可床上半坐卧位，进食米汤、牛奶无恶心、呕吐等不适后进食米粥、面条等软食。患者术后第 1 天无明显头晕，在协助下可下床活动，医嘱更改为二级护理，停止鼻导管吸氧和心电监护，已自解小便。患者术后 16 小时，医嘱予以出院，完善出院健康宣教。

知识拓展

一、概述与日间手术标准

（一）概述

人工耳蜗植入术是帮助重度—极重度感音神经性聋且助听器效果不佳患者获得有效听力和言语康复，重回有声世界的重要方式。手术一般在全麻下进行，做耳后切口，磨除骨质，制作骨槽及植入通道，固定植入体后，最终从圆窗处将电极植入耳蜗内。

（二）日间手术标准

（1）临床诊断为双侧重度—极重度感音神经性聋且助听器效果不佳。

（2）慢性中耳炎非活动期。

（3）未长期使用抗凝药物。

（4）无严重合并症、器质性疾病（如控制不佳的高血压、糖尿病、慢性肾病及凝血功能障碍等）者。

（5）患者同意行不过夜日间手术。

二、入院前护理

（一）指导完成术前各项检查

入院准备中心护士指导患者完成术前各项检查与化验，患者经评估符合准入标准，于门诊预约手术日期。术前检查类型及项目详见表 3-29-1。

表 3-29-1 术前检查类型及项目

检查类型	检查项目
实验室检查	血常规＋血型、凝血功能（凝血酶原时间、凝血酶原时间活动度、国际标准化比值、抗凝血酶Ⅲ、纤维蛋白原、纤维蛋白原降解产物、D-二聚体）、生化（血糖、肝功能、肾功能、血脂、电解质）、乙肝五项＋丙肝抗体、HIV 抗体、梅毒螺旋体抗体（筛查试验）
影像学检查	纯音测听、言语识别率、声导抗测听、畸变产物耳声发射、听性脑干反应阈值、听觉稳态诱发电位、颞骨 CT、颞骨 MRI、胸部 X 线或 CT，65 岁或心功能不全者加做心脏超声
心电图检查	心律与心率如有异常，需进一步检查
术前麻醉评估	ASA 分级为Ⅰ～Ⅱ级，无严重心肺疾病
专科检查	电耳镜检查及音叉试验

（二）术前谈话

手术前 1 天，主管医师、麻醉医师找患者本人或家属签署“患者授权委托书、麻醉知情同意书、人工耳蜗手术知情同意书”，详细说明手术各项可能的风险，包括术中的全麻意外、面神经损伤致暂时性或永久性面瘫、鼓索神经损伤致术后味觉改变等，以及术后电极移位、残余听力丧失、难以适应新声音要求取出等。本人或家属表示知情同意并签字。

（三）常规次日手术院前准备

1. 健康宣教

（1）告知患者手术及麻醉方式、可能出现的并发症和治疗方案。

（2）指导患者术前停药时间：如华法林等抗凝血药物至少停药 1 周，可用低分子肝素钠替代治疗，糖尿病患者手术当日暂停降糖药物的使用，高血压患者术前 2 小时口服降压药。

（3）饮食指导：全麻手术患者术前 20：00 开始禁食，22：00 开始禁饮，空腹至次日手术。

（4）告知患者办理入院的时间、住院病房、生活物品的准备、医保缴费等相关事宜，告知的主要形式为发放纸质宣教材料及口头宣教，患者签署入院须知，解答患者提出的疑问。

2. 询问病史

（1）有无其他基础疾病，如糖尿病、高血压、高血脂等，及时监测并控制近期血糖、血压的变化。

（2）过敏史：有无药物、食物过敏史。

（3）家族史及个人史：有无家族性遗传病、个人异常生活史。

3. 术区备皮

由于手术切口在耳后，为了防止术后切口感染，备皮以患耳耳后 4 ～ 5 指为宜，剃掉植入侧耳周头发（上侧、后侧大约 4 指宽）。男性患者建议全头备皮，女性患者编好辫子，便于术后换药及包扎。

4. 心理护理

护士在整个护理过程中应针对性地进行心理指导，使患者及家属了解人工耳蜗植入术的过程，解除思想顾虑，积极配合术前准备，保证手术的顺利进行，使患者快速康复出院。

三、住院期间日间手术护理

（一）当日术前准备

（1）入院后发放干净的手术衣服、裤子，并贴身更换（不包括内衣、内裤），取下眼镜、饰品、活动性义齿等物品，佩戴腕带，戴上一次性帽子和脚套。

（2）询问患者姓名、出生年月日、禁食、禁饮情况，有无高血压、高血糖及药物过敏史等。

（3）核对手术交接单及术区标记。

（二）术中麻醉

给予气管插管和静脉麻醉，麻醉过程中常规静脉给予氟比洛芬酯入壶预防疼痛、托烷司琼预防呕吐，体位取头高脚低平卧位，术耳朝上。

（三）术后护理

1. 个体监护

术后给予心电监护及血氧饱和度监测，完善病情记录，静脉滴注抗生素防止感染，尤其注意耳部切口渗液、渗血情况，保持切口处及周围干燥，勿沾脏水，避免感染，若发现异常指标立即汇报医师及时处理。

2. 体位管理

术后平卧位或者健侧卧位 6 小时，待脉搏、血压维持平稳后调整体位。因为麻醉插管，口腔内可有分泌物，头应偏向健侧并将分泌物轻轻抿出，不可压到耳部绷带，避免用力咳嗽，老年患者应加强翻身和叩背处理。

3. 氧气疗法

术后遵医嘱鼻导管吸氧 3 L/min，以改善患者呼吸并促进麻醉药物代谢。

4. 饮食指导

按照表 3-29-2 进行术后饮食指导，患者饮食要循序渐进。从术后回病房开始算时间，6 小时后可以喝温水，如果没有恶心、呕吐等不适，可以进食米汤、牛奶、馒头、米粥、面条、面片等，避免进食过硬的食物，糖尿病患者食用专属饮食。如果患者出现恶心、呕吐，暂时停止进食，按医嘱使用止吐药物。

表 3-29-2　术后饮食指导

时间	饮食类型	具体饮食种类
术后 6 小时	流质	温水、米汤，如无呛咳等不适，15 分钟后可增加饮水量
术后 7 小时	半流质饮食	稠米汤、藕粉、蛋羹、牛奶
术后 8 小时	软食	米粥、烂面条等软食

5. 疼痛护理

根据疼痛程度采取药物与非药物方法镇痛。推荐疼痛缓解的方式有音乐放松疗法、正念冥想法、深呼吸放松法等，以非药物方式提高疼痛阈值。常规使用数字分级评分法评估疼痛情况，观察疼痛部位、程度、性质、持续时间、诱因，疼痛评分大于 3 分者按医嘱正确使用止痛药物，并评估用药效果。

6. 活动指导

应快速康复要求，鼓励患者早期下床活动，按循序渐进的原则，以未引起不适为宜。患者术后 12 小时可床上坐起，术后第 1 天无明显头晕可床边行走。出院后避免头部剧烈摇晃，1 个月内禁止提重物和剧烈活动，以免伤口疼痛和影响愈合。

7. 术后常见并发症的观察与护理

（1）眩晕：耳蜗植入后眩晕是最常见的轻度并发症。大多数患者症状轻微，眩晕经对症治疗后症状多可消失或多在数日内自行消失，这在开机后很少发生。也许是因为儿童不会表达的缘故，眩晕和耳鸣多发生在成人和年龄较大的儿童中，耳蜗前庭的进一步损伤可能是原因。人工耳蜗植入术后发生迟发的眩晕时需要注意，有迷路炎发生的可能，如考虑为迷路炎应及时处理。人工耳蜗植入术后长期眩晕者多见于成人，可能与平衡代偿机制减弱有关。因此，护士应密切观察眩晕时间、程度及加重、缓解情况，一旦出现异常，应立即上报给医师及时处理。

（2）面神经暴露损伤、面神经麻痹：术后面神经麻痹属严重并发症，面神经损伤发生率很低，为 0.3% ～ 1.7%。面神经损伤主要是开放后鼓室面隐窝时钻头在面神经附近产热导致面神经热损伤。对已发生面神经麻痹的患者先行激素冲击及营养神经等保守治疗，如保守治疗无效者应考虑及时行面神经减压术。

（3）鼓索神经损伤：手术操作不当引起鼓索神经损伤，可影响单侧舌前 2/3 的味觉功能，鼓索神经过度牵拉可引起暂时性面神经麻痹，保守治疗多可恢复。

（4）脑脊液耳漏合并脑膜炎：人工耳蜗植入术后脑脊液耳漏合并脑膜炎的发生率非常低，但该并发症是人工耳蜗植入术最严重的并发症之一。主要表现为外耳道不断流出透明液体，伴头痛、发热等，嘱患者术后应避免打喷嚏、剧烈运动、长时间头低位和头部外伤等，以免引发颅内压增高，发生迟发性脑脊液耳漏。

四、出院

（一）出院标准

（1）生命体征平稳。

（2）无严重并发症。

（3）无明显头晕不适。

（4）术耳无明显疼痛。

（二）随访

手术当日出院后 8 小时及出院后第 1 天晨起电话随访，询问患者术后体温、饮食、头晕及切口疼痛等情况；术后第 7 ～ 10 天门诊复诊，切口拆线；术后 1 个月于门诊听力室开机。

参考文献

[1] 尹晓玲，火子榕，严爽，等．人工耳蜗植入与骨髓间充质干细胞移植联合治疗感音神经性耳聋研究进展 [J]. 中华耳科学杂志，2018，16（2）：155-159.

[2] 赵晓云，胡健，徐百成．人工耳蜗植入相关进展 [J]. 中华耳科学杂志，2020，18（6）：1113-1118.

[3] 庞仕秀，刘义森，童步升．中耳炎患者人工耳蜗植入术后双模式的效果分析 [J]. 中华耳科学杂志，2023，21（1）：47-51.

[4] 余晓岚，杨燕，崔江萍，等．快速康复外科护理在儿童人工耳蜗围手术期的应用 [J]. 安徽医药，2019，23（5）：984-986.

（胡蕾）

案例30　鼻内镜下多个鼻窦开窗术

病历摘要

现病史：患者，男，54岁，3个月前感冒后出现双侧鼻塞，伴流脓涕，右侧涕中带血，左侧鼻腔异味，左侧颌面部麻木感，鼻痒、打喷嚏，无头痛，无发热。于外院就诊，诊断为“急性鼻窦炎”，予以鼻喷药物治疗，效果不佳，随后行鼻窦CT检查示全组鼻窦炎，以左侧上颌窦及筛窦为著，左侧中下鼻甲肥大，左侧鼻炎，鼻道堵塞，诊断为“双侧慢性鼻窦炎”。门诊查体后以“双侧慢性鼻窦炎”收入院。

既往史：健康状况一般，否认高血压、心脏病、脑卒中、肺及支气管病、肝病、肾病及其他心脑血管、内分泌系统等疾病史，否认肝炎史、结核史、疟疾史等传染病病史。外伤史：2013年因外伤致左示指末端缺失。否认手术史、输血史，否认食物、药物过敏史及中毒史，预防接种史不详。

个人史：出生于浙江省台州市三门县，原籍长大，无特殊宗教信仰及需求，长期居住于本地，无外地久居史，小学文化，工人，性格外向，家庭关系和睦；否认化学性物质、粉尘、放射性物质、有毒物质接触史；否认疫区、疫情、疫水接触史；否认牧区、矿山、高氟区、低碘区居住史；偶尔饮酒，喝酒30年；否认吸毒史，否认药物依赖及成瘾史，否认冶游史。

家族史：27岁结婚，育有儿子，配偶及儿子均体健。父亲已故，死因不详；母亲已故，死因不详，6兄弟体健，否认二系三代中有类似疾病及家族性遗传病史。

专科体检：意识清醒，脉搏78次/分，呼吸19次/分，血压137/78 mmHg，体温36.8 ℃，自主体位，无病面容，体重65 kg，身高1.7 m，BMI 22.49 kg/m^2。查体：鼻外观无畸形，鼻前庭黏膜无红肿、糜烂、新生物，双侧鼻腔黏膜充血，鼻道内见较多脓性分泌物。双侧下鼻甲肥大，鼻中隔居中，鼻腔通气差，鼻窦区无明显压痛。

住院期间：患者入院当天行“鼻内镜下多个鼻窦开窗术”，双侧鼻腔纱条填塞，未见渗血，口腔内无血性液体吐出，张口呼吸，鼻音存在，鼻部及额部持续性胀痛，NRS评分2分，自理能力评定为中度依赖，跌倒/坠床评分为1分，压力性损伤评分为 21 分，营养评分为 1 分。医嘱给予一级护理、禁食、口含吸氧 3 L/min、心电监护；测血压、脉搏、血氧饱和度（q1 ～ 2 h，4 次）；测成人早期预警评分（q8h）；抗感染、止血、使用激素、补液等对症治疗。协助患者做好生活护理，嘱勿自拔纱条。鼓励患者术后早期活动，并行双下肢踝泵运动以预防深静脉血栓。患者术后 2 小时，少量饮水无呛咳；术后 6 小时，进食米粥 50 g 无腹胀不适，可室内适当活动，自行至卫生间上厕所。医嘱更改为二级护理、软食，停口含吸氧和心电监护，已自解小便，可自行下床活动。患者术后 8 小时，医嘱予以出院，完善出院健康宣教。

知识拓展

一、概述与日间手术标准

（一）概述

鼻内镜下多个鼻窦开窗术一般在全麻下进行。在鼻内镜下经鼻腔入路，将鼻腔鼻窦图像投射到显示屏上，手术者通过观看显示屏，用肾上腺素和利多卡因注射液混合溶液局部浸润鼻腔黏膜，完成钩突切除，将上颌窦、筛窦、额窦、蝶窦口扩大开放，清理鼻腔和鼻窦内的病变组织，完成手术后，鼻腔填塞止血海绵或凡士林纱布，进行压迫止血。

（二）日间手术标准

（1）临床诊断为慢性鼻窦疾病，包括慢性上颌窦囊肿、慢性鼻窦炎。

（2）3 个月内无急性鼻窦炎发作。

（3）未长期使用抗凝药物。

（4）术后有成人陪同，住所有 24 小时急诊医院且车程在 1 小时内的。

（5）年龄≤ 65 周岁，且无严重合并症、器质性疾病。

（6）患者同意行日间鼻内镜手术。

二、入院前护理

（一）指导完成术前各项检查

入院准备中心护士指导患者完成术前各项检查与化验，患者经评估符合准入标准，于门诊预约手术日期。术前检查类型及项目详见表 3-30-1。

表 3-30-1 术前检查类型及项目

检查类型	检查项目
实验室检查	血常规 + 血型、糖化血红蛋白、凝血功能（凝血酶原时间、凝血酶原时间活动度、国际标准化比值、抗凝血酶Ⅲ、纤维蛋白原、纤维蛋白原降解产物、D- 二聚体）、生化（血糖、肝功能、肾功能、血脂、电解质）、乙肝五项 + 丙肝抗体、HIV 抗体、梅毒螺旋体抗体（筛查试验）
影像学检查	胸部 CT 提示右肺下叶前基底段结节，Lung-RADS 2 类，建议年度复查
心电图检查	窦性心律
术前麻醉评估	ASA 分级为Ⅰ～Ⅱ级，无严重心肺疾病
专科检查	鼻窦 CT，必要时增强 MRI 检查

（二）常规次日手术院前准备

1. 健康宣教

（1）告知患者手术及麻醉方式、可能出现的并发症和治疗方案。

（2）指导患者术前停药时间：如华法林等抗凝血药物至少停药 1 周，糖尿病患者手术当日暂停降糖药物的使用，高血压患者术前 2 小时口服降压药。

（3）饮食指导：全麻手术患者术前 22：00 开始禁食水，空腹至次日手术。

（4）告知患者办理入院的时间、住院病房、生活物品的准备、医保缴费等相关事宜，告知的主要形式为发放纸质宣教材料及口头宣教，患者签署入院须知，解答患者提出的疑问。

2. 询问病史

（1）有无其他基础疾病，如糖尿病、高血压、高血脂等，及时监测并控制近期血糖、血压的变化。

（2）过敏史：有无药物、食物过敏史。

（3）家族史及个人史：有无家族性遗传病、个人异常生活史。

3. 心理护理

护士在整个护理过程中应针对性地进行心理指导，使患者及家属了解鼻内镜下多个鼻窦开窗术的过程，了解术后双侧鼻部纱条填塞后鼻部及额部胀痛的原因，解除思想顾虑，积极配合术前准备，保证手术的顺利进行，使患者快速康复出院。

4. 适应性训练指导

适应性训练可帮助患者顺利度过术后不适期，提高术后舒适度，训练的方法有以下几种。

（1）堵鼻试验：患者将消毒棉球放入鼻腔，棉球大小以适合前鼻孔大小为宜，可适当使用0.9%的氯化钠溶液浸泡棉球，以不滴水为宜，充分感受棉球膨胀、堵塞鼻腔的感觉，每天训练3次，每次训练时长5分钟。

（2）捏鼻张口呼吸训练：捏鼻，缓慢用口进行腹式呼吸，吸气时腹部隆起，呼气时腹部下沉至完全放松，吸气与呼气时间比为1 ∶ 2，每天训练10分钟。

（3）吞咽训练：捏鼻，含水10 mL并慢慢咽下，每天5次。

三、住院期间日间手术护理

（一）当日术前准备

（1）入院后发放干净的手术衣服、裤子，并贴身更换（不包括内衣、内裤），取下眼镜、饰品、活动性义齿等物品，佩戴腕带，戴上一次性帽子和脚套。

（2）左下肢留置静脉通路，常规使用18G留置针，遵循鼻窦炎诊疗指南，术前应用糖皮质激素，改善局部症状。

（3）术前修剪鼻毛，清洁鼻腔。

（4）核对手术交接单。

（二）术中麻醉

气管插管下全麻，双侧鼻腔以1%的利多卡因和1‰的肾上腺素按10 mL ∶ 3滴的比例进行表面麻醉2次，术中体位取平卧抬头位。

（三）术后护理

1. 个体监护

术后6小时内给予心电监护及血氧饱和度监测，完善病情记录，尤其注意双侧鼻部出血情况及视力、视野有无变化，若发现异常指标立即汇报医师及时处理。

2. 体位管理

术后6小时内取平卧位，6小时后取低半卧位，待脉搏、血压稳定后调整体位，老年患者应加强翻身和叩背处理。

3. 氧气疗法

术后6小时内按医嘱口含吸氧3 L/min，以改善患者呼吸并促进麻醉药物代谢及双侧鼻塞呼吸不畅的情况。

4. 饮食指导

按表 3-30-2 指导患者术后逐渐恢复正常饮食，如果患者出现呛咳、恶心、呕吐等，应立即停止进食。

表 3-30-2 术后饮食指导

时间	饮食类型	具体饮食种类
术后 2 小时	可少量饮水或能量液体	返回病房 2 小时后可试饮 50 ～ 100 mL 水或能量液体，如无恶心、呕吐，每 30 分钟饮用液体 50 ～ 100 mL
术后 6 小时	常温流质或半流质饮食	稠米汤、藕粉、蛋羹、牛奶、烂面条
术后第 1 天	正常饮食	优质蛋白质为主，忌辛辣、刺激性食物

5. 疼痛护理

根据疼痛程度采取药物与非药物方法镇痛。推荐的疼痛缓解方式有音乐放松疗法、正念冥想法、深呼吸放松法、鼻部冷敷等，以非药物方式提高疼痛阈值。常规使用数字分级评分法评估疼痛情况，观察疼痛部位、程度、性质、持续时间、诱因，评分大于 3 分者按医嘱正确使用止痛药物，并评估用药效果。

6. 活动指导

应快速康复要求，鼓励患者早期下床活动，按循序渐进的原则，以未引起不适为宜。患者术后 6 小时可床上坐起，也可下床适当活动。出院后 2 周内禁止擤鼻、挖鼻，注意休息及鼻部卫生，预防感冒，避免用力打喷嚏。

7. 对症护理

（1）鼻、面部肿胀：使用冷毛巾或冰袋进行鼻面部冷敷。

（2）流眼泪：为患者提供无菌棉签擦拭泪液，减少纸巾与皮肤的摩擦；协助患者完成面部清洁工作，防止眼部感染。

（3）咽干：将与唾液 pH 相同的柠檬水倒入喷雾瓶中，对准患者的口腔根部进行全方位的环形喷洒，每次喷洒约 0.1 mL，缓解患者咽干症状；指导患者进行缩唇呼吸训练，改变张口呼吸等容易丢失水分的呼吸方式。

8. 术后常见并发症的观察与护理

（1）脑脊液鼻漏：鼻窦手术后因其解剖结构特殊，术中可能损伤眶纸样板等颅底结构而造成脑脊液鼻漏，是鼻内镜手术后最为严重的并发症。其临床表现为在鼻腔填塞物取出后患者鼻中有清水样涕流出，流速在低头加压时加快。患者一旦出现上述症状，立即汇报医师，同时嘱患者取头高位卧床休息，借助脑部的重力作用，压闭漏口，避免咳嗽、打喷嚏、擤鼻和过度紧张，必要时手术修补 。

（2）眼部并发症：鼻窦毗邻眼球、视神经及颅底，眼眶约 2/3 被鼻窦包绕，所以鼻内镜术后易发生眼部并发症，轻者出现眶周淤血和气肿，严重者出现眼球运动障碍和视力障碍。术后应仔细询问患者有无眼痛、视力下降、复视，观察眼睑有无淤血肿胀、球结膜水肿、出血及眼球有无突出及运动障碍、有无瞳孔散大，如果有，应立即报告医师，马上抽出鼻腔填塞物，缓解眶内及视神经管压力，同时按摩眼球，缓解血肿对视网膜中央动脉的压迫，使用激素、脱水剂、神经营养药物及促进微循环的药物等进行辅助治疗。

（3）出血：是鼻内镜术后最常见的并发症，24 小时内为高发期，其原因与术后肾上腺素撤退性出血、鼻腔填塞物宽松甚至脱出、血压升高（特别是有高血压基础疾病）等有关。术后密切观察患者血压、脉搏、呼吸、意识及面色，观察鼻腔出血情况，嘱患者勿将口腔分泌物咽下，将其吐在纸巾或容器中，以便准确估计出血量。如果前鼻孔有少许淡红色血性液体流出属于正常现象；若前鼻孔持续不断地渗出鲜红色血性液体或反复从口中吐出鲜红色血液或血凝块，提示有活动性出血，应立即报告医师给予及时处理。嘱患者咳嗽或打喷嚏时不宜用力，告知患者在出现打喷嚏或咳嗽先兆时，可用舌尖将上颚顶住或做深呼吸动作，以防鼻腔内引发活动性出血。嘱其进冷流质饮食，勿用力排便，不挤压鼻部，注意保持鼻腔填塞物固定，勿擅自松动和拔除。

（4）鼻部并发症：鼻内镜手术后若患者不配合定期换药会导致术腔粘连和鼻塞，加强术后随访和换药是预防此并发症的重要措施。告知患者术后 48 ～ 72 小时内来门诊拔出鼻腔填塞物，若拔出鼻腔填塞物后出现鼻塞不缓解、嗅觉减退、分泌物难以排出等症状，应及时报告医师。正确指导患者鼻腔冲洗的方法，术后 3 天起鼻腔冲洗每日 1 ～ 2 次。告知患者定期复诊的重要性，复诊时需在内镜下清理新生的病变组织，尤其是对发生在各窦开口附近的病变要仔细清除，用生理盐水反复冲洗，以保证窦口的通畅。

四、出院

（一）出院标准

生命体征平稳，无严重并发症。

（二）随访

手术当日出院，出院后 24 ～ 72 小时回门诊取出鼻腔填塞物；术后 2 周、术后

4周回门诊进行鼻内镜复查，清除窦腔内的分泌物及结痂；术后2～3个月每月复查1～2次，清理囊泡，去除增生肉芽；术后3个月之后隔月复查1次。

参考文献

[1] 郑莹，胡丽茎，梁颖怡，等. 广东省慢性鼻窦炎围手术期加速康复外科护理专家共识 [J]. 中国实用护理杂志，2021，37（34）：2687-2695.

[2] 赵彬彬，王辉. 基于症状管理理论的护理干预在慢性鼻窦炎鼻内镜术后患者中的应用 [J]. 中华现代护理杂志，2022，28（24）：3334-3338.

[3] 侯爱辉，孙翠璐，孙传芬. 舒适护理干预在鼻窦炎护理中的临床效果 [J]. 国际护理学杂志，2019，38（13）：2032-2034.

[4] 钟小苑，杨应浩，张奕. 鼻内镜手术术后护理及随访观察 [J]. 国际医药卫生导报，2014，20（15）：2367-2369.

[5] 中华耳鼻咽喉头颈外科杂志编辑委员会鼻科组，中华医学会耳鼻咽喉头颈外科学分会鼻科学组. 中国慢性鼻窦炎诊断和治疗指南（2018）[J]. 中华耳鼻咽喉头颈外科杂志，2019，54（2）：81.

（张瑜　袁丹）

案例31　鼻内镜下经鼻腺样体切除术

病历摘要

现病史：患儿，男，8岁，1年余前无明显诱因出现睡眠时张口呼吸，伴打鼾，不伴呼吸暂停，无咽痛，伴鼻塞、清涕，偶有感冒后耳痛，无耳闷，无听力下降，无发热。1余年来上述症状反复出现，以劳累后及“感冒”后加重，曾因耳痛至某医院就诊，完善鼻咽侧位X线检查提示腺样体肥大，声导抗提示双耳B型曲线，予以抗感染等对症治疗后耳痛稍缓解。为求进一步诊治，来我院耳鼻咽喉科门诊就诊，查电子鼻咽镜提示腺样体肥大，初步诊断为“腺样体肥大、分泌性中耳炎、鼾症”。

既往史：体健，否认高血压、糖尿病等疾病史，否认手术史、药物过敏史，预防接种史不详，有变应性鼻炎病史2年，有食物（花生）过敏史，目前正在脱敏治疗，过敏症状表现为咳嗽。

个人史：原籍长大，无特殊宗教信仰，学生，性格外向，家庭关系和睦；否认吸烟、饮酒、吸毒、药物依赖及成瘾史，否认不洁性生活史。

家族史：父亲、母亲体健，无兄弟姐妹，否认二系三代中有类似疾病及家族性遗传病史。

专科体检：患儿意识清醒，脉搏 88 次 / 分，呼吸 19 次 / 分，血压 101/59 mmHg，体温 36.5 ℃，自主体位，无病面容，体重 29 kg，身高 1.25 m。耳：双侧耳廓外观无畸形，耳道无狭窄，耳道内少许耵聍，无脓性分泌物，双侧鼓膜未窥及。鼻：外观无畸形，鼻前庭皮肤无红肿、糜烂、新生物，鼻毛无脱落，双侧下鼻甲肥大，各鼻道未见脓性分泌物、新生物，鼻中隔无偏曲，鼻腔通气好，各鼻窦区无压痛。咽：咽部黏膜无充血，鼻咽部腺样体肥大，堵塞部分后鼻孔，双侧扁桃体Ⅰ度肿大，咽后壁淋巴组织散在增生。喉：外观无畸形，间接喉镜提示会厌无红肿，双杓区、室带、喉室、双侧梨状窝黏膜光滑。双侧声带表面黏膜光滑、声带运动正常，发音时声门闭合无裂隙。电子鼻咽镜检查提示腺样体肥大。中耳乳突 CT 平扫提示符合右侧急性中耳乳突炎的改变，建议必要时复查，还见有副鼻窦炎症。

住院期间：患儿入院当天在全麻下行“鼻内镜下经鼻腺样体切除术”，术后全麻已醒，做好全麻后常规护理，医嘱给予一级护理，禁食 6 小时后进冷流质饮食，平卧位 6 小时，给予抗感染、补液、雾化、心电监护、血氧饱和度监测、测儿童早期预警评分（q8h）等，患儿情绪稳定，口鼻腔内无血性液体吐出，咽喉部锐痛，NRS 评分为 2 分，教会患儿正确使用疼痛评分工具，观察疼痛部位、性质、程度等的变化。协助患儿做好生活护理，手术室带回留置针 1 枚，做好导管护理。患儿高危 / 跌倒评分为 4 分，发放预防高危 / 跌倒患者通知书，完善腕带标识，拉起床挡，要求陪护 1 名。压力性损伤评分为 25 分，营养评分为 0 分，自理能力评定为中度依赖。饮食忌油腻，控制血糖，病情许可下多饮水，多吃蔬菜、水果；保持大便通畅，避免用力排便，以免造成可疑隐性栓子脱落；注意肢体保暖；根据病情定时翻身，做深呼吸及咳嗽动作，正确行双下肢踝泵运动、肌肉收缩、舒张等训练，尽早下地活动。患儿术后 6 小时，在协助下可床边行走，已自解小便，夜间睡觉拉起两边床挡，可进冷流质饮食，如常温牛奶、豆浆、口含棒冰等；术后第 2 天早晨医嘱更改为二级护理、软食，停止鼻导管吸氧和心电监护、血氧饱和度监测，停测儿童早期预警评分，医嘱予以出院，并完善出院健康宣教。

知识拓展

一、概述与日间手术标准

（一）概述

鼻内镜下腺样体切除术一般在全麻下进行，患儿取仰卧位，气管插管全麻，头稍后仰，常规消毒铺巾；以自动开口器撑开口腔，见双侧扁桃体Ⅰ度肿大；鼻内镜下见腺样体肥大，部分堵塞后鼻孔，在鼻内镜引导下使用等离子刀经口腔至鼻咽部将肥大腺样体慢慢消融，用筛钳切取部分腺样体组织，然后将手术标本送病理检查。

（二）日间手术标准

（1）临床诊断为腺样体疾病，包括腺样体肥大。

（2）3 个月内无急性炎症发作。

（3）未长期使用抗凝药物。

（4）术后有成人陪同。

（5）年龄≤ 14 周岁，且无严重合并症、器质性疾病。

（6）患儿及家属同意行日间腺样体手术。

二、入院前准备

（一）指导完成术前各项检查

入院准备中心护士指导患儿完成术前各项检查与化验，患儿经评估符合准入标准，于门诊预约手术日期。术前检查类型及项目详见表 3-31-1。

表 3-31-1　术前检查类型及项目

检查类型	检查项目
实验室检查	血常规、凝血功能（凝血酶原时间、凝血酶原时间活动度、国际标准化比值、抗凝血酶Ⅲ、纤维蛋白原、纤维蛋白原降解产物、D- 二聚体）、生化（血糖、肝功能、肾功能、血脂、电解质）、乙肝五项 + 丙肝抗体，HIV 抗体、梅毒螺旋体抗体（筛查试验）、血型常规
影像学检查	胸部正侧位 X 线，中耳乳突 CT 平扫
心电图检查	心律与心率如有异常，需进一步检查
术前麻醉评估	ASA 分级为Ⅰ～Ⅱ级，无严重心肺疾病
专科检查	电子鼻咽镜检查

（二）常规次日手术院前准备

1. 健康宣教

（1）告知患儿家属手术及麻醉方式、可能出现的并发症和治疗方案。

（2）指导患儿家属术前停药时间：如华法林等抗凝血药物至少停药 1 周，糖尿病患儿手术当日暂停降糖药物的使用，高血压患儿术前 2 小时口服降压药。

（3）饮食指导：全麻手术患儿术前 22：00 开始禁食、禁饮，空腹至次日手术。

（4）做好防儿童走失的宣教工作。

（5）告知患者办理入院的时间、住院病房、生活物品的准备、医保缴费等相关事宜，告知的主要形式为发放纸质宣教材料及口头宣教，患儿家属签署入院须知，解答患儿家属提出的疑问。

2. 询问病史

（1）有无其他基础疾病，如糖尿病、高血压、高血脂等，及时监测并控制近期血糖、血压的变化。

（2）过敏史：有无药物、食物过敏史。

（3）家族史及个人史：有无家族性遗传病、个人异常生活史。

3. 心理护理

对小儿患者而言，术前给予家属正确的心理疏导很重要，让其术后耐心地引导患儿，因为患儿在术后会出现因鼻咽部疼痛而拒绝配合各项护理操作，甚至拒绝进食等情况，所以护士在整个护理过程中应有针对性地对患儿家属进行心理指导，使患儿家属了解鼻内镜下腺样体切除术的过程，以及术后患儿有可能出现哭闹的原因，解除家属的思想顾虑，积极配合做好术前准备，保证手术的顺利进行，使患儿快速康复出院。

三、住院期间日间手术护理

（一）当日术前准备

（1）入院后发放干净的小儿手术衣服、裤子，并贴身更换（不包括内衣、内裤），取下眼镜、饰品、活动性义齿等物品，佩戴腕带，戴上一次性手术帽子和手术脚套。

（2）术前让患儿家属准备好便盆，并指导患儿及家属进行床上排便。

（3）患儿需有人 24 小时陪护，避免走失，发放防走失告知书。

（4）告知患儿家属让患儿穿合适的鞋子、裤子；注意路面湿滑，防止跌倒。

（5）有长发的患儿可指导其家属将患儿头发往左侧或者右侧单侧斜边梳起，避免因头发梳在枕骨正中而影响手术卧位。

（6）做好手术标记，麻醉师术前评估患儿。

（7）核对手术交接单。

（8）核对患儿身份，测量生命体征，填写术前交接单，做好术中带药，如抗生素等。

（二）术中麻醉

给予气管插管和静脉麻醉，抗生素在术前 30 分钟静脉滴注以预防感染，体位采取仰卧位。

（三）术后护理

1. 个体监护

术后 6 小时给予心电监护及血氧饱和度监测，并进行巡视，完善病情记录。

2. 体位管理

术后 6 小时内取平卧位或者侧卧位，待脉搏、血压稳定后调整体位，术后 6 小时后可取自由卧位，在家属的陪同下可下床活动，防止跌倒。

3. 氧气疗法

术后 6 小时内按医嘱鼻导管吸氧 3 L/min，以改善患儿呼吸并促进麻醉药物代谢。

4. 饮食指导

按照表 3-31-2 进行饮食指导，患儿饮食要循序渐进。如果患儿出现恶心、呕吐，暂时停止进食，按医嘱使用止吐药物。若患儿出现哭闹等情绪可先进行安抚再饮食，防止进食后出现呛咳，误入气管。

表 3-31-2　术后饮食指导

时间	饮食类型	具体饮食种类
术后 6 小时内	禁食、禁饮	无
术后 6 小时	冷流质饮食	米汤、奶制品、水、冰淇淋
术后第 2 天至术后 2 周	软食	粥、面条、蛋羹、豆腐

5. 排便指导

术后 6 小时内若患儿想排便，可将准备好的便盆放在床上，让其在床上排便。

6. 疼痛护理

（1）因患儿年龄较小，指导患儿正确使用疼痛评估工具，可采用脸谱法进行评估。

（2）安慰患儿，分散患儿的注意力，可让患儿听故事或者看其喜欢的动画片。

（3）指导患儿家属按医嘱正确给小儿服用止痛药物，若患儿出现头晕、嗜睡、尿潴留、胃部不适或出血等不适，请及时告知医护人员。

7. 儿童高危跌倒宣教

（1）告知家属要时刻陪在儿童身边，儿童在床上时将两边的床挡拉起。

（2）护士已将床挡拉起时，如需下床应先将床挡放下来，切勿翻越。

（3）地面潮湿时请告知护理人员，以防不慎跌倒。

（4）物品尽量收于柜内，保持过道宽敞。

（5）术后6小时可换下手术衣裤，穿合适的衣裤；下床活动时穿防滑鞋，切勿赤脚。

（6）病房尽量保持明亮。

（7）如厕时，请家属陪同，遇紧急事故时，请按厕所内按钮呼叫护理人员。

（8）在患儿床头贴上“预防高位跌倒”磁贴，并在患儿住院手腕带处贴上防跌倒/坠床标识，跌倒/坠床告知书一式两份，一份用于家属留看，一份请家属签字后放入病历本内。

8. 术后常见并发症的观察与护理

（1）疼痛：是所有并发症中表现最明显的。因患儿年龄较小，对于疼痛大多数会出现哭闹、紧张、烦躁不安等心理反应，而强烈的心理反应又可通过交感神经作用促使机体分泌大量的去甲肾上腺素及肾上腺素，引起毛细血管收缩，使血压升高，并影响血氧饱和度的平稳性及手术治疗效果。疼痛不仅导致患儿恶心、心动过速、心律失常等，还可造成机体的蛋白质合成缓慢、分解加速，不利于切口愈合，疼痛还可使患儿拒绝进食，从而减少了营养的吸收，影响手术切口的愈合。因此，护士应主动和家属沟通，让家属做好配合工作，如鼓励、安慰患儿，用听音乐、讲故事、看动画片等方法分散患儿的注意力，也可在患儿双侧下颌部使用冰袋冷敷，减轻局部肿胀和疼痛，嘱咐患儿勿用力咳嗽。必要时可遵医嘱使用止痛药物。

（2）恶心、呕吐：患儿全麻手术需静脉泵入麻醉药物，导致患儿神经兴奋，刺激患儿胃肠道，产生恶心、呕吐。因此，待患儿手术返回后护士应观察患儿的胃肠道反应，并指导家属在患儿出现恶心、呕吐的情况时将患儿置于侧卧位，或头偏向一侧，将呕吐物轻轻排出，并用冷水漱口，避免因呕吐后的残留物存于口中而再次引起恶心、呕吐。术后6小时可先进萝卜汤、米汤等流质饮食，以补充营养、减轻疼痛、促进胃肠功能恢复。避免进食牛奶以免刺激患儿胃肠道收缩、分泌，可待胃肠功能恢复后进食牛奶，但不得用吸管，以免吸吮时口腔内负压增加引发切口出血。进食宜采取少食多餐的方式，术后 2 周内严禁食用生冷硬、膨化、油腻等食物。

（3）出血：由于手术部位的关系，患儿术后口腔会吐出少量分泌物，护士应仔细辨认患儿口腔吐出物的颜色、性状，判断是否为活动性出血，可遵医嘱使用止血药物，若患儿出现面色苍白、血压异常降低等现象，需立即报告医师并进行及时处理。

（4）感染：加强监测患儿体温，警惕感染情况的发生，若患儿出现体温异常升高，需判断患儿是否发生感染，并给予患儿针对性地护理；术后 6 小时内每 30 分钟监测患儿血压、脉搏，若发现血压及脉搏异常，应及时报告医师，根据医嘱检查患儿血常规，一旦患儿出现血细胞比容降低，应警惕为术后出血；注意观察患儿的排便情况，若解出黑便，应警惕患儿是否将活动性血液下咽；观察出血量，同时当患儿出现持续大声哭闹等情绪异常时，护士应提高警惕。

四、出院

（一）出院评估

出院评估单详见表 3-31-3。

表 3-31-3　出院评估单

观察项目	测试水平	分值（分）	评分（分）
生命体征	呼吸及意识状况恢复至基础水平，血压和脉搏与术前基线比较变化＜ 20%	2	2
	呼吸及意识状况恢复至基础水平，血压和脉搏与术前基线比较变化为 20% ～ 40%	1	
	呼吸及意识状况未恢复至基础水平，血压和脉搏与术前基线比较变化＞ 20%	0	
活动水平	步态平稳，无头晕或接近术前的水平	2	2
	活动需要帮助	1	
	不能走动	0	
恶心、呕吐	无恶心、呕吐或轻度（口服药物可以控制）	2	2
	中度：需要使用肌内注射药物	1	
	重度：需要反复用药	0	
疼痛	无疼痛或疼痛可以通过口服镇痛药物控制	2	2
	可以耐受	1	
	不能耐受	0	
外科出血	无出血或轻度：不需要更换敷料	2	2
	中度：需要更换敷料≤ 2 次	1	
	重度：需更换 3 次以上敷料	0	
合计分值：10 分			

注：满分 10 分，凡累计总分≥ 9 分者，有成年家属陪同，方可离院。

（二）出院指导

双侧外耳道避免进水，清淡饮食，注意休息，定期复查；避免感冒，少去公共场所，防止交叉感染；注意口腔卫生，保持伤口清洁，进食后及睡前用漱口液漱口；2 周内进软食，不吃坚果及膨化食品，以免吞咽引起切口出血，多吃富含蛋白质的营养物质，避免辛辣刺激性食物；遵医嘱使用药物。随访计划：术后 1 周门诊复诊。

参考文献

[1] 余甜甜，黎晓静，严红．小儿扁桃体腺样体切除术围手术期护理对策及效果评价 [J]. 国际护理学杂志，2020，39（15）：2824-2827.

[2] 张基梅，吕巧英，王娜娜．快速康复理念在小儿扁桃体、腺样体切除术围手术期护理的应用 [J]. 中国实用护理杂志，2018，34（5）：359-363.

[3] 邱晓东，颜艳，翟永华．围术期个性化护理干预对扁桃体腺样体切除术患儿康复效果及疼痛程度的影响 [J]. 国际护理学杂志，2023，42（3）：533-536.

（翁佳露）

案例 32　翼状胬肉切除伴自体干细胞移植术

病历摘要

现病史：患者，女，61 岁，双眼异物感 10 年，2024 年 3 月 6 日辅助检查提示眼压 OD 14.3 mmHg；OS 10.6 mmHg。门诊以“双眼翼状胬肉，拟行右眼翼状胬肉切除术”收入院。

既往史：高血压病史 10 年余，规律服药（具体不详），血压控制可，否认手术史、药物过敏史，预防接种史不详。

个人史：原籍长大，无特殊宗教信仰，初中文化，退休，性格外向，家庭关系和睦；否认吸烟、饮酒、吸毒、药物依赖及成瘾史，否认不洁性生活史。

家族史：父亲已故，死因不详；母亲已故，死因不详，兄弟姐妹体健，否认二系三代中有类似疾病及家族性遗传病史。

专科体检： 意识清醒，脉搏 72 次 / 分，呼吸 18 次 / 分，血压 114/82 mmHg，体温 36.7 ℃，自主体位，无病面容，体重 50 kg，身高 1.5 m，BMI 22.22 kg/m^2。视力：右眼 0.5，左眼 0.5。双眼鼻侧结膜肉样物增生，长入角膜缘 3.0 mm，角膜透明，前房清，深浅可，瞳孔圆、直径 3.0 mm、对光反射可，晶状体灰白色混浊，玻璃体轻度混浊，眼底视盘界清，视网膜平伏，黄斑中心凹反光不可见。

住院期间： 患者入院当天行“右眼翼状胬肉切除伴自体干细胞移植术”，术后患者取平卧位休息，右眼敷料包扎，外观干燥，无疼痛不适，NRS 评分为 0 分，自理能力评定为无须依赖，跌倒 / 坠床评分为 2 分，压力性损伤评分为 23 分，营养评分为 0 分，医嘱给予二级护理、低盐低脂饮食。术后第 2 天 0.1% 的氟米龙滴眼液 + 左氧氟沙星滴眼液滴右眼（4 次 / 日）对症治疗，查右眼鼻侧及上方球结膜充血，移植片平整在位，缝线存，角膜切面平整，前房清，眼压 Tn。医嘱予以出院，完善出院健康宣教。

知识拓展

一、概述与日间手术标准

（一）概述

翼状胬肉切除伴自体干细胞移植术多采用表面麻醉及结膜下浸润麻醉的方法，儿童或特殊人群（精神类疾病患者）多采用全麻。在距离翼状胬肉头部 0.5 mm 的位置剪开球结膜，将其与翼状胬肉分离，清除患者角膜面和巩膜面的翼状胬肉组织，注意保护内直肌。在术眼上方选择离角膜缘 4.0 mm 的位置分离并选取与暴露巩膜大小相当、无筋膜组织的球结膜，将分离部分滑行至暴露巩膜，上皮面向上，使用尼龙线进行固定和缝合。

（二）日间手术标准

（1）临床诊断为翼状胬肉。

（2）造血系统及凝血功能正常，近期无感冒症状。

（3）无严重合并症、器质性疾病者（如控制不佳的高血压、糖尿病者）。

（4）术后有成人陪同，住所有 24 小时急诊医院且车程在 1 小时内的。

（5）患者同意行日间翼状胬肉切除术。

二、入院前护理

（一）指导完成术前各项检查

入院准备中心护士指导患者完成术前各项检查与化验，患者经评估符合准入标准，于门诊预约手术日期，发放抗生素滴眼液，指导患者术前 3 天使用滴眼液滴眼（4 次 / 日），以预防眼部感染。术前检查类型及项目详见表 3-32-1。

表 3-32-1 术前检查类型及项目

检查类型	检查项目
实验室检查	血常规 + 血型、凝血功能（凝血酶原时间、凝血酶原时间活动度、国际标准化比值、抗凝血酶Ⅲ、纤维蛋白原、纤维蛋白原降解产物、D- 二聚体）、生化（血糖、肝功能、肾功能、血脂、电解质）、乙肝五项 + 丙肝抗体、HIV 抗体、梅毒螺旋体抗体（筛查试验）
影像学检查	胸部正侧位 X 线
心电图检查	心律与心率如有异常，需进一步检查
术前麻醉评估	ASA 分级为Ⅰ～Ⅱ级，无严重心肺疾病
专科检查	眼部常规检查（评估眼的视力、光感、光定位、红绿色觉检查等）、眼电生理检查（视网膜、视神经功能）、角膜曲率、角膜厚度测定及眼轴超声检查

（二）常规次日手术院前准备

1. 健康宣教

（1）告知患者手术及麻醉方式、可能出现的并发症和治疗方案。

（2）指导患者术前停药时间：如华法林等抗凝血药物至少停药 1 周，高血压及糖尿病患者按医嘱服用降压药及降糖药。

（3）饮食指导：手术患者饮食无特殊禁忌，无须禁饮、禁食。

（4）告知患者办理入院的时间、住院病房、生活物品的准备、医保缴费等相关事宜，告知的主要形式为发放纸质宣教材料及口头宣教，患者签署入院须知，解答患者提出的疑问。

2. 询问病史

（1）有无其他基础疾病，如糖尿病、高血压、高血脂等，及时监测并控制近期血糖、血压的变化。

（2）过敏史：有无药物、食物过敏史。

（3）家族史及个人史：有无家族性遗传病、个人异常生活史。

3. 心理护理

护士在整个护理过程中应用前馈控制护理管理模式（术前引导患者诉说顾虑，进行针对性的心理疏导及信心建设；术中主动与患者进行交流，了解其心理状态，对存在紧张、恐惧等负性情绪的患者再次进行心理疏导，密切关注患者心理情绪波动，通过肢体触摸、语言安抚等方式消除不安、恐惧等负性情绪；术后明确告知患者手术的成功率，消除担忧情绪，同时再次评估患者心理状态，结合其性格特点采取针对性的心理护理），使患者及家属了解翼状胬肉切除伴自体干细胞移植术的过程，解除思想顾虑，积极配合术前准备，保证手术的顺利进行，使患者快速康复出院。

三、住院期间日间手术护理

（一）当日术前准备

（1）入院后发放干净的手术衣服、裤子，并贴身更换（不包括内衣、内裤），取下眼镜、饰品、活动性义齿等物品，佩戴腕带，戴上一次性帽子和脚套。

（2）做好眼部皮肤清洁，术眼给予 0.9% 的生理盐水冲洗结膜囊，用无菌纱布覆盖。

（3）核对手术交接单。

（二）术中麻醉

多采用表面麻醉及结膜下浸润麻醉方法，儿童或特殊人群（精神类疾病患者）多采用全麻，术中体位采取平卧位。

（三）术后护理

1. 术后常规护理

（1）术后尽量闭眼休息，减少因眼球过度活动引起的疼痛。禁忌揉眼和用手抓眼。

（2）保持切口敷料清洁干燥，勿松脱、移位。术后 24 小时由于缝线及手术切口刺激，眼部会有不同程度的疼痛感和异物感，属于术后正常反应，若条件允许，术后使用绷带镜可明显减少疼痛和异物感等不适。若发生明显眼痛、恶心、呕吐、视力突然下降或其他不适，应立即报告医师。

（3）饮食方面以清淡为主，多食含粗纤维的新鲜水果、蔬菜，以保持大便通畅，防止便秘。避免进食过硬、咀嚼费力的食物，以免用力咀嚼造成切口裂开、出血等并发症；避免进食辛辣刺激性食物，如辣椒、葱、大蒜等，可预防术后复发。糖尿病患者继续控制血糖；高血压、高血脂患者低盐低脂饮食，注意控制血压。

（4）指导患者注意保持眼部的清洁卫生，防止感染和并发症的发生，术后第 1 天打开眼部敷料，遵医嘱术眼局部使用抗生素、皮质类固醇等滴眼液滴眼，滴眼液在使用前必须洗手，应距离眼睛 2 cm 左右，勿触碰睫毛，可清理眼睛分泌物。注意动作轻柔，防止压迫眼球而致眼内出血和感染。

（5）术后 1 周内避免脏水进入眼内，不要对术眼施加压力并预防外伤。

2. 术后常见并发症的观察与护理

（1）术后复发：采取再手术联合应用丝裂霉素 C 的方法治疗。在切除胬肉术中应用丝裂霉素 C 可使复发率降低。

（2）干眼症：减少抗生素滴眼液使用频率，尽量避免使用含防腐剂的滴眼液，应用人工泪液（如右旋糖酐羟丙甲纤维素滴眼液等）改善症状。

（3）青光眼：停用激素类滴眼液，并给予药物进行降眼压治疗，药物控制不佳者给予激光或抗青光眼手术治疗。

（4）移植结膜瓣脱落：应用左氧氟沙星滴眼液联合表皮生长因子滴眼液后巩膜裸露区渐被新生球结膜覆盖。

（5）角膜真菌感染：停用激素类滴眼液，并给予两性霉素 B 滴眼液及那他霉素滴眼液频繁滴眼、静脉滴注氟康唑抗真菌感染，以及阿托品眼用凝胶扩瞳和预防虹膜后粘连。

四、出院

（一）出院标准

（1）情绪稳定。

（2）对术后恢复有客观的认知。

（3）无并发症，或并发症得到及时处理和控制。

（4）患者及其照护者获得相关的自我护理知识及技能，掌握眼部用药的正确方法。

（二）随访

手术出院后第 3 天电话随访，询问术后眼部体征情况，是否有分泌物，以及是否有疼痛、干眼等不适。询问眼部用药情况，并进行相关的康复指导，提醒患者在术后第 7 ～ 10 天预约门诊复诊拆线，复查视力、眼压等情况，1 个月后门诊复查，如有不适及时就诊。

参考文献

[1] 范惠雅，陈子林，宋青山．翼状胬肉切除联合带自体角膜缘干细胞的结膜移植治疗复发性翼状胬肉 [J]．国际眼科杂志，2014，14（5）：961-963．

[2] 吴丹，洪佳旭，王飞，等．翼状胬肉切除联合自体结膜移植术后角膜缘上皮厚度变化的傅立叶域相干光断层成像研究 [J]．中华眼科杂志，2014，50（11）：833-838．

[3] 马文婷，陈宁宁．角膜缘干细胞结膜瓣移植对胬肉切除术患者泪膜功能及并发症的影响 [J]．广西医科大学学报，2020，37：2265-2269．

（黄燕杰）

案例 33　白内障超声乳化伴人工晶体植入术

病历摘要

现病史：患者，女，69 岁，主诉双眼视力下降 1 年余，2024 年 1 月 9 日于我院辅助检查提示眼压 OD 15.7 mmHg；OS 15.1 mmHg。2023 年 12 月 23 日宁波市某医院 OCT 检查示 OU 黄斑区 RPE 层局限性向上隆起。我院门诊以“双眼白内障”收入院。

既往史：原发性高血压病史10余年，否认手术史、药物过敏史，预防接种史不详。

个人史：原籍长大，无特殊宗教信仰，初中文化，退休，性格外向，家庭关系和睦；否认吸烟、饮酒、吸毒、药物依赖及成瘾史，否认不洁性生活史。

家族史：父亲已故，死因不详；母亲已故，死因不详，弟妹体健，否认二系三代中有类似疾病及家族性遗传病史。

专科体检：意识清醒，脉搏 68 次 / 分，呼吸 18 次 / 分，血压 141/82 mmHg，体温 36.5 ℃，自主体位，无病面容，体重 55 kg，身高 1.53 m，BMI 23.50 kg/m^2。视力：右眼 FC/BE，矫正后为 0.1；左眼 FC/BE，矫正后无提高。右眼角膜下方点状缺损，鼻下方见角膜白斑伴新生血管长入，余角膜透明，前房清，深浅可，瞳孔圆、直径 3.0 mm、对光反射可，晶状体灰白色混浊，玻璃体轻度混浊，眼底视盘界清，网膜平伏，黄斑中心凹反光不可见。左眼角膜下方点状缺损，余角膜透明，前房清，深浅可，瞳孔圆、直径 3.0 mm、对光反射可，晶状体灰白色混浊，玻璃体轻度混浊，眼底窥不入。

住院期间：患者入院当天行“左眼白内障超声乳化伴人工晶体植入术”，术后患者取平卧位休息，左眼敷料包扎，外观干燥，无疼痛不适，NRS 评分为 0 分，自理能力评定为无须依赖，跌倒 / 坠床评定为 3 分，压力性损伤评分为 23 分，营养评分为 0 分。医嘱给予二级护理、低盐低脂饮食，术后第 2 天妥布霉素地塞米松滴眼液（4 次 / 日）滴左眼对症治疗，查左眼视力 0.6，左眼角膜水肿，前房中深，房水清，瞳孔圆，人工晶体位正透明，常瞳下眼底视盘边界清楚，网膜平伏。医嘱予以出院，完善出院健康宣教。

知识拓展

一、概述与日间手术标准

（一）概述

白内障超声乳化伴人工晶体植入术一般在表面麻醉下进行，手术者用手术刀制作一个很小的角膜切口，用手术镊子将晶状体的前面囊膜做一个圆形的撕除（简称撕囊），然后用超声波和劈核钩将囊膜里面的晶状体核劈开成几块（简称劈核），将劈开的核块用超声波粉碎、清除掉，留下囊袋，选择合适的人工晶体，植入囊袋中。

（二）日间手术标准

（1）临床诊断为白内障。

（2）造血系统及凝血功能正常，近期无感冒等问题。

（3）无严重合并症、器质性疾病者（如控制不佳的高血压、糖尿病者）。

（4）术后有成人陪同，住所有 24 小时急诊医院且车程在 1 小时内的。

（5）患者同意行日间白内障超声乳化伴人工晶体植入术。

二、入院前护理

（一）指导完成术前各项检查

入院准备中心护士指导患者完成术前各项检查与化验，患者经评估符合准入标准，于门诊预约手术日期，发放左氧氟沙星滴眼液，指导患者术前 3 天使用滴眼液滴眼（4 次 / 日），以预防眼部感染。术前检查类型及项目详见表 3-33-1。

表 3-33-1 术前检查类型及项目

检查类型	检查项目
实验室检查	血常规＋血型、凝血功能（凝血酶原时间、凝血酶原时间活动度、国际标准化比值、抗凝血酶Ⅲ、纤维蛋白原、纤维蛋白原降解产物、D-二聚体）、生化（血糖、肝功能、肾功能、血脂、电解质）、乙肝五项＋丙肝抗体、HIV 抗体、梅毒螺旋体抗体（筛查试验）
影像学检查	胸部正侧位 X 线
心电图检查	心律与心率如有异常，需进一步检查
术前麻醉评估	ASA 分级为Ⅰ～Ⅱ级，无严重心肺疾病
专科检查	眼部常规检查（评估眼的视力、光感、光定位、红绿色觉检查等）、眼电生理检查（视网膜、视神经功能）、角膜曲率、角膜厚度测定及眼轴超声检查

（二）常规次日手术院前准备

1. 健康宣教

（1）告知患者手术及麻醉方式、可能出现的并发症和治疗方案。

（2）指导患者术前停药时间：如华法林等抗凝血药物至少停药 1 周，高血压及糖尿病患者按医嘱服用降压药及降糖药。

（3）饮食指导：手术患者饮食无特殊禁忌，无须禁饮、禁食。

（4）告知患者办理入院的时间、住院病房、生活物品的准备、医保缴费等相关事宜，告知的主要形式为发放纸质宣教材料及口头宣教，患者签署入院须知，解答患者提出的疑问。

2. 询问病史

（1）有无其他基础疾病，如糖尿病、高血压、高血脂等，及时监测并控制近期血糖、血压的变化。

（2）过敏史：有无药物、食物过敏史。

（3）家族史及个人史：有无家族性遗传病、个人异常生活史。

3. 心理护理

护士在整个护理过程中应用前馈控制护理管理模式，使患者及家属了解白内障手术的过程，解除思想顾虑，积极配合术前准备，保证手术的顺利进行，使患者快速康复出院。

三、住院期间日间手术护理

（一）当日术前准备

（1）入院后发放干净的手术衣服、裤子，并贴身更换（不包括内衣、内裤），取下眼镜、饰品、活动性义齿等物品，佩戴腕带，戴上一次性帽子和脚套。

（2）做好眼部皮肤清洁，术眼给予 0.9% 的生理盐水冲洗结膜囊，并用复方托吡卡胺滴眼液于术前 1 小时滴眼散瞳，使瞳孔在手术过程中始终保持散大状态，便于手术操作。术眼用无菌纱布覆盖。

（3）核对手术交接单。

（二）术中麻醉

采用表面麻醉，麻醉过程中常规使用盐酸丙美卡因滴眼液滴入结膜囊进行表面麻醉，体位采取平卧位。

（三）术后护理

1. 术后常规护理

（1）术后注意卧床闭双眼休息，嘱患者放松头部，减少头部活动，勿用手揉眼。患者避免突然坐起、低头、弯腰及咳嗽、提起重物等剧烈活动，同时避免强光刺激，以防人工晶体移位、眼内出血等情况的发生。应注意观察术眼反应情况，注意敷料有无松动、移位、渗出，如术眼出现视物不清、剧烈疼痛或视力下降，伴头痛、恶心等状况时，应立即报告医师进行处理。

（2）饮食方面以清淡为主，多吃含粗纤维的营养食物，禁忌坚硬食物，以防过度咀嚼和刺激震动眼部伤口，禁止吸烟、饮酒。对于糖尿病患者来说更应控制患者的饮食，并注意保持大便通畅，当患者便秘时，指导其正确用力排便，避免用力不当导致的眼内压升高引起眼内出血、人工晶体脱位，必要时可遵医嘱给予开塞露或缓泻剂。

（3）指导患者注意保持眼部的清洁卫生，防止感染和并发症的发生，术后第 1 天打开眼部敷料，术眼局部遵医嘱使用抗生素、皮质类固醇滴眼液滴眼，滴眼液使用前必须洗手，滴眼时应距离眼睛 2 cm 左右，勿触碰睫毛，并清理眼内分泌物。

（4）手术后 1 周内避免脏水进入眼内，不要对术眼施加压力并预防外伤。

2. 术后常见并发症的观察与护理

（1）眼压增高：是白内障患者术后常见的一种反应，患者多表现为眼球胀痛，前额剧痛。因此，术后应注意听取患者主诉，询问患者有无眼球胀痛等不适，怀疑有眼压升高时应及时向医师汇报并配合处理。

（2）眼部感染：是白内障术后发生率最高的并发症之一。术后应保持眼部的清洁和卫生，给予抗生素滴眼，每天 4 ～ 6 次。

（3）角膜内皮水肿：患者多表现为视力模糊、眼睛不适、畏光及对光敏感性增加等。应根据裂隙灯、A 超检查结果给予相应的治疗，如激素类滴眼液滴眼。

四、出院

（一）出院标准

（1）情绪稳定。

（2）对术后视力恢复有客观的认知。

（3）无并发症，或并发症得到及时处理和控制。

（4）患者及其照护者获得相关的自我护理知识及技能，掌握眼部用药的正确方法。

（二）随访

出院后第 3 天电话随访，询问术后眼部体征情况，术后视力是否有好转，眼部是否有分泌物，以及是否有疼痛、干眼等不适。询问眼部用药情况，并进行相关的康复指导，提醒患者在术后第 7 天预约门诊复诊，复查视力、眼压等情况，术后 1 个月门诊复查，如有不适及时就诊。

参考文献

[1] 席淑新 . 眼耳鼻喉科护理 [M]. 上海：复旦大学出版社，2015.

[2] 陈晨，孙怡雯 . 护患双方对白内障日间手术患者出院准备度评估的差异及影响因素 [J]. 护理研究，2023，37（24）：4357-4368.

[3] 周征俐，唐星，马蓓，等 . 前馈管理护理模式在老年白内障日间手术患者中的应用 [J]. 齐鲁护理杂志，2023，29（12）：15-17.

[4] 王美丽，俞丽，余桂 . 电话回访延续护理在白内障日间手术患者中的应用 [J]. 齐鲁护理杂志，2020，26（16）：58-60.

（陈晴）

案例 34 舌下腺囊肿切除术

病历摘要

现病史：患者，女，30 岁，左舌下区肿物 10 天余，可触及一 1.2 cm × 0.7 cm 大小的肿物，门诊以“左舌下腺囊肿”收入院。

既往史：体健，否认高血压、糖尿病等疾病史，否认手术史、药物过敏史，预防接种史不详。

个人史：原籍长大，无特殊宗教信仰，高中文化，普通职员，性格外向，家庭关系和睦；否认吸烟、饮酒、吸毒、药物依赖及成瘾史，否认不洁性生活史。

家族史：父亲、母亲体健，无兄弟姐妹，否认二系三代中有类似疾病及家族性遗传病史。

专科体检：意识清醒，脉搏 70 次 / 分，呼吸 18 次 / 分，血压 136/79 mmHg，体温 36.5 ℃，自主体位，无病面容，体重 59 kg，身高 1.57 m，BMI 23.94 kg/m^2。查体：颌面部左右对称，唇及口角形态正常，口腔卫生一般，口腔黏膜色温正常，左舌下可触及一 1.2 cm × 0.7 cm 大小的肿物，质软，波动感存在，无压痛，边界清，活动度尚可。

住院期间：患者入院当天在局麻下行“左舌下腺及囊肿摘除 + 邻位组织瓣修补术”，返回病房后呼吸平稳，平卧位休息。口内创口缝线在位，左舌下皮片引流 1 根，口内有少量血水吐出，约 3 mL，创口持续性钝痛，NRS 评分为 2 分。告知患者使用疼痛评估工具的正确方法，自理能力评定为轻度依赖。医嘱给予二级护理、半流质饮食；消炎、止血等对症支持治疗。协助患者完成生活护理，注意疼痛部位、程度的变化；嘱患者多饮水，多吃蔬菜、水果，保持大便通畅；避免下肢静脉穿刺，注意保暖，早期适当下床活动。术后第 2 天医嘱给予停用左舌下皮片引流并予以出院，完善出院健康宣教。

知识拓展

一、概述与日间手术标准

（一）概述

舌下腺囊肿摘除术又称舌下腺囊肿切除术，均在局麻或全麻下采取口内切口进行，如果术前局麻评估不能取得良好的麻醉预期时需要进行全麻。手术步骤：①切口：沿囊肿表面切开口底黏膜，切口与下颌牙弓平行，贯穿囊肿的前后缘，要点是不切破囊壁；②分离：先钝性分离黏膜，再剥离囊壁及舌下腺，要点是找到颌下腺导管，剪断舌下腺主导管和舌下腺小管时注意保护颌下腺导管及其深面的舌神经；③摘除舌下腺及囊肿：完整摘除后断端结扎，防止损伤颌下腺导管、舌神经、舌动静脉；④止血及冲洗术野；⑤缝合及放置皮片引流；⑥对于口外型及混合型舌下腺囊肿，先用注射器穿刺，将颌下区内的囊液抽吸干净，再按单纯型方法进行手术操作，对于囊壁不作处理。

（二）日间手术标准

（1）临床诊断为舌下腺囊肿。

（2）造血系统及凝血功能正常，未长期使用抗凝药物。

（3）近期无感冒等症状，无感染性疾病。

（4）术后有成人陪同，住所有 24 小时急诊医院且车程在 1 小时内的。

（5）无严重合并症、器质性疾病者（如控制不佳的高血压、糖尿病者）。

（6）患者同意行日间舌下腺囊肿切除术。

二、入院前护理

（一）指导完成术前各项检查

入院准备中心护士指导患者完成术前各项检查与化验，患者经评估符合准入标准，于门诊预约手术日期。术前检查类型及项目详见表 3-34-1。

表 3-34-1 术前检查类型及项目

检查类型	检查项目
实验室检查	血常规＋血型、凝血功能（凝血酶原时间、凝血酶原时间活动度、国际标准化比值、抗凝血酶Ⅲ、纤维蛋白原、纤维蛋白原降解产物、D-二聚体）、生化（血糖、肝功能、肾功能、血脂、电解质）、乙肝五项＋丙肝抗体、HIV 抗体、梅毒螺旋体抗体（筛查试验）

续表

检查类型	检查项目
影像学检查	胸部正侧位 X 线、B 超检查（其对囊肿可进行定性和大小测定）
心电图检查	心律与心率如有异常，需进一步检查
术前麻醉评估	ASA 分级为Ⅰ～Ⅱ级，无严重心肺疾病
专科检查	颌面部 CT、MRI 及囊肿内容物穿刺检查 + 淀粉酶测定试验（是舌下腺囊肿重要的检查手段，可作为与颈部囊性病变鉴别诊断的依据；舌下腺囊肿穿刺示囊肿内容物为蛋清样黏稠液体，可拉成长丝，这是其独特的临床特点；囊液含有丰富的淀粉酶，且淀粉酶测定试验阳性）

（二）常规次日手术院前准备

1. 健康宣教

（1）告知患者手术及麻醉方式、可能出现的并发症和治疗方案。

（2）指导患者术前停药时间：如华法林等抗凝血药物至少停药 1 周，糖尿病患者手术当日暂停降糖药物的使用，高血压患者术前 2 小时口服降压药。

（3）饮食指导：全麻手术患者术前 8 小时低脂饮食，术前 2 小时无渣非碳水饮料（清水、无颗粒饮料、无渣果汁、清茶），详见表 3-34-2。

（4）告知患者办理入院的时间、住院病房、生活物品的准备、医保缴费等相关事宜，告知的主要形式为发放纸质宣教材料及口头宣教，患者签署入院须知，解答患者提出的疑问。

表 3-34-2 术前饮食指导

时间	饮食类型	具体饮食种类
术前 8 小时	低脂软食	米饭、面条、蛋类、瘦肉类、鱼类
术前 2 小时	无渣非碳水饮料	清水、无颗粒饮料、无渣果汁、清茶，总量不超过 200 mL

2. 询问病史

（1）有无其他基础疾病，如糖尿病、高血压、高血脂等，及时监测并控制近期血糖、血压的变化。

（2）过敏史：有无药物、食物过敏史。

（3）家族史及个人史：有无家族性遗传病、个人异常生活史。

3. 心理护理

护士在整个护理过程中应针对性地进行心理指导，使患者及家属了解舌下腺囊肿摘除术的过程，解除思想顾虑，积极配合术前准备，保证手术的顺利进行，使患者快速康复出院。

三、住院期间日间手术护理

（一）当日术前准备

（1）入院后发放干净的手术衣服、裤子，并贴身更换（不包括内衣、内裤），取下眼镜、饰品、活动性义齿等物品，佩戴腕带，戴上一次性帽子和脚套。

（2）核对手术交接单。

（二）术中麻醉

根据手术部位、方式、范围的不同，以及患者的年龄、耐受程度选择全麻或局麻。一般情况下局麻即可，如果术前局麻评估不能取得良好的麻醉预期，需要进行全麻。体位采取半卧位或仰卧位。

（三）术后护理

1. 保持呼吸道通畅

创口炎症水肿可阻塞呼吸道上段，应注意观察呼吸情况，保持呼吸道通畅，一旦发现舌下、口底有水肿、血肿情况应及时处理，严重的舌下水肿、口底血肿会使呼吸受阻，甚至会危及生命。

2. 卧位

全麻清醒 6 小时后给予半卧位，有助于头部静脉回流。

3. 饮食

术后饮食如表 3-34-3 所示。

表 3-34-3 术后饮食指导

时间	饮食类型	具体饮食种类
局麻术后 2 小时、全麻术后 6 小时	进冷流质或半流质饮食，第 2 天进温凉流质或半流质饮食	稠米汤、藕粉、蛋羹、牛奶、粥、汤面、馄饨、肉末、菜泥、蛋糕、小汤包子

4. 引流护理

口内放置皮片引流时告知患者口内引流出少量血水为正常现象，术后 24 ～ 48 小时拔出引流条。

5. 口腔卫生

保持口腔清洁，口内创口有缝线的患者手术当天不可漱口，术后第 2 天使用抗生素漱口水漱口，每次含漱 1/2 ～ 2/3 杯（10 ～ 15 mL），含漱 2 ～ 5 分钟，每日 3 ～ 4 次。

6. 预防压疮

卧床患者定时翻身（每 2 小时翻身 1 次），合理使用翻身垫及靠枕，穿着柔软舒适，床单元整洁干燥。

7. 预防下肢深静脉血栓

肢体需做被动、主动运动，如抬臀、足踝旋转运动、按摩挤压小腿肌肉、膝关节伸屈运动、下肢抬举运动等，促进下肢静脉回流。多饮水，早期下床活动。

8. 术后常见并发症的观察与护理

（1）舌神经损伤：观察有无舌神经损伤所致的舌麻木，及时汇报医师处理，遵医嘱口服甲钴胺片。

（2）血管损伤：观察有无血管损伤所致的舌动脉出血、口底血肿等情况，一旦发现应及时汇报医师处理，严重的舌下、口底血肿会使呼吸受阻，甚至会危及生命。吃冰棍进行局部冰敷是预防术后出血的有效措施。

（3）颌下腺导管损伤：观察有无颌下腺导管损伤所致的颌下腺炎和涎瘘。颌下腺炎：观察创口有无红肿化脓、体温是否升高，指导患者使用漱口液漱口，创伤较大不易清洁的患者遵医嘱给予口腔护理、应用抗生素预防感染。涎瘘：观察面部皮肤有无小瘘口，或者有无清亮涎液流出，禁忌吃刺激涎腺分泌的食物及药物（如辛、辣、酸味及味精等）。

四、出院

（一）出院标准

（1）生命体征平稳。

（2）口内创口无明显出血、无疼痛。

（3）无并发症，或并发症得到及时处理和控制。

（二）随访

出院后当日及第 3 天晨起电话随访，询问术后伤口有无红肿、出血、疼痛等不适及漱口液使用情况，并进行相关的健康指导。提醒患者术后第 7 天预约门诊复诊，复查伤口愈合情况并予以拆线处理，术后 1 个月门诊复查。

参考文献

[1] 申宝红，杨彩玲，王伟新，等 . 基于跨理论模型的护理在口腔外科手术患者中的应用 [J]. 中华现代护理杂志，2020，24（26）：78-81.

[2] 唐鹤淑，姚志清，张梅 . 口腔颌面外科日间病房医护一体化模式的探索 [J]. 护理学杂志，2019，34（14）：11-13.

[3] 赵怡芳，贾俊 . 舌下腺囊肿手术的疗效与并发症 [J]. 中国实用口腔科杂志，2019，12（2）：77-81.

[4] 高先连，卢金红，王苏苏 . 日间手术模式在口腔颌面外科的应用进展 [J]. 护士进修杂志，2023，38（13）：65.

[5] 贾俊，胡砚平 . 袋形术和微创手术在舌下腺囊肿治疗中的应用 [J]. 中国实用口腔科杂志，2019，12（2）：73-76.

（杜雅琴）

案例 35　颌骨囊肿切除术

病历摘要

现病史：患者，男，57 岁，做 X 线检查时发现左上颌骨占位 3 年余，CBCT 示左上前牙区根尖见巨大阴影。阴影波及 21、22、23 牙根，21、22 根管内可见充填物，现门诊以“上颌骨囊肿”收入院。

既往史：体健，否认高血压、糖尿病等疾病史，否认手术史、药物过敏史，预防接种史不详。

个人史：外省长大，无特殊宗教信仰，初中文化，工人，性格外向，家庭关系和睦；否认吸烟、饮酒、吸毒、药物依赖及成瘾史，否认不洁性生活史。

家族史：父亲、母亲体健，无兄弟姐妹，否认二系三代中有类似疾病及家族性遗传病史。

专科体检：意识清醒，脉搏 73 次 / 分，呼吸 18 次 / 分，血压 123/75 mmHg，体温 37 ℃，自主体位，无病面容，体重 75 kg，身高 1.7 m，BMI 25.95 kg/m^2。查体：面部对称，皮肤色温正常，压痛，无凹陷性水肿，口腔卫生一般，咬合关系良好，21、22

牙根腭侧可见充填物，无叩痛，牙龈轻度红肿，无压痛，舌体和软腭正常，形态和运动良好，咽无充血，扁桃体无肿大，各涎腺未触及明显异常，导管口无充血红肿，分泌物清亮，张口度正常，头颈部浅表淋巴结未触及明显肿大。

住院期间：患者入院当天在局麻下行“上颌骨囊肿切除术”，术后平卧位休息，口内创口缝线在位，有少量血水吐出，约 3 mL，创口持续性钝痛，NRS 评分为 2 分，自理能力评定为轻度依赖，跌倒 / 坠床评分为 0 分，压力性损伤评分为 21 分，营养评分为 0 分。医嘱给予二级护理、半流质饮食，给予抗感染、止痛、止血对症治疗。鼓励患者术后早期活动，并行双下肢踝泵运动以预防深静脉血栓。患者术后 2 小时可进半流质饮食，在协助下可下床活动；术后 4 小时，医嘱予以出院，完善出院健康宣教。

知识拓展

一、概述与日间手术标准

（一）概述

颌骨囊肿切除术在局麻或全麻下采取口内切口进行，一般情况下局麻即可，如果术前局麻评估不能取得良好的麻醉预期，需要进行全麻。手术步骤：在相应病变区域内采用口腔内切口把黏骨膜瓣翻开，高速牙钻去除变形的骨板，沿囊壁周围的骨壁进行剥离，将囊肿全部切除。含牙囊肿应直接拔除牙齿，根尖周囊肿则应做根管治疗或者根尖切除。用生理盐水冲洗，修整骨腔边缘，刮净残余的囊壁组织，放置抗菌药物。最后对合黏骨膜的边缘，做缝合处理。

（二）日间手术标准

（1）临床诊断为颌骨囊肿。

（2）造血系统及凝血功能正常，未长期使用抗凝药物。

（3）近期无感冒等症状，无感染性疾病。

（4）术后有成人陪同，住所有 24 小时急诊医院且车程在 1 小时内的。

（5）无严重合并症、器质性疾病者（如控制不佳的高血压、糖尿病者）。

（6）患者同意行日间颌骨囊肿切除术。

二、入院前护理

（一）指导完成术前各项检查

入院准备中心护士指导患者完成术前各项检查与化验，患者经评估符合准入标准，于门诊预约手术日期。术前检查类型及项目详见表 3-35-1。

表 3-35-1　术前检查类型及项目

检查类型	检查项目
实验室检查	血常规＋血型、凝血功能（凝血酶原时间、凝血酶原时间活动度、国际标准化比值、抗凝血酶Ⅲ、纤维蛋白原、纤维蛋白原降解产物、D- 二聚体）、生化（血糖、肝功能、肾功能、血脂、电解质）、乙肝五项＋丙肝抗体、HIV 抗体、梅毒螺旋体抗体（筛查试验）
影像学检查	胸部 CT
心电图检查	心律与心率如有异常，需进一步检查
术前麻醉评估	ASA 分级为Ⅰ～Ⅱ级，无严重心肺疾病
专科检查	颌面部 CT、口腔全景 X 线

（二）常规次日手术院前准备

1. 健康宣教

（1）告知患者手术及麻醉方式、可能出现的并发症和治疗方案。

（2）指导患者术前停药时间：如华法林等抗凝血药物至少停药 1 周，糖尿病患者手术当日暂停降糖药物的使用，高血压患者术前 2 小时口服降压药。

（3）饮食指导：全麻手术患者术前 8 小时低脂饮食，术前 2 小时无渣非碳水饮料（清水、无颗粒饮料、无渣果汁、清茶），详见表 3-35-2。

（4）告知患者办理入院的时间、住院病房、生活物品的准备、医保缴费等相关事宜，告知的主要形式为发放纸质宣教材料及口头宣教，患者签署入院须知，解答患者提出的疑问。

表 3-35-2　术前饮食指导

时间	饮食类型	具体饮食种类
术前 8 小时	低脂软食	米饭、面条、蛋类、瘦肉类、鱼类
术前 2 小时	无渣非碳水饮料	清水、无颗粒饮料、无渣果汁、清茶，总量不超过 200 mL

2. 询问病史

（1）有无其他基础疾病，如糖尿病、高血压、高血脂等，及时监测并控制近期血糖、血压的变化。

（2）过敏史：有无药物、食物过敏史。

（3）家族史及个人史：有无家族性遗传病、个人异常生活史。

3. 心理护理

护士在整个护理过程中应针对性地进行心理指导，使患者及家属了解颌骨囊肿切除术的过程，解除思想顾虑，积极配合术前准备，保证手术的顺利进行，使患者快速康复出院。

三、住院期间日间手术护理

（一）当日术前准备

（1）入院后发放干净的手术衣服、裤子，并贴身更换（不包括内衣、内裤），取下眼镜、饰品、活动性义齿等物品，佩戴腕带，戴上一次性帽子和脚套。

（2）核对手术交接单。

（二）术中麻醉

根据手术部位、方式、范围的不同，以及患者的年龄、耐受程度选择全麻或局麻。一般情况下局麻即可，如果术前局麻评估不能取得良好的麻醉预期，需要进行全麻。体位采取半卧位或仰卧位。

（三）术后护理

1. 保持呼吸道通畅

创口炎症水肿可阻塞呼吸道上段，应注意观察呼吸情况，保持呼吸道通畅，一旦发现口内有水肿、血肿情况应及时处理，严重的口内水肿、血肿会使呼吸受阻，甚至会危及生命。

2. 卧位护理

全麻患者清醒 6 小时后给予半卧位，有助于头部静脉回流。

3. 饮食指导

局麻术后 2 小时、全麻术后 6 小时进温凉流质或半流质饮食，3 周内忌辛辣、刺激性食物（表 3-35-3）。

表 3-35-3 术后饮食指导

时间	饮食类型	具体饮食种类
局麻术后 2 小时、全麻术后 6 小时	进冷流质或半流质饮食，第 2 天进温凉流质或半流质饮食	稠米汤、藕粉、蛋羹、牛奶、粥、汤面、馄饨、肉末、菜泥、蛋糕、小汤包子

4. 预防骨折

大的颌骨囊肿术后 3 个月内忌咬硬物，因囊肿对颌骨的侵犯致骨壁变薄，咬硬物易导致骨折的发生。

5. 预防压疮

卧床患者定时翻身（每 2 小时翻身 1 次），合理使用翻身垫及靠枕，穿着柔软舒适，床单元整洁干燥。

6. 预防下肢深静脉血栓

肢体需做被动、主动运动，如抬臀、足踝、旋转运动、按摩挤压小腿肌肉、膝关节伸屈运动、下肢抬举运动等，促进下肢静脉回流，多饮水，早期下床活动。

7. 术后常见并发症的观察与护理

（1）感染：由于手术切口位于口内，为避免细菌滋生需加强口腔护理，进食后及时清除残渣，减少微生物的数量，嘱患者手术当天不可漱口，术后第 2 天使用抗生素漱口水漱口，每次含漱 1/2 ～ 2/3 杯（10 ～ 15 mL），含漱 2 ～ 5 分钟，每日 3 ～ 4 次。观察切口有无红肿、疼痛及发热等，若发现异常立即上报给临床医师。

（2）出血：观察有无切口出血及局部肿胀，术后 24 小时内面部局部给予间断性冷敷，冰袋勿直接接触皮肤（可垫软毛巾），减轻局部水肿、出血，促进愈合。

（3）感知障碍：术中可能损伤神经导致出现感知障碍。观察有无出现口面部感觉丧失、感觉异常、麻刺感、灼痛、痒、蚁爬感，甚至出现间断性的剧烈疼痛，若出现及时汇报医师处理，遵医嘱应用类固醇皮质激素，可有效减轻术后神经周围组织肿胀；口服甲钴胺片等营养神经药物，可促进损伤的神经功能修复。

四、出院

（一）出院标准

（1）生命体征平稳。

（2）口内创口无明显出血、无疼痛。

（3）无并发症，或并发症得到及时处理和控制。

（二）随访

出院当日及第 3 天晨起电话随访，询问术后伤口有无红肿、出血、疼痛等不适及漱口液使用情况，并进行相关的健康指导。提醒患者术后第 7 天预约门诊复诊，复查切口愈合情况并予以拆线处理，术后 1 个月门诊复查。

参考文献

[1] 孙吏聪．颌骨囊肿 68 例临床治疗的疗效观察 [J]. 当代医学，2012，22：34-35.

[2] 曲爱华，郭艳丽．颌骨囊肿摘除术的临床护理研究 [J]. 医学信息，2015（30）：136-137.

[3] 吴颖，孙方方，卢晓林．口腔健康宣教在开窗引流配合囊肿塞治疗颌骨囊肿护理中的作用 [J]. 中国实用护理杂志，2016，32（16）：1246-1249.

（张峰　丁春波）

案例 36　胸腔镜下肺癌根治术

病历摘要

现病史：患者，男，40 岁，查胸部 CT 示右肺下叶基底段磨玻璃样结节，Lung-RADS 2 级，建议年度复查；附见肝内微小钙化灶，无胸闷、气急，无咳嗽、咳痰，无胸痛、恶心、呕吐等不适。门诊以“右肺结节”收入院。

既往史：体健，否认高血压、心脏病、糖尿病、脑卒中、肺及支气管病、肝病、肾病及其他心脑血管疾病、内分泌系统疾病等病史，否认肝炎、结核、疟疾等传染病病史，否认手术、外伤史，否认食物、药物过敏史。

个人史：原籍长大，无特殊宗教信仰及需求，大学文化，职员；否认化学性物质、粉尘、放射性物质、有毒物质接触史；否认吸烟、饮酒史、吸毒史，否认药物依赖及成瘾史。

家族史：父亲、母亲体健，无兄弟姐妹，否认二系三代中有类似疾病及家族性遗传病史。

专科体检：气管居中，双侧颈部、锁骨上、腋窝等全身浅表淋巴结无肿大；胸廓对称，未见畸形，未触及皮下气肿，胸壁无压痛，胸廓挤压痛阴性；双侧呼吸动度均等，触觉语颤正常对称，双侧叩诊呈清音，双肺呼吸音清，未闻及干湿性啰音，未闻及胸膜摩擦音；心尖无抬举性搏动，心界无增大，心律齐，未闻及心脏杂音。

住院期间：患者入院当天在全麻下行“胸腔镜下右肺癌根治术（右下肺部分切除 + 系统淋巴结清扫）”，术中病理回报示右下肺结节微浸润性腺癌，术后返回病房。患者全麻清醒后取低半卧位休息（摇高床头 30° ～45° ），右侧胸腔引流管 1 根接胸瓶，不接负压，胸瓶内水柱波动存在，胸部切口敷料干燥，诉切口处钝痛，NRS 评分为 2 分，给予妥善固定引流管，观察引流液量、性质变化，定时挤压，防止扭曲、滑脱。患者自理能力评定为中度依赖，VTE 风险评估为中高风险。医嘱给予一级护理、禁食、双侧鼻导管吸氧 2 L/min、心电监护（q2h）监测生命体征变化，抗感染、化痰、适当补液、预见性镇痛治疗。鼓励患者主动咳嗽、咳痰，进行有效呼吸，指导患者进行床上踝泵运动以预防深静脉血栓，鼓励早期下床活动。术后 2 小时更改为流质饮食，给予 100 mL 温开水口服后观察有无呛咳，主动或被动床上翻身、抬腿活动；术后 3 ～ 4 小时，给予米汤 200 mL 口服，观察有无腹胀、恶心等不适，摇高床头可在床上依托靠坐，逐渐过渡到床边双脚着地，无依托坐位，观察有无头晕、心慌不适；术后 6 小时，营养粉兑 250 mL 温开水口服，协助患者床边活动（原地踏步等）。医嘱更改为二级护理、半流质饮食。行床旁胸部 X 线检查提示：右下肺部分切除术后，残肺膨胀尚可，右侧皮下少量积气影。密切观察患者生命体征变化、胸腔引流管的引流量、色、性质的变化，确保患者术后当天下床活动 1 ～ 2 小时，术后第 1 天早上拔除胸腔引流管，切口无渗血、渗液，无皮下气肿、胸闷、气促等不适。医嘱予以出院，完善出院健康宣教（包括线上问诊、居家护理），叮嘱患者出院后下床活动 4 ～ 6 小时，并做好定期随访记录。

知识拓展

一、概述与日间手术标准

（一）概述

解剖性肺切除术是早中期肺癌的主要治疗手段，也是目前临床治愈肺癌的重要方法。肺癌根治术是指严格按照手术规范，尽可能做到肿瘤和区域淋巴结的完全性切除，同时尽量保留有功能的健康肺组织。

胸腔镜下肺叶切除术是指在胸腔镜辅助下，术者仅通过电子屏幕实时观察胸腔内情况，通过 1 ～ 4 个最长不超过 5 cm 的洞孔样切口（不撑开肋骨）完成操作，解剖性地离断静脉、动脉、支气管，从而完整切除肺叶，对于恶性肿瘤还应系统地评估肺门及纵隔淋巴结。相较于传统开胸手术，该手术具有创伤小、美观、住院时间短、术后疼痛程度低、对机体免疫功能影响小、术后易恢复等优点。

（二）日间手术标准

（1）年龄大于 14 岁且小于 65 岁，符合胸腔镜手术及麻醉指征。

（2）影像学表现为直径≤ 3 cm 的局灶性、类圆形、密度增高的实性或亚实性肺部阴影，可为孤立性或多发性，不伴肺不张、肺门淋巴结肿大和胸腔积液。

（3）术前未接受放化疗、靶向治疗，未发现转移性肿瘤。无胸膜增厚、胸腔重度粘连。

（4）预计手术方式为肺段、肺叶（单叶或双叶）、肺楔形切除 + 系统淋巴结清扫术；预计手术在 1.5 小时内完成。

（5）患者无凝血功能异常、出血倾向，女性患者处于非月经期。

（6）沟通无障碍，无严重精神类疾病。

（7）患者同意行日间手术。

二、入院前护理

（一）指导完成术前各项检查

患者办理预约住院，入院准备中心护士指导患者术前 7 天内完成术前各项检查与化验，患者经评估符合准入标准，门诊医师预约手术日期。术前检查类型及项目详见表 3-36-1。

表 3-36-1 术前检查类型及项目

检查类型	检查项目
实验室检查	动脉血气、血常规、肝功能、肾功能、电解质、凝血常规、输血前检查、血型检查
影像学检查	肝胆胰脾双肾、下肢血管超声，头胸部增强 CT
心电图检查	心律与心率如有异常，需进一步检查
术前麻醉评估	ASA 分级≤Ⅲ级
专科检查	肺功能

（二）常规次日手术院前准备

1. 健康宣教

（1）呼吸道准备：对于吸烟的患者，建议至少完全戒烟 2 周，最好是 4 周。

（2）告知患者手术及麻醉方式、可能出现的并发症和治疗方案。

（3）指导患者术前停药时间：如华法林等抗凝血药物至少停药 1 周，糖尿病患者手术当日暂停降糖药物的使用，高血压患者术前 2 小时口服降压药。

（4）手术前后饮食指导：全麻手术患者术前 8 小时禁食固体食物、6 小时禁食牛奶、2 小时禁食清流质饮食，并进行评估。同时，根据手术安排时间，指导患者术前 2 小时进清流质饮食，量控制在 4 ～ 6 mL/kg。

（5）告知患者办理入院的时间、住院病房、生活物品的准备、医保缴费等相关事宜，告知的主要形式为发放纸质宣教材料及口头宣教，患者签署入院须知，解答患者提出的疑问。

（6）术前 1 天患者到达病房，护士需要再次核对检查结果，患者接受病房专科护士口头讲解与视频指导相结合的常规健康教育，内容包括手术前后注意事项、专科呼吸功能训练（如腹式呼吸和缩唇呼吸）、有效咳嗽、肢体康复训练、鼓励尽早下床自行排尿等，以提高患者的肺功能储备，保证患者以最佳身心状态面对手术应激。

2. 询问病史

（1）有无其他基础疾病，如糖尿病、高血压、高血脂等，及时监测并控制近期血糖、血压的变化。

（2）过敏史：有无药物、食物过敏史。

（3）家族史及个人史：有无家族性遗传病、个人异常生活史。

3. 心理护理

术前有效的心理干预可调动患者的主观能动性，改善患者术前状态，使其在应对手术时心理、生理均处于适合的水平，减少患者焦虑抑郁的发生，加快患者术后康复。

三、住院期间日间手术护理

（一）当日术前准备

（1）在手术当日患者到达病房后，指导患者及家属熟悉日间手术病房环境。

（2）责任护士评估当日是否有特殊体征（如血压、血糖异常，发热、呼吸道感染）。

（3）评估患者对康复训练的掌握情况，并再次个性化指导患者掌握深呼吸、有效咳嗽的方法等，协助患者在术前进行有效练习，有助于患者放松术前紧张的心情，从而更好地接受手术治疗。

（4）发放干净的手术衣裤，指导患者按手术要求规范更换手术衣裤，取下眼镜、饰品、活动性义齿等物品，佩戴腕带，戴上一次性帽子和脚套。

（5）术前不留置胃管、导尿管。

（6）核对手术交接单。

（二）术中麻醉

监测的基本标准应与住院手术患者一致，监测指标包括心电图、无创血压、脉搏血氧饱和度、体温、供氧，全身麻醉时需监测呼气末二氧化碳分压。

（三）术后护理

1. 体位管理

术后清醒者给予低半卧位或 30° ～ 45° 卧位，以减轻局部充血、水肿，同时使膈肌下降，增加肺活量，有利于气体交换、引流。

2. 个体监护

严密观察患者的神志、面色、末梢循环情况及生命体征变化，做好监护并记录。

3. 呼吸道护理

（1）术后按医嘱给予鼻导管吸氧，改善患者呼吸并促进麻醉药物代谢。

（2）术后 2 小时患者生命体征平稳时协助翻身拍背，指导患者练习深呼吸。

（3）遵医嘱给予患者雾化吸入，指导吹气球训练并及时排出呼吸道分泌物，以促进肺扩张。

（4）严密观察气管位置，如气管偏移，汇报医师。

4. 引流管护理

（1）正确连接各管道，连接胸腔引流管的长管必须在水平面下 3 ～ 4 cm。

（2）妥善固定引流管，防止脱落；常挤压引流管，保持通畅；避免因引流管扭曲、受压而造成阻塞；引流瓶的液面应低于胸腔 60 cm。

（3）密切观察并记录引流液的性质、颜色、量及气体排出、水柱波动等情况。

5. 饮食指导

术后按照表 3-36-2 进行饮食指导，患者饮食要循序渐进。如果患者出现恶心、呕吐，应暂时停止进食并漱口以保持口腔清洁无异味，按医嘱使用止吐药物。

表 3-36-2 术后饮食指导

时间	饮食种类及量
术后 2 小时	100 mL 温开水
术后 3 ～ 4 小时	开胃流质饮食 200 mL
术后 4 ～ 6 小时	营养粉兑 250 mL 温开水
术后第 1 天	正常软食、水果等，不建议进高脂肉类、汤类等食物

6. 疼痛护理

采用数字分级评分法进行疼痛评分，评估患者疼痛的部位、程度、性质、持续时间、诱因，并根据疼痛程度选择个性化的术后镇痛方案。

7. 活动指导

患者活动按循序渐进的原则进行，鼓励患者早期下床活动。全麻清醒者，术后即取低半卧位休息（摇高床头 30° ～ 45° ），指导床上踝泵运动，预防深静脉血栓；术后2小时主动或被动床上翻身、抬腿活动；术后3～4小时摇高床头可在床上依托靠坐，逐渐过渡到床边双脚着地，无依托坐位；观察有无头晕、心慌等不适；术后 6 小时协助患者床边活动（原地踏步等），确保患者术后当天下床活动 1 ～ 2 小时。

8. 术后常见并发症的观察与护理

（1）出血：术后每小时血性引流液在 200 mL 以上并持续 3 小时意味着有活动性出血。出血后需要密切监测呼吸、心率、血压及血氧饱和度等指标。积极寻找出血原因，确保患者的呼吸道通畅，并保持呼吸稳定，如果出现呼吸困难，可能需要辅助通气或气管插管；遵医嘱使用止血药物，补充血容量，保持体液稳定；保守治疗无效后需再次进行手术。

（2）胸腔积气、积液：胸部 X 线检查提示胸腔积气＞ 30%，积液中到大量。观察患者呼吸情况、皮下气肿等症状，评估是否需重新进行胸腔置管。

（3）心律失常：包括心房纤颤、房性 / 室性期前收缩、阵发性室上性心动过速、室性心动过速。观察患者心律变化，评估患者体液量及输液速度，观察患者电解质的变化，谨防输液过快、体液过多、电解质紊乱引起的心律失常。

（4）肺部感染、肺不张：明确的病原学证据、影像学提示肺不张或大片状影、发热；咳嗽、痰多、脓痰；呼吸浅促、心率增快；血氧饱和度下降、白细胞计数升高；胸部 X 线检查提示肺有浸润性改变、密度增加。处理措施：①肺部叩击或机械振动排痰，鼓励有效咳嗽、咳痰，深呼吸，必要时可行纤维支气管镜吸痰；②遵医嘱应用抗生素；③鼓励早期活动。

四、出院

（一）出院标准

出院标准详见表 3-36-3。

表 3-36-3 出院标准

指标	标准
生命体征	脉搏及血压波动＜术前基准的 20%，血氧饱和度＞ 95%
恶心、呕吐	无头痛、头晕、恶心、呕吐等情况
疼痛程度	术后 1 天 NRS 评分＜ 3 分
生活自理能力	自理能力评定为轻度依赖
切口	伤口敷料无出血或渗出情况

（二）随访

（1）常规随访在患者术后 2 天、3 天、7 天、14 天、30 天进行，在有病情变化等特殊情况下增加随访频次，随访方式可采取电话随访、社区访视、微信等形式。随访内容包括手术后常见并发症（疼痛、恶心、呕吐、发热、伤口感染、出血等）及专科手术后并发症。

（2）若患者有任何不适亦可通过 24 小时随访电话进行咨询。随访人员应当及时了解患者病情变化、伤口护理、服药、术后活动、饮食、并发症发生等情况，并提供康复指导。

参考文献

[1] 马正良，黄宇光，顾小萍，等 . 成人日间手术加速康复外科麻醉管理专家共识 [J]. 协和医学杂志，2019，10（6）：562-569.

[2] 张黎，刘洋，黄明君，等 . 胸腔镜肺结节日间手术患者精细化管理效果研究 [J]. 华西医学，2021，36（2）：183-189.

[3] 戴燕，黄明君 . 日间手术护理管理的实践 [J]. 中国护理管理，2021，21（6）：951-956.

[4] 夏萍，殷柳梅，袁玲，等 . 术前预康复护理方案在肺癌胸腔镜手术患者中的应用研究 [J]. 重庆医学，2023，52（2）：245-249.

（陈佩娜）

案例37　胸腔镜下肺大疱切除术

病历摘要

现病史：患者，男，22岁，1天前快走后出现右侧胸痛，呈持续性、压迫性疼痛，咳嗽时及活动后加重，伴胸闷、气急，遂至我院急诊，胸部CT平扫示右侧气胸伴纵隔轻度移位，两肺尖肺大疱，建议外科进一步诊疗，以“气胸”收入院。

既往史：体健，否认高血压、糖尿病、心脏病等疾病史，否认肝炎、结核等传染病病史，否认手术、外伤史及药物过敏史，预防接种史不详。

个人史：原籍长大，无特殊宗教信仰，大学文化，普通职员，性格外向，家庭关系和睦；否认吸烟、饮酒史；否认吸毒史，否认药物依赖及成瘾史，否认冶游史。

家族史：父亲、母亲体健，无兄弟姐妹，否认二系三代中有类似疾病及家族性遗传病史。

专科体检：意识清醒，脉搏66次/分，呼吸18次/分，血压131/76 mmHg，体温36.9 ℃，自主体位，无病面容，体重55 kg，身高1.6 m，BMI 21.48 kg/m^2。查体：全身浅表淋巴结未触及肿大，呼吸运动两侧对称，右肺叩诊鼓音、呼吸音低，未闻及干湿性啰音，心率66次/分，心律齐，心音正常，未闻及病理性杂音，腹部平坦，无压痛、反跳痛。

住院期间：患者入院当天行“胸腔镜下右侧肺大疱切除术”，术后取低半卧位休息，胸部切口敷料干燥，切口钝痛，NRS评分为3分，自理能力评定为中度依赖，跌倒/坠床评分为1分，压力性损伤评分为19分，营养评分为2分。医嘱给予一级护理、禁食、鼻导管吸氧3 L/min、心电监护，测血压、脉搏、血氧饱和度（q2h），同时给予抗感染、化痰、止痛、补液等对症治疗，鼓励术后早期活动，正确进行双下肢踝泵运动等预防深静脉血栓。患者术后2小时少量饮水无呛咳，可床上半坐卧位；术后4小时进食50 mL米汤无腹胀，可双脚下地站立；术后6小时在协助下可床边行走，医嘱更改为二级护理、半流质饮食、停止鼻导管吸氧和心电监护，患者已自解小便，在协助下可下床活动；术后8小时医嘱予以出院，完善出院健康宣教。

知识拓展

一、概述与日间手术标准

（一）概述

胸腔镜下肺大疱切除术采用双腔气管插管和静脉麻醉，取健侧卧位，行单肺通气，做一个到数个切口，置入胸腔镜后探查其病变情况，当肺大疱为簇团状或单枚时对其进行钳夹，经基底将病灶切除；当肺大疱较为巨大时，将其切开，对基底部细支气管的位置进行确定，沿疱壁将病灶及正常组织 3 ～ 5 mm 切除；当肺大疱数量较多但较小时，使用吸引器轻压肺组织，电刀灼烧。探查未见明显肺大疱，对肺表面是否存在褶皱及颜色改变进行观察，若肺大疱形成，将上叶肺间部肺组织切除完毕后经胸腔注水鼓肺气道，若未见漏气，可充分止血，待肺组织完全复张后，固定胸膜并逐层缝合，必要时留置胸腔引流管。

（二）日间手术标准

（1）胸部高分辨 CT 诊断为原发性自发性气胸，无其他潜在肺疾病及胸腔粘连表现，单侧发病。

（2）患侧胸腔无胸科手术及胸腔穿刺史。

（3）无心理、精神疾病等其他基础疾病。

（4）术后有成人陪同，住所有 24 小时急诊医院且车程在 1 小时内的。

（5）无凝血功能障碍。

（6）年龄≤ 65 周岁，且无严重合并症、器质性疾病者。

（7）无硬膜外麻醉禁忌证。

（8）无类固醇激素治疗史。

（9）术前可自由开展日常活动，无呼吸困难及氧气依赖。

（10）患者同意行不过夜日间手术。

二、入院前护理

（一）指导完成术前各项检查

入院准备中心护士指导患者完成术前各项检查与化验，患者经评估符合准入标准，于门诊预约手术日期。术前检查类型及项目详见表 3-37-1。

表 3-37-1　术前检查类型及项目

检查类型	检查项目
实验室检查	血气分析、血常规＋血型、凝血功能（凝血酶原时间、凝血酶原时间活动度、国际标准化比值、抗凝血酶Ⅲ、纤维蛋白原、纤维蛋白原降解产物、D-二聚体）、生化（血糖、肝功能、肾功能、血脂、电解质）、乙肝五项＋丙肝抗体、HIV 抗体、梅毒螺旋体抗体（筛查试验）
影像学检查	胸部高分辨 CT、心脏彩超
心电图检查	心律与心率如有异常，需进一步检查
术前麻醉评估	ASA 分级为Ⅰ～Ⅱ级，无严重心肺疾病
专科检查	肺功能

（二）常规次日手术院前准备

1. 健康宣教

（1）告知患者手术及麻醉方式、可能出现的并发症和治疗方案，指导术前禁烟。

（2）指导患者术前停药时间：如华法林等抗凝血药物至少停药 1 周，糖尿病患者手术当日暂停降糖药物的使用，高血压患者术前 2 小时口服降压药。

（3）饮食指导：全麻手术患者术前 6 小时淀粉类固体食物，术前 2 小时清流质饮食，详见表 3-37-2。

（4）深呼吸和有效咳嗽：术前指导患者深呼吸和有效咳嗽的方法，避免剧烈咳嗽。

（5）告知患者办理入院的时间、住院病房、生活物品的准备、医保缴费等相关事宜，告知的主要形式为发放纸质宣教材料及口头宣教，患者签署入院须知，解答患者提出的疑问。

表 3-37-2　术前饮食指导

时间	饮食类型	具体饮食种类
术前 6 小时	淀粉类固体食物	馒头、面条
术前 2 小时	清流质饮食	清水、米汤，总量不超过 200 mL

2. 询问病史

（1）有无其他基础疾病，如糖尿病、高血压、高血脂等，及时监测并控制近期血糖、血压的变化。

（2）过敏史：有无药物、食物过敏史。

（3）家族史及个人史：有无家族性遗传病、个人异常生活史。

3. 心理护理

护士在整个护理过程中应针对性地进行心理指导，使患者及家属了解肺大疱切除术的过程，解除思想顾虑，积极配合术前准备，保证手术的顺利进行，使患者快速康复出院。

三、住院期间日间手术护理

（一）当日术前准备

（1）入院后发放干净的手术衣服、裤子，并贴身更换（不包括内衣、内裤），取下眼镜、饰品、活动性义齿等物品，佩戴腕带，戴上一次性帽子和脚套。

（2）左上肢留置静脉通路，常规使用18G留置针。

（3）术前不留置导尿管。

（4）核对手术交接单。

（二）术中麻醉

给予气管插管和静脉麻醉，麻醉过程中常规静脉给予氟比洛芬酯入壶预防疼痛、托烷司琼预防呕吐，体位采取健侧卧位。

（三）术后护理

1. 个体监护

术后6小时内给予心电监护及血氧饱和度监测，完善病情记录，尤其注意切口渗液、渗血情况，若发现异常指标立即汇报医师及时处理。

2. 体位管理

术后取低半卧位，待脉搏、血压稳定后调整体位，老年患者应加强翻身和叩背处理。

3. 氧气疗法和呼吸训练

术后6小时内按医嘱鼻导管吸氧3 L/min，以改善患者呼吸并促进麻醉药物代谢。鼓励患者有效咳嗽、咳痰、吹气球、做深呼吸运动，从而促进肺复张。

4. 引流护理

日间手术常规不留置引流管，若术中病情需要再留置。对引流管的作用情况进行密切观察，留意引流液的性状、颜色、量的变化，咳嗽时有无气泡，检查固定情况，交代牵拉脱管的风险，并遵从医嘱争取在术后首日安全拔除。

5. 饮食指导

按照表 3-37-3 进行术后饮食指导，患者饮食要循序渐进。如果患者出现恶心、呕吐，应暂时停止进食，按医嘱使用止吐药物。若有腹胀，指导患者局部热敷和腹部按摩以促进肛门排气。

表 3-37-3 术后饮食指导

时间	饮食类型	具体饮食种类
术后 4 小时	清流质饮食	清水、米汤，总量不超过 100 mL
术后 6 ～ 8 小时	半流质饮食	粥、面条、馄饨

6. 疼痛护理

根据疼痛程度采取药物与非药物方法镇痛，推荐疼痛的缓解方式有音乐放松疗法、正念冥想法、深呼吸放松法等，以非药物方式提高疼痛阈值。常规使用数字分级评分法评估疼痛情况，观察疼痛的部位、程度、性质、持续时间、诱因，评分大于 3 分按医嘱正确使用止痛药物，并评估用药效果。

7. 活动指导

应快速康复要求，鼓励患者早期下床活动，按循序渐进的原则，以未引起不适为宜。患者术后 4 小时可床上坐起，术后 6 小时可下床站立，床边行走。出院后 3 个月内避免体力劳动和剧烈活动，以免引起伤口疼痛并影响愈合。

8. 术后常见并发症的观察与护理

（1）疼痛：是胸腔镜术后最常见的并发症，但由于伤口较小，疼痛一般较轻。对伤口疼痛轻微者，鼓励患者放松，分散注意力，增加患者的舒适感，如果因为置管引起的疼痛，联系医师适当调整置管位置；对疼痛较重者，遵医嘱酌情给予双氯芬酸钾栓、曲马多、哌替啶等药物。

（2）肺部并发症：肺炎、肺不张、咳嗽、哮喘、呼吸困难、呼吸衰竭等，术中进行的机械通气和手术操作都会对患者肺组织造成一定的损伤，加上患者术后机体免疫力低下、咳痰无力、痰液黏稠等，可能会引起细菌滋生导致肺部感染发炎、咳嗽、哮喘，肺感染或肺水肿严重时会导致呼吸困难、呼吸衰竭。术后应及时进行呼吸训练，帮助患者咳痰，密切观察患者呼吸及血氧饱和度情况。

（3）血胸：术中因分离富含血管的粘连带导致的出血、止血不彻底。术后严密监测血压、血常规，观察胸腔引流管中液体的颜色，记录引流量，保持胸腔引流管通畅。

若血量每小时超过 150 mL，且连续 3 小时以上，则为进行性血胸，应积极补充血容量，尽早行手术探查止血。

（4）切口感染：术后告知患者不要过于紧张，避免大幅度活动，叮嘱患者及家属切勿触碰切口，做好切口换药。每次检查切口 1 ～ 2 遍，更换被污染的敷贴，观察切口有无红肿、疼痛及发热等，若出现异常立即上报给临床医师。

（5）皮下气肿：胸部皮下气肿多因肺、气管或胸膜受损后，空气通过病变部位进入皮下组织。因此，在护理过程中，应密切关注患者颈部皮肤是否出现肿胀、有无呼吸困难。

四、出院

（一）出院标准

（1）生命体征平稳。

（2）无严重并发症。

（3）口服止痛药可控制疼痛。

（4）术后床边胸部 X 线检查正常，无气胸表现。

（5）可以独立下床行走。

（6）血氧饱和度良好。

（二）随访

当日出院后 4 小时及出院后第 1 天晨起电话随访，询问术后自测血压、心率、体温及饮水、进食情况；术后是否有寒战、发热（≥ 38 ℃）、呼吸困难、胸痛、胸闷、切口严重疼痛等问题。告知患者术后 3 个月门诊复诊，复查胸部 CT。

参考文献

[1] 黄楚婷，黄新珠，谭雪慧 . 加速康复外科护理模式在胸腔镜下肺大泡切除手术中的应用效果观察 [J]. 首都食品与医药，2020（5）：150.

[2] 吴艳，吴志英，李宁，等 . 单孔胸腔镜下肺大泡切除治疗自发性气胸快速康复的研究 [J]. 解放军预防医学杂志，2019，37（6）：18-19，87.

[3] 孙大为，胡基平，孔航 . 非气管插管麻醉电视胸腔镜下肺大泡切除术 1 例报告 [J]. 健康必读，2019（3）：205.

[4] 吴博，宋冬梅．单孔胸腔镜下肺大泡切除术对自发性气胸患者术后炎症因子及并发症的影响 [J]. 基层医学论坛，2022，26（16）：47-49.

[5] 陈慧勇，李伟玲，万仁平，等．无胸管单孔全胸腔镜手术在快速康复外科中的临床研究：单中心回顾性分析 [J]. 国际医药卫生导报，2022，28（16）：2257-2262.

[6] 孙建华，马俊婷，李兰生，等．80 例诊断性胸腔镜并发症的观察和护理 [J]. 护理研究，2011，25（7）：626-627.

（吴林飞）

案例 38　经皮冠状动脉介入治疗

病历摘要

现病史：患者女性，58 岁，2 年余前活动后出现胸闷、气促，休息几分钟后缓解，天气转冷后加重，2023 年 2 月 2 日至我院就诊，心电图平板运动试验阳性，以“冠状动脉粥样硬化性心脏病（简称：冠心病）”收入院，给予阿司匹林肠溶片、硫酸氢氯吡格雷片抗血小板，兰索拉唑肠溶片护胃，阿托伐他汀钙片调脂，烟酰胺注射液营养心肌，排除禁忌后于 2023 年 2 月 3 日行“冠脉造影 + 冠状动脉介入治疗”，术中冠状动脉造影提示左主干未见明显狭窄，前降支近段闭塞，前向血流 TIMI 0 级，回旋支未见狭窄；右冠状动脉近段狭窄 99%，前向血流 TIMI 2 级，可见右冠状动脉侧支供应前降支、右冠状动脉近段植入 Promus Element 3.5 mm × 24.0 mm 大小的支架。1 年多来活动后仍存在气急，伴头晕，现为求进一步诊治，遂至我院门诊就诊，门诊以“冠状动脉粥样硬化性心脏病、冠状动脉支架植入后状态”收入院。

既往史：体健，否认高血压、糖尿病等疾病史，否认手术、药物过敏史，预防接种史不详。

个人史：原籍长大，长期居住于本地，无外地久居史，初中文化，职员，工作条件一般，性格外向，家庭关系和睦；每日吸烟 20 支，烟龄 30 年；否认吸毒史、药物依赖及成瘾史。

家族史：父亲已故，死因不详；母亲已故，死因不详，哥哥和姐姐体健，否认二系三代中有类似疾病及家族性遗传病史。

专科体检：意识清晰，脉搏 57 次 / 分，呼吸 18 次 / 分，血压 112/73 mmHg，体温 36.2 ℃，自主体位，慢性病容，体重 72 kg，身高 1.74 m，BMI 23.78 kg/m^2，查体合作。

住院期间：患者入院当天行“冠状动脉造影术＋冠状动脉介入治疗”，术后取平卧位休息，右手桡动脉穿刺处包扎敷料干燥，穿刺处胀痛存在，NRS 评分为 1 分，自理能力评定为轻度依赖，跌倒 / 坠床评分为 1 分，压力性损伤评分为 23 分，营养评分为 2 分。医嘱给予一级护理、心电监护、测血压、脉搏、血氧饱和度（q2h，3 次），抬高穿刺侧手臂，避免该侧手臂提重物或用力，鼓励患者多饮水。患者术后 4 小时尿量 800 mL 以上，正常饮食，可下床活动，穿刺处敷料松绑；医嘱更改为二级护理，停心电监护，已自解小便 800 mL。患者术后 8 小时，医嘱予以出院，完善出院健康宣教。

知识拓展

一、概述与日间手术标准

（一）概述

经皮冠状动脉介入治疗是用导管技术疏通狭窄闭塞的冠状动脉管腔，从而改善心肌血流灌注的方法，包括经皮冠状动脉腔内成形术、经皮冠状动脉内支架植入术及冠状动脉内旋切术、旋磨术和激光成形术。

（二）日间手术标准

（1）根据临床症状及心电图、冠脉 CTA 表现，考虑为冠心病的患者。

（2）意识清晰，生命体征稳定，无严重心肺功能不全者。

（3）经桡动脉途径行冠状动脉介入检查。

（4）术后有成人陪同，住所有 24 小时急诊医院且车程在 1 小时内的。

（5）年龄≤ 65 周岁，且无严重合并症、器质性疾病。

二、入院前护理

（一）指导完成术前各项检查

入院准备中心护士指导患者完成术前各项检查与化验，患者经评估符合准入标准，于门诊预约手术日期。术前检查类型及项目详见表 3-38-1。

表 3-38-1 术前检查类型及项目

检查类型	检查项目
实验室检查	血常规＋血型、凝血功能（凝血酶原时间、凝血酶原时间活动度、国际标准化比值、抗凝血酶Ⅲ、纤维蛋白原、纤维蛋白原降解产物、D-二聚体）、生化（血糖、肝功能、肾功能、血脂、电解质）、输血前检查＋丙肝抗原＋梅毒、心肌肌钙蛋白、B 型钠尿肽定量测定
影像学检查	心电图、胸部 X 线、心脏彩超、四肢血管超声
动态血压监测	血压高，需进一步检查
专科检查	冠脉 CTA（根据病情选择）

（二）常规手术院前准备

1. 健康宣教

（1）责任护士对患者进行冠心病知识、冠状动脉造影检查术及术后注意事项的宣教。

（2）告知患者办理入院的时间、住院病房、生活物品的准备、医保缴费等相关事宜，告知的主要形式为发放纸质宣教材料及口头宣教，患者签署入院须知，解答患者提出的疑问。

2. 询问病史

（1）询问患者有无其他基础疾病，如糖尿病、高血压、高血脂等，及时监测并控制近期血糖、血压的变化；

（2）有无药物过敏史及用药史，术前常规抗血小板药物服用情况及碘造影剂过敏史。

3. 心理护理

大多数患者存在不同程度的焦虑和恐惧心理，责任护士应对患者进行心理疏导，消除其紧张情绪。

三、住院期间日间手术护理

（一）当日术前准备

（1）入院后发放干净的手术衣服、裤子，并贴身更换（不包括内衣、内裤），取下眼镜、饰品、活动性义齿等物品，佩戴腕带，戴上一次性帽子和脚套。

（2）常规左上肢留置静脉通路，常规使用 22G ～ 24G 留置针。

（3）术前不留置胃管、导尿管。

（4）特殊患者的医嘱执行：慢性肾功能不全患者或术前血肌酐水平升高者，应于术前 2 小时进行水化治疗。

（5）核对手术交接单。

（二）术中麻醉

穿刺部位利用盐酸利多卡因进行局部浸润麻醉。

（三）术后护理

1. 术后常规护理

（1）连续心电监护、血压、血氧饱和度监测，妥善安置患者，每 2 小时记录 1 次生命体征、共记录 3 次，观察穿刺部位及局部情况。

（2）询问患者主诉，如有胸痛发作及时通知医师处理。

（3）术后嘱患者适量饮水、进食，4 小时内尿量达到 800 mL 有利于对比剂的排出，饮水困难或不达标者可静脉补液，速度不宜过快，注意尿量变化。

（4）维持血压，保持有效的冠状动脉灌注，如出现血压进行性下降或收缩压持续高于 150 mmHg（1 小时不降），应通知医师处理。

（5）监测心率、心律，发现心律失常及时汇报医师，复查血清电解质，维持血钾在 4.0 ～ 5.0 mmol/L。

（6）饮食指导：正常饮食，每餐七分饱。

（7）责任护士应严密观察患者术侧肢体伤口情况，嘱患者术侧肢体处于功能位，手腕部制动 4 ～ 6 小时，不宜进行扭、转、拉、提、撑等活动，以免伤口出血；观察术侧肢体末梢血液循环状态，术侧肢体手指需加强活动，经常进行松拳、握拳，有利于血液循环，术肢可适当抬高；观察术后肢体有无明显肿胀，伤口敷料有无渗血情况，倾听患者主诉中伤口疼痛情况，如有异常及时通知医师，给予松绑弹力绷带及对症处理。

2. 术后常见并发症的观察与护理

（1）心脏压塞：患者在手术后 30 分钟出现血压下降、心率减慢、出冷汗、面色苍白，恰好与拔出动脉鞘管同时发生，初期按照迷走神经反射处理，经补液、阿托品、多巴胺治疗后患者的血压与心率一过性上升后又进行性下降，难以回升至术前水平，急行床边超声检查提示为心包积液，应考虑为心脏压塞。护理措施：①了解术中情况、观察生命体征变化及倾听患者主诉。②遵医嘱给予补液、输血等治疗。③配合心包穿刺引流，进行引流管的护理。

（2）迷走神经反射护理：①解除尿潴留，观察尿量（尿量是有效循环的标志），预防为主，慎用利尿剂。②观察心率、血压，纠正心率减慢、低血压状态，遵医嘱用药。

（3）穿刺部位并发症：评估出血倾向，观察穿刺部位及皮肤黏膜的自发出血情况，降低出血风险。

四、出院

（一）出院标准

（1）患者未诉胸闷、胸痛等不适，心率、血压平稳，体温正常，4 小时尿量达 800 mL。

（2）伤口无渗血、渗液，术肢无肿胀。

（3）冠状动脉造影结果提示无严重病变，术后观察 4 ～ 6 小时，经主管医师评估合格后即可出院，若冠状动脉造影提示存在严重病变，需继续住院治疗。

（二）随访

出院后 24 小时由责任护士对患者伤口恢复情况进行电话随访，询问患者伤口恢复情况、饮食情况、全身状况等。

参考文献

[1] 赵园媛 . 冠状动脉造影术及支架植入患者日间手术的护理 [J]. 护士进修杂志，2018，33（8）：742-743.

[2] 李花花 . 冠脉造影日间手术围手术期的护理 [J]. 当代护士（中旬刊），2016（4）：31-32.

[3] 孙慧慧 . 冠脉造影日间手术围手术期护理措施及效果评价 [J]. 首都食品与医药，2019，26（17）：161.

[4] 武悦镜 . 冠状动脉造影日间手术围手术期护理现状 [J]. 天津护理，2019，27（1）：120-121.

[5] 万苗苗 . 冠状动脉造影检查实施日间手术模式的护理 [J]. 当代护士（中旬刊），2015（12）：79-80.

[6] 张晓辉 . 冠状动脉狭窄程度与血压变异性的关系 [D]. 石家庄：河北医科大学，2013.

[7] 陆琴，褚振亮，倪桂珍，等 . 日间病房护理模式在冠状动脉造影术患者中的应用效果 [J]. 中国乡村医药，2019，26（7）：58-59.

（王盼）

案例 39 经尿道输尿管镜激光碎石术

病历摘要

现病史：患者，男，32 岁，于 3 天前突发左侧腰背部胀痛不适，能忍，呈间歇性，不向他处放射；尿色加深，无血块；无明显尿频、尿急、尿痛；无明显恶心、呕吐、发热等全身不适。患者就诊于我院，尿路 CT 平扫示左侧输尿管下段小结石伴其上尿路轻度梗阻，左输尿管壁略增厚，首先考虑炎性改变，建议结合临床，治疗后复查，遂以“左输尿管结石”收入院。

既往史：体健，否认高血压、糖尿病等疾病史，否认手术史、药物过敏史，预防接种史不详。

个人史：原籍长大，无特殊宗教信仰，高中文化，普通职员，性格外向，家庭关系和睦；否认吸烟、饮酒史；否认吸毒史，否认药物依赖及成瘾史，否认不洁性生活史。

家族史：父亲、母亲体健，无兄弟姐妹，否认二系三代中有类似疾病及家族性遗传病史。

专科体检：意识清醒，脉搏 97 次 / 分，呼吸 18 次 / 分，血压 118/83 mmHg，体温 36.0 ℃，自主体位，无病面容，体重 75 kg，身高 1.75 m，BMI 24.49 kg/m^2。查体：腹部平软，无压痛，肝脾肋下未触及，无移动性浊音，左肾区无红肿或压痛，叩击痛阳性，右肾区无红肿、压痛或肾区叩击痛，双侧输尿管行径无压痛。膀胱浊音界未叩及，外阴及外生殖器无畸形。

住院期间：患者入院当天行“经尿道左输尿管激光碎石 + 左输尿管支架置入术”，术后未留置尿管，取平卧位休息，左腰背部胀痛，NRS 评分为 1 分，自理能力评定为中度依赖，跌倒 / 坠床评分为 1 分，压力性损伤评分为 19 分，营养评分为 2 分。医嘱给予一级护理、禁食、鼻导管吸氧 2 L/min、心电监护，测成人早期预警评分（q2h）；抗感染、护胃、止血、营养支持等对症治疗。鼓励术后早期活动，并行双下肢踝泵运动以预防深静脉血栓。患者术后 2 小时清醒，未出现恶心，可给予其饮用温开水 20 mL，指导家属按摩双下肢或给予四肢被动活动，可取低半卧位；术后 6 小时无腹胀可进半流质饮食，协助下可床边活动，医嘱更改为二级护理、半流质饮食，停止鼻导管吸氧和心电监护，小便能自解，尿色呈洗肉水样。患者术后 1 天，复查腹部 X 线检查，无明显异常，医嘱予以出院，完善出院健康宣教。

知识拓展

一、概述与日间手术标准

（一）概述

经尿道输尿管镜激光碎石术是利用一条直径 3 mm 左右的纤维软镜经尿道、膀胱插入输尿管到达肾盂、肾盏内，利用钬激光光纤将输尿管上段结石及肾结石击碎后取出和引流排出。这种利用人体天然的泌尿系腔道，不在身体上做任何切口的术式，是泌尿外科一种腔内微创技术。

（二）日间手术标准

（1）患者符合经尿道输尿管镜碎石术适应证。

（2）未长期使用抗凝药物。

（3）未处于泌尿系统感染急性期。

（4）术后有成人陪同，住所有 24 小时急诊医院且车程在 1 小时内的。

（5）年龄≤ 65 周岁，且无合并全身出血性疾病，无严重高血压、糖尿病及心功能不全等。

（6）既往无体外碎石、输尿管切开取石或者盆腔相关手术史。

（7）患者同意行不过夜日间手术。

二、入院前护理

（一）指导完成术前各项检查

入院准备中心护士指导患者完成术前各项检查与化验，患者经评估符合准入标准，于门诊预约手术日期。术前检查类型及项目详见表 3-39-1。

表 3-39-1 术前检查类型及项目

检查类型	检查项目
实验室检查	血常规＋血型、凝血功能（凝血酶原时间、凝血酶原时间活动度、国际标准化比值、抗凝血酶Ⅲ、纤维蛋白原、纤维蛋白原降解产物、D- 二聚体）、生化（血糖、肝功能、肾功能、血脂、电解质）、乙肝五项＋丙肝抗体、HIV 抗体、梅毒螺旋体抗体（筛查试验）、尿常规、尿培养、粪常规
影像学检查	胸部正侧位 X 线
心电图检查	心律与心率如有异常，需进一步检查
术前麻醉评估	ASA 分级为Ⅰ～Ⅱ级，无严重心肺疾病
专科检查	尿路 CT，必要时进一步 ECT 检查

（二）常规次日手术院前准备

1. 健康宣教

（1）告知患者手术及麻醉方式、可能出现的并发症和治疗方案。

（2）指导患者术前停药时间：如华法林等抗凝血药物至少停药 1 周，糖尿病患者手术当日暂停降糖药物的使用，高血压患者术前 2 小时口服降压药。

（3）饮食指导：全麻手术患者术前 6 小时禁食固体饮食，术前 2 小时禁食清流质饮食，详见表 3-39-2。

（4）告知患者办理入院的时间、住院病房、生活物品的准备、医保缴费等相关事宜，告知的主要形式为发放纸质宣教材料及口头宣教，患者签署入院须知，解答患者提出的疑问。

表 3-39-2 术前饮食指导

时间	饮食类型	具体饮食种类
术前 6 小时	流质饮食	米汤、奶制品、水
术前 2 小时	无渣非碳水饮料	清水、果汁，总量不超过 200 mL

2. 询问病史

（1）有无其他基础疾病，如糖尿病、高血压、高血脂等，及时监测并控制近期血糖、血压的变化。

（2）过敏史：有无药物、食物过敏史。

（3）家族史及个人史：有无家族性遗传病、个人异常生活史。

3. 心理护理

心理护理中融入快速康复理念，由于大部分患者对铥激光治疗技术了解较为匮乏，因此在治疗期间患者容易出现紧张、恐惧等负性情绪，对此护理人员应主动与其沟通，为其介绍此技术的优势和效果，并鼓励患者说出内心的疑问，然后耐心讲解，以此提高患者对治疗和护理的信心与依赖。

三、住院期间日间手术护理

（一）当日术前准备

（1）入院后发放干净的手术衣服、裤子，并贴身更换（不包括内衣、内裤），取下眼镜、饰品、活动性义齿等物品，佩戴腕带，戴上一次性帽子和脚套。

（2）左上肢留置静脉通路，常规使用 18G 留置针。

（3）术前不留置胃管、导尿管。

（4）核对手术交接单。

（二）术中麻醉

给予气管插管和静脉麻醉，麻醉过程中常规静脉给予氟比洛芬酯入壶预防疼痛、托烷司琼预防呕吐，体位采取截石位。

（三）术后护理

1. 个体监护

术后 6 小时内给予心电监护及血氧饱和度监测，完善病情记录，观察患者排尿及尿液情况，若发现异常指标立即汇报医师及时处理。

2. 体位管理

术后取平卧位或低半卧位，待脉搏、血压稳定后调整体位，术后 6 小时可在协助下床边活动。

3. 氧气疗法

术后 6 小时内按医嘱鼻导管吸氧 2 L/min，改善患者呼吸并促进麻醉药物代谢。

4. 尿管护理

日间手术常规不留置尿管，若术后出现排尿困难再留置导尿，术后第 1 天拔除尿管。对尿管情况进行密切观察，妥善固定导尿管，避免其弯曲、受压，确保导尿管无堵塞，密切观察尿液的性质、颜色、量的变化。

5. 饮食指导

术后按照表 3-39-3 进行饮食指导，患者饮食要循序渐进，如果患者出现恶心、呕吐，暂时停止进食，按医嘱使用止吐药物。告知患者出院后要多饮水，肾功能无异常者每天要保证尿量在 3000 mL 以上，及时排尿，勿憋尿。限制摄入钙含量较高的食物（如奶制品、豆制品、坚果等），以及易与钙形成沉淀的草酸含量高的食物（如菠菜、浓茶等）。尿酸结石的患者不宜摄入含嘌呤高的食物，如动物内脏、啤酒等。

表 3-39-3 术后饮食指导

时间	饮食类型	具体饮食种类
术后 2 小时	禁食，可少量饮水	清醒未出现恶心情况者可饮用温开水 20 mL
术后 6 小时	易消化的半流质饮食	稠米汤、藕粉、蛋羹、牛奶、烂面条
术后 1 天	软食	蔬菜、水果、鱼类、软米饭

6. 疼痛护理

患者术后可出现肾区、尿道疼痛不适，给予静脉用药进行镇痛，以减少疼痛对患者康复产生的影响。指导患者使用数字分级评分法进行疼痛程度的表达，并能够指出疼痛部位，根据疼痛程度采取药物与非药物方法镇痛。推荐疼痛的缓解方式有音乐放松疗法、正念冥想法、深呼吸放松法等，以非药物方式提高疼痛阈值。

7. 活动指导

应快速康复要求，鼓励患者早期下床活动，按循序渐进的原则，以未引起不适为宜。患者术后 2 小时可半坐卧位；术后 6 小时可在协助下床边行走。出院后双 J 管留置期间禁止剧烈活动，注意不要突然下蹲、伸展下肢和腰部，防止体内双 J 管脱落或移位。

8. 术后常见并发症的观察与护理

（1）血尿：术中可能因各种因素导致集合系统黏膜损伤、出血；术后双 J 管上下端盘曲且随体位改变而上下活动，易引起肾盂、膀胱黏膜轻度损伤出血；术后肾周血肿及包膜下血肿可导致出血，告知患者术后 3 天血尿逐渐减轻，活动后稍加重。若患者突然出现鲜红尿液或肾区胀痛及腹部不适等症状时，应及时汇报医师。

（2）感染：与术中留置双 J 管、尿管有关。术后监测体温，遵医嘱对患者应用抗感染药物，要密切观察患者是否存在持续的膀胱刺激、腰痛、寒战、高热等情况。

（3）肾区疼痛：术后腰痛可能由术中灌注压力过大致肾盂内压力升高、肾实质反流；双 J 管未放置或放置后移位、扭曲、堵塞；术后感染、结石残留、输尿管痉挛等引起。疼痛评分大于 3 分按医嘱正确使用止痛药物，并评估用药效果，出院后予以口服洛索洛芬止痛治疗。

（4）输尿管狭窄：是内镜碎石术后严重的并发症之一，轻度的狭窄可引起患侧肾积水，严重的狭窄可导致患侧尿路梗阻而致肾衰竭。注意观察患者有无排尿困难、少尿及腹部体征变化。

四、出院

（一）出院标准

（1）生命体征平稳。

（2）无严重并发症。

（3）肾区无剧烈疼痛。

（4）可自行排尿，尿色清或洗肉水样。

（二）随访

出院后 4 小时及出院后第 1 天晨起电话随访，询问术后自测血压、心率、体温，以及饮水、尿液、疼痛等情况；术后是否有寒战、发热（≥ 38.5 ℃），若突然出现鲜红尿液或肾区胀痛及腹部不适等症状时，应及时来院就诊。嘱患者不憋尿，可采取定时排尿的方法避免尿液反流。术后第 2 ～ 4 周门诊复诊，来院拔除双 J 管，术后 3 个月门诊复查腹部 X 线。

参考文献

[1] 康小玲，邱金花，卢丽钦 . FTS 理念围术期护理干预在经尿道输尿管镜碎石取石术患者中的应用 [J]. 齐鲁护理杂志，2022，28（10）：8-10.

[2] 柳玉华 . 快速康复外科护理在经尿道输尿管软镜钬激光碎石术围术期护理的应用 [J]. 养生保健指南，2019（49）：112.

[3] 赖春明 . 快速康复护理对输尿管结石患者术后恢复的影响 [J]. 当代护士（上旬刊），2019，26（5）：69-71.

[4] 孙春悦，张曦才，李凤岳，等 . 输尿管软镜碎石术相关并发症的研究进展 [J]. 临床医学进展，2023，13（2）：1238-1242.

（陈美丽）

案例 40 输尿管镜下输尿管支架置入术

病历摘要

现病史：患者，男，52 岁，2 天前无明显诱因出现肉眼血尿，无血块，未诉明显腰背部胀痛不适；无明显尿频、尿急、尿痛；无明显恶心、呕吐、发热等全身不适。全腹 CT 平扫示左肾盂输尿管移行处小结石伴其上尿路梗阻，左肾小结石，附见双肾旋转不良、下垂（其中左侧双肾盂、双输尿管？建议腹部 X 线检查）。现门诊以“左输尿管结石”收入院。

既往史：体健，否认高血压、糖尿病等疾病史，否认手术史，否认食物、药物过敏史，预防接种史不详。

个人史：原籍长大，无特殊宗教信仰，初中文化，普通工人，性格外向，家庭关系和睦；吸烟史 30 年，10 根 / 日；否认饮酒、吸毒、药物依赖及成瘾史，否认不洁性生活史。

家族史：父亲、母亲体健，育有一女，否认二系三代中有类似疾病及家族性遗传病史。

专科体检：意识清醒，脉搏 70 次 / 分，呼吸 18 次 / 分，血压 126/74 mmHg，体温 36.6 ℃，自主体位，无病面容，体重 97 kg，身高 1.8 m，BMI 29.94 kg/m^2。查体：腹部平坦，无压痛、反跳痛，包块未触及。肝脾肋下未触及，无移动性浊音，左肾区无红肿或压痛，叩击痛阳性，右肾区无红肿、压痛或肾区叩击痛，双侧输尿管行径无压痛。膀胱浊音未叩及，外阴及外生殖器无畸形。肛门指检：前列腺 I 度肿大，中央沟浅，质地中等，未触及明显结节，无压痛，直肠未触及明显肿块，退出时指套未染血。双下肢无水肿，神经系统未见阳性体征。

住院期间：患者入院当天在局麻下行“经尿道左输尿管支架置入术”，术后取平卧位休息，左侧下腹部持续性酸胀疼痛存在，NRS 评分为 1 分；自理能力评定为中度依赖，跌倒 / 坠床评分为 1 分，压力性损伤评分为 19 分，营养评分为 2 分。医嘱给予二级护理、普通饮食；测血压、脉搏、血氧饱和度（bid）；抗感染、护胃、止血、补液等对症治疗。鼓励患者术后早期活动，并行双下肢踝泵运动以预防深静脉血栓。术后患者小便能自解，排尿通畅，尿色呈洗肉水样，在协助下可下床活动。手术次日，医嘱予以出院，完善出院健康宣教。

知识拓展

一、概述与日间手术标准

（一）概述

输尿管镜下输尿管支架置入术一般在局麻下进行，在膀胱镜或输尿管镜直视下以斑马导丝做引导，沿导丝放置输尿管支架管，一端位于肾盂，一端位于膀胱内，且下环不越过耻骨联合中线。完全置入组是沿着超滑导丝，将输尿管支架上端安置于肾盂或肾盏内，尾端完全越过膀胱壁内段，以刚好不可见输尿管支架尾端为宜。

（二）日间手术标准

（1）诊断明确的单侧上尿路结石，拟行输尿管软镜手术，术前需安置输尿管支架管 2 周。

（2）就诊前无发热。

（3）未长期使用抗凝药物。

（4）无尿道狭窄、输尿管狭窄。

（5）既往无多次输尿管镜手术者。

（6）无明确的前列腺增生症或发病前无明确的膀胱过度活动症。

（7）无重度肾积水或先天性巨输尿管症。

（8）无严重的基础疾病，如心脑血管疾病、糖尿病、精神异常等。

（9）患者同意行日间输尿管支架置入手术。

二、入院前护理

（一）指导完成术前各项检查

入院准备中心护士指导患者完成术前各项检查与化验，患者经评估符合准入标准，于门诊预约手术日期。术前检查类型及项目详见表 3-40-1。

表 3-40-1 术前检查类型及项目

检查类型	检查项目
实验室检查	血常规＋血型全套、凝血功能（凝血酶原时间、凝血酶原时间活动度、国际标准化比值、抗凝血酶Ⅲ、纤维蛋白原、纤维蛋白原降解产物、D- 二聚体）、生化（血糖、肝功能、肾功能、血脂、电解质）、输血前检查、乙肝五项＋丙肝抗体、HIV 抗体、梅毒螺旋体抗体
影像学检查	胸部正侧位 X 线
心电图检查	心律与心率如有异常，需进一步检查
术前麻醉评估	ASA 分级为Ⅰ～Ⅱ级，无严重心肺疾病
专科检查	尿路 CT 平扫（必要时行尿路 CT 平扫＋增强）、尿常规、尿培养

（二）常规次日手术院前准备

1. 健康宣教

（1）告知患者手术及麻醉方式、可能出现的并发症和治疗方案。

（2）指导患者术前停药时间：如华法林等抗凝血药物至少停药 1 周，糖尿病患者手术当日暂停降糖药物的使用，高血压患者术前 2 小时口服降压药。

（3）饮食指导：局麻手术患者正常饮食。

（4）告知患者办理入院的时间、住院病房、生活物品的准备、医保缴费等相关事宜，告知的主要形式为发放纸质宣教材料及口头宣教，患者签署入院须知，解答患者提出的疑问。

2. 询问病史

（1）有无其他基础疾病，如糖尿病、高血压、高血脂等心脑血管疾病，及时监测并控制近期血糖、血压的变化。

（2）过敏史：有无药物、食物过敏史。

（3）家族史及个人史：有无家族性遗传病、个人异常生活史。

3. 心理护理

护士在整个护理过程中应针对性地进行心理指导，使患者及家属了解经尿道输尿管支架置入术的过程，消除思想顾虑，积极配合术前准备，保证手术的顺利进行，使患者能快速康复出院。

三、住院期间日间手术护理

（一）当日术前准备

（1）入院后发放干净的手术衣服、裤子，并贴身更换（不包括内衣、内裤），取下眼镜、饰品、活动性义齿等物品，佩戴腕带，戴上一次性帽子和脚套。

（2）术前不留置胃管、导尿管。

（3）做好手术位置标记。

（4）核对手术交接单。

（二）术中麻醉

利用 2% 的利多卡因进行尿道表面局麻。

（三）术后护理

1. 个体监护

术后 6 小时内监测生命体征，完善病情记录，注意术侧腰背部及下腹部疼痛情况、排尿情况及尿液颜色、性质、量的变化，若发现异常指标立即汇报医师及时处理。

2. 体位管理

术后取自由卧位或半卧位。

3. 饮食指导

指导患者饮食要循序渐进，如果患者出现恶心、呕吐，暂时停止进食，汇报医师，遵医嘱使用止吐药物。

4. 疼痛护理

根据疼痛程度采取药物与非药物方法镇痛，常规使用 NRS 评估疼痛情况，观察疼痛的部位、程度、性质、持续时间、诱因，NRS 评分大于 3 分按医嘱正确使用止痛药物，并评估用药效果。

5. 活动指导

应快速康复要求，鼓励患者早期下床活动，按循序渐进的原则，以未引起不适为宜，患者术后即可床边行走。患者术后 2 周内禁止提超过 5 kg 的重物，禁止做大幅度的伸展动作及剧烈活动，避免造成输尿管支架移位扭曲；输尿管支架留置期间多饮水，忌憋尿，避免尿液逆行，引起尿路感染。

6. 术后常见并发症的观察与护理

（1）膀胱刺激征：留置输尿管支架最常见的症状是下尿路症状，主要表现为尿频、尿急，甚至急迫性尿失禁，其原因可能是支架管尾端刺激膀胱三角区和后尿道所致，亦可能与输尿管痉挛导致尿液反流和膀胱三角区刺激相关。输尿管支架可能导致原有的膀胱过度活动症加剧，因此，护士应密切观察是否出现尿频、尿急，甚至尿失禁等症状，症状严重者，应立即上报医师及时处理。

（2）血尿：留置输尿管支架与输尿管或膀胱黏膜摩擦及支架固定不当（如头端未放入肾盂内、尾端未置入膀胱内）易引发血尿，护理人员应观察患者术后排尿情况及尿液颜色的变化，并嘱患者多饮水。

（3）腰腹部疼痛：留置输尿管支架会破坏肾盂 — 输尿管 — 膀胱自然状态下的抗反流机制，并使输尿管蠕动减弱，肾盂与膀胱间的压力差减少，导致尿液反流，诱发腰痛或感染。患者出现腰腹部酸胀痛时，护理人员应明确原因，通知医师给予对症处理；还应告知患者忌憋尿，避免尿液反流加剧腰腹部疼痛。

四、出院

（一）出院标准

（1）拍摄腹部 X 线，确定输尿管支架的位置正确。

（2）生命体征平稳。

（3）无严重并发症。

（4）可自行排尿，尿色清或淡血性。

（二）随访

患者出院后次日晨起及术后 1 周电话随访，询问术后自测血压、心率、体温、饮水、排尿情况；术后是否有寒战、发热（≥ 38 ℃）、血尿，尿频、尿急、严重腰背部酸胀疼痛等问题。术后 2 周再次住院行经尿道输尿管 / 肾盂钬激光碎石取石术。

参考文献

[1] 魏仁波，熊黎强，万繁，等. 输尿管支架管完全置入与输尿管支架管相关症状的临床研究 [J]. 国际泌尿系统杂志，2021，41（6）：1040-1043.

[2] TAE B S，CHO S，JEON B J，et al. Does mirabegron relieve ureteric stent-related discomfort? A prospective，randomized，multicentre study[J]. Bjuint，2018，122（5）：866-872.

[3] 胡月，袁媛，韩江英. 输尿管支架置入患者护理评估与干预研究进展 [J]. 中华腔镜泌尿外科杂志（电子版），2023，17（1）：86-89.

（高佩琼）

案例 41　经尿道膀胱肿瘤电切术

病历摘要

现病史：患者，男，57 岁，1 月余前无明显诱因下出现尿色发红，全程无血凝块，无腰痛、腹痛、尿痛，无明显尿频、尿急、排尿困难、排尿中断、畏寒、发热。遂到当地医院就诊，B 超示膀胱内实质性占位，考虑膀胱癌，进一步行膀胱镜检查示膀胱三角区珊瑚样新生物。1 个月以来，患者血尿症状加重，未缓解，查 B 超示膀胱壁偏高回声占位。门诊遂以“膀胱肿物”收入院。

既往史：体健，否认高血压、糖尿病等疾病史，否认手术史、药物过敏史，预防接种史不详。

个人史：原籍长大，无特殊宗教信仰，初中文化，工作条件一般，性格外向，家庭关系和睦；否认饮酒史，每天吸烟 10 支，烟龄 30 年；否认吸毒史，否认药物依赖及成瘾史，否认不洁性生活史。

家族史：父亲、母亲体健，无兄弟姐妹，否认二系三代中有类似疾病及家族性遗传病史。

专科体检：意识清醒，脉搏 98 次 / 分，呼吸 18 次 / 分，血压 133/83 mmHg，体温 36.2 ℃，自主体位，无病面容，体重 65 kg，身高 1.7 m，BMI 22.49 kg/m^2。查体：双肾区无红肿，无压痛或叩击痛，双侧输尿管行径无压痛。膀胱浊音界未叩及，外阴及外生殖器无畸形。肛门指检：前列腺Ⅱ度肿大，中央沟浅，质中，未触及明显结节，无压痛，直肠未触及明显肿块，退出时指套未染血。双下肢无水肿，神经系统无阳性体征。

住院期间：患者入院当天行经尿道膀胱肿瘤电切术，术后取平卧位休息，带回留置导尿管 1 根，尿色呈洗肉水样，尿道口持续性胀痛，NRS 评分为 1 分，自理能力评定为中度依赖，跌倒 / 坠床评分为 1 分，压力性损伤评分为 19 分，营养评分为 1 分。医嘱给予一级护理、禁食、鼻导管吸氧 3 L/min、心电监护，测成人早期预警评分（q2h）；抗感染、护胃、止痛、止血、营养支持等对症治疗。鼓励患者术后早期活动，并行双下肢踝泵运动以预防深静脉血栓。指导家属术后 2 小时内按摩患者双下肢或给予四肢被动活动，术后 6 小时协助患者每 2 小时转换卧位（如左侧、右侧或半坐卧位）。患者术后 2 小时清醒未出现恶心情况时可给予其饮用温开水 20 mL；术后 6 小时无腹胀可食用流质食物。医嘱更改为二级护理、流质饮食，停止鼻导管吸氧和心电监护，停膀胱冲洗；术后第 1 天医嘱改为软食，停留置导尿，鼓励并指导患者下床进行适当的活动。患者小便能自解，尿液中未见血块，尿色呈洗肉水样，医嘱予以出院，完善出院健康宣教。

知识拓展

一、概述与日间手术标准

（一）概述

经尿道膀胱肿瘤电切术是早期解决膀胱肿瘤问题的金标准方法，不仅可以明确肿瘤病理分期、分级，同时还能在保留膀胱基础上去除肿瘤。手术前，患者可全麻进入昏睡状态，或仅将下半身部分麻醉。手术时，医师将电切镜的细管子通过尿道插入患者膀胱中，找到肿瘤的位置；随后用电切刀头将肿瘤切掉，并在切除肿瘤的伤口周围电凝止血，将电切镜拔出；最后将三腔导尿管插入膀胱中，冲洗膀胱，防止血液凝块，导尿管顶端气囊充气，使之保持在固定位置。手术后，将切除的组织送病理检查。

（二）日间手术标准

（1）通过膀胱镜及组织病理学检查等明确诊断为膀胱尿路上皮细胞肿瘤。

（2）精神及意识状态正常，有一定的语言沟通及理解能力。

（3）既往无下尿路创伤史及盆腔手术史。

（4）不伴有膀胱、肾先天发育异常。

（5）无泌尿系统感染症状。

（6）年龄≤ 65 周岁，符合经尿道膀胱肿瘤切除术适应证，无严重合并症、器质性疾病者。

（7）未长期使用抗凝药物。

（8）术后有成人陪同，住所有 24 小时急诊医院且车程在 1 小时内的。

（9）患者同意行不过夜日间手术。

二、入院前护理

（一）指导完成术前各项检查

入院准备中心护士指导患者完成术前各项检查与化验，患者经评估符合准入标准，于门诊预约手术日期。术前检查类型及项目详见表 3-41-1。

表 3-41-1　术前检查类型及项目

检查类型	检查项目
实验室检查	血常规＋血型、凝血功能（凝血酶原时间、凝血酶原时间活动度、国际标准化比值、抗凝血酶Ⅲ、纤维蛋白原、纤维蛋白原降解产物、D- 二聚体）、生化（血糖、肝功能、肾功能、血脂、电解质）、乙肝五项＋丙肝抗体、HIV 抗体、梅毒螺旋体抗体（筛查试验）、尿常规、粪常规
影像学检查	胸部正侧位 X 线，泌尿系 B 超检查
心电图检查	心律与心率如有异常，需进一步检查
术前麻醉评估	ASA 分级为Ⅰ～Ⅱ级，无严重心肺疾病
专科检查	膀胱镜检查、CT 尿路增强造影

（二）常规次日手术院前准备

1. 健康宣教

（1）告知患者手术及麻醉方式、可能出现的并发症和治疗方案，并指导患者开展早期预防性训练，其中针对术后膀胱痉挛可选择深呼吸、改变体位、转移注意力等方法进行调节。

（2）指导患者术前停药时间：如华法林等抗凝血药物至少停药 1 周，糖尿病患者手术当日暂停降糖药物的使用，高血压患者术前 2 小时口服降压药。

（3）饮食指导：全麻手术患者术前 6 小时禁食固体饮食，术前 2 小时禁食清流质饮食，详见表 3-41-2。

（4）告知患者办理入院的时间、住院病房、生活物品的准备、医保缴费等相关事宜，告知的主要形式为发放纸质宣教材料及口头宣教，患者签署入院须知，解答患者提出的疑问。

表 3-41-2　术前饮食指导

时间	饮食类型	具体饮食种类
术前 6 小时	流质饮食	米汤、奶制品、水
术前 4 小时	无渣非碳水饮料	清水、果汁，总量不超过 200 mL

2. 询问病史

（1）有无其他基础疾病，如糖尿病、高血压、高血脂等，及时监测并控制近期血

糖、血压的变化。

（2）有无药物、食物过敏史。

（3）家族史及个人史：有无家族性遗传病、个人异常生活史。

3. 心理护理

患者入院后主动与其交流，留意观察患者的心理状况，及时疏导紧张、焦虑等消极情绪，将手术治疗的目的、安全性及医师水平等信息告知患者，并向患者讲述成功手术及治愈的病例，增强患者治疗的信心。并做好健康宣教工作，提高患者的依从性。

三、住院期间日间手术护理

（一）当日术前准备

（1）入院后发放干净的手术衣服、裤子，并贴身更换（不包括内衣、内裤），取下眼镜、饰品、活动性义齿等物品，佩戴腕带，戴上一次性帽子和脚套。

（2）左上肢留置静脉通路，常规使用 18G 留置针。

（3）术前不留置胃管、导尿管。

（4）核对手术交接单。

（二）术中麻醉

给予气管插管和静脉麻醉，麻醉过程中常规静脉给予氟比洛芬酯入壶预防疼痛、托烷司琼预防呕吐，体位采取截石位。

（三）术后护理

1. 个体监护

术后 6 小时内给予心电监护及血氧饱和度监测，完善病情记录，若发现异常指标立即汇报医师及时处理。

2. 体位管理

术后 6 小时内患者每 2 小时选择以左侧、右侧或半坐卧位的方式更换体位。

3. 氧气疗法

术后 6 小时内按医嘱鼻导管吸氧 3 L/min，改善患者呼吸并促进麻醉药物代谢。

4. 尿管护理

用生理盐水棉球对尿道口进行清洁，分别在术后和次日晨各 1 次；密切观察尿道口尿液渗出、膀胱痉挛、血块积存等情况，以及尿液性质、颜色、量的变化，保证尿管没有扭曲变形，能够顺畅引流，并遵医嘱在术后首日安全拔除。

5. 膀胱冲洗管理

冲洗时需对冲洗液的颜色进行观察，如冲洗液颜色过深，则可以加快冲洗速度；如冲洗液颜色相对较浅，则需将冲洗速度放缓。同时，询问患者是否有主观不适感，并根据其强弱程度调节冲洗液的冲洗速度。

6. 饮食指导

术后按照表 3-41-3 进行饮食指导，患者饮食要循序渐进，少量多餐。如果患者出现恶心、呕吐、腹胀，暂时停止进食。肾功能无异常患者出院后保证每天至少喝 2000 ～ 3000 mL 的水，从而提高尿量，达到内冲洗的效果；出院后饮食以易消化、富含纤维的食物为主，便秘者给予乳果糖以免因排便导致尿道出血。

表 3-41-3　术后饮食指导

时间	饮食类型	具体饮食种类
术后 2 小时	禁食，可少量饮水	清醒未出现恶心情况时可饮用温开水 20 mL
术后 6 小时	清流质饮食	无渣果蔬饮料、轻薄米汤
术后 1 天	易消化、富含粗纤维的软食	蔬菜、水果、谷物类

7. 疼痛护理

通过与患者交谈、听轻缓音乐、选择舒适体位等方式转移患者的注意力，从而缓解患者膀胱疼痛，若有必要，则需要使用吲哚美辛栓等镇痛药物。

8. 活动指导

鼓励并指导患者带管下床活动，开展功能锻炼，避免下肢深静脉血栓的形成。指导家属术后 2 小时内按摩双下肢或给予四肢被动活动，术后 6 小时内协助患者每 2 小时转换卧位的方式进行活动（如左侧、右侧或半坐卧位）；术后第 1 天家属辅助患者下床活动。

9. 术后常见并发症的观察与护理

（1）膀胱痉挛：术中刺激、引流不畅、冲洗速度过快、冲洗液温度过低、不良心理等都会造成膀胱痉挛。术后应密切关注引流情况，将引流管固定好，并嘱家属避免引流管折叠，保持引流通畅。若发现引流管堵塞应及时予以冲洗；冲洗时注意控制冲洗液的温度和速度；对患者进行心理疏导，缓解其不良情绪；必要时采用药物缓解膀胱痉挛。

（2）术后出血：是膀胱肿瘤电切术后最为常见的并发症。一般由凝痂脱落导致，膀胱冲洗时应对冲洗液的颜色进行观察，关注患者出血情况，指导患者保持正确的体位，避免对创口造成不良影响，引发出血。如冲洗液颜色持续呈血性，甚至有膀胱血块填塞的情况，需立即汇报医师，更换大型号三腔尿管，同时做好备血、二次手术的准备，密切观察患者生命体征、意识及冲洗液的性质、颜色、量的变化。

（3）尿路感染：为避免感染，在术前应对患者的尿路情况进行检查；术中、术后规范操作，合理使用药物；关注患者术后血象指标，加强出院后随访，若出现尿频、尿急、尿痛加重应及时治疗。

（4）膀胱穿孔：闭孔神经反射、电切太深和膀胱过度充盈是穿孔的主要原因。穿孔范围小且明确无肠管及其他腹腔脏器损伤，注意留置导尿管，保持引流通畅，并严密观察患者的尿色、尿量及腹部体征的变化，部分患者可自愈；如穿孔范围较大、可疑肠管及腹腔脏器损伤，或术中可疑穿孔术后出现腹膜炎者，应立即汇报医师，做好开腹探查、行膀胱破裂修补术的准备。

四、出院

（一）出院标准

（1）生命体征平稳。

（2）无严重并发症。

（3）可自行排尿。

（4）尿液色清或洗肉水样，尿液中未见血块。

（二）随访

出院后 4 小时及出院后第 1 天晨起电话随访，询问患者术后自测血压、心率、体温及饮水、尿液情况，术后若出现明显血尿、下腹胀痛、小便难解、高热等不适应及时就诊。术后第 7 天门诊复诊，查看病理结果。告知患者术后有复发及疾病进展的可能，应严格按照医师指导，定时回医院行膀胱灌注化疗并定期复查膀胱镜。

参考文献

[1] 黄翼然．谈经尿道膀胱肿瘤切除术 [J]. 现代泌尿外科杂志，2015，20（8）：529-531.

[2] 王雪梅，于红，曲敏．经尿道膀胱肿瘤电切术患者围术期专科质控康复护理 [J]. 实用临床医药杂志，2020，24（7）：102-104.

[3] 黎梅秀，陈玲．快速康复外科理念在膀胱肿瘤电切术患者围术期护理中的应用效果研究 [J]. 基层医学论坛，2021，25（15）：2165-2166.

[4] 陈敏．快速康复护理对膀胱肿瘤电切术患者术后生理应激及康复的影响 [J]. 医学食疗与健康，2020，18（13）：145-146.

（陈美丽）

案例 42 腹腔镜下前列腺癌根治术

病历摘要

现病史：患者，男，69 岁，总前列腺特异性抗原 22.13 ng/mL，自诉穿刺出院后出现尿频、尿急，尤以夜间为甚，3 ～ 4 次 / 夜，尿色尚清，无排尿不畅，无明显排尿不尽、排尿疼痛，无排尿中断，无腰背部胀痛不适，无肉眼血尿、恶心、呕吐、腹胀、畏寒、发热、呕血、黑便、反酸、嗳气等不适。现患者为进一步治疗，至我院就诊，门诊以“前列腺恶性肿瘤”收入院。

既往史：有慢性乙型病毒性肝炎 1 月余，平素口服恩替卡韦分散片每日 0.5 mg 对症治疗；有慢性萎缩性胃炎 1 月余，平素口服雷贝拉唑钠肠溶片每日 20 mg、坐珠达西丸 1 g（2 次 / 日）对症治疗；有高尿酸血症 5 年，平素口服非布司他片每日 40 mg 降尿酸。

个人史：原籍长大，无特殊宗教信仰及需求，长期居住于本地，无外地久居史，初中文化，农民，工作条件一般，性格外向，家庭关系和睦；否认化学性物质、粉尘、放射性物质、有毒物质接触史，否认疫区、疫情、疫水接触史，否认牧区、矿山、高氟区、低碘区居住史；每日吸烟 20 支，烟龄 35 年，已戒 1 月余；每日饮白酒 300 g，饮酒 40 年，已戒 1 月余；否认吸毒、药物依赖及成瘾史，否认冶游史；否认手术、外伤、输血史及食物、药物过敏史。

家族史：父亲已故，死因不详；母亲已故，死因不详，兄弟和姐妹均体健，否认二系三代中有类似疾病及家族性遗传病史。

专科体检：体温 36.9 ℃，脉搏 72 次 / 分，呼吸 18 次 / 分，血压 141/76 mmHg，阴茎发育可，阴囊及内容物触诊无特殊。肛门指检：前列腺Ⅰ度肿大，中央沟浅，质偏硬，未触及明显结节，无压痛，直肠未触及明显肿块，退出时指套未染血。双下肢无水肿，神经系统未见阳性体征。

住院期间：患者入院当天行“腹腔镜下前列腺癌根治性切除 + 膀胱颈口紧缩悬吊术”，回病房时神志清，给予平卧位，带回盆腔引流管、导尿管、PCA 止痛泵管各 1 根。医嘱给予一级护理、禁食，吸氧 3 L/min；抗感染、补液等治疗。测成人早期预警评分（q2h），盆腔引流管通畅，引流出血性液体，切口敷料干燥，切口持续性钝痛存在，NRS 评分为 2 分，PCA 止痛泵 2 mL/h 维持泵入，无头晕、恶心、呕吐。留置导尿通畅，尿色洗肉水样。心电监护示：心律齐。做好术后宣教工作，协助做好生活护理、基础护理。患者跌倒 / 坠床评定 1 分，压力性损伤评分 19 分，营养评分 2 分，自理能力评估为中度依赖，保持大便通畅，避免下肢静脉穿刺，注意保暖，进行踝泵运动，主动或被动屈伸下肢，遵医嘱正确用药，告知相关注意事项。嘱陪护 1 名，拉上床挡。患者双下肢穿弹力袜，双足背动脉搏动可触及。注意病情变化及引流液颜色、性质、量的变化。抗感染、护胃、止痛、止血、止吐、营养支持等对症治疗。术后 6 小时，患者在意识恢复后取半坐卧位，若无呕吐、腹胀等不良症状，可在护士指导下饮适量温水，床上活动四肢，适当翻身；术后 8 小时进流质饮食；术后 12 小时，患者可以在床边活动；术后第 1 天，在营养师的指导下，患者进少量半流质饮食，少食多餐，医嘱予以带管出院，完善出院健康宣教。

知识拓展

一、概述与日间手术标准

（一）概述

腹腔镜下前列腺癌根治术步骤：①清除前列腺表面的纤维脂肪组织；②切断耻骨前列腺韧带；③切断背静脉复合体；④切断膀胱颈部及精囊，保留神经血管束；⑤将直肠和前列腺剥离；⑥切断尿道及横纹括约肌；⑦膀胱重建和尿道吻合。

（二）日间手术标准

（1）术前经超声、MRI 等影像学检查及前列腺穿刺活检确诊为前列腺癌。

（2）血清 PSA ＜ 10 ng/mL，Gleason 评分≤ 6 分，TNM 分期≤ T2a（Gleason 评分是最常见的癌肿生长形式组织学分级数与次常见的组织学分级数之和，Gleason 评分越低，预后越好；T2a 是指肿瘤累及前列腺一叶，范围小于 1/2）。

（3）局限性前列腺癌的患者首次进行治疗。

（4）患者同意行日间前列腺根治性切除术。

（5）麻醉评估无手术禁忌证。

二、入院前护理

（一）指导完成术前各项检查

入院准备中心护士指导患者完成术前各项检查与化验，于门诊预约手术日期。术前检查类型及项目详见表 3-42-1。

表 3-42-1 术前检查类型及项目

检查类型	检查项目
实验室检查	血常规、凝血、生化、血型、输血前检查
影像学检查	肺功能检查、胸部 CT、血管 B 超
心电图检查	心律与心率是否异常
术前麻醉评估	ASA 分级为Ⅰ～Ⅱ级，无严重心肺疾病

（二）常规次日手术院前准备

1. 健康宣教

（1）告知患者手术及麻醉方式、可能出现的并发症和治疗方案。

（2）指导患者术前停药时间：如华法林等抗凝血药物至少停药 1 周，糖尿病患者手术当日暂停降糖药物的使用，高血压患者术前 2 小时口服降压药。

（3）饮食指导详见表 3-42-2。

表 3-42-2 术前饮食指导

时间	具体饮食种类
术前 6 小时	禁食
术前 2 小时	禁饮
术前 1 天	口服复方聚乙二醇电解质散缓泻剂
术日晨	清洁灌肠

（4）告知患者办理入院的时间、住院病房、生活物品的准备、医保缴费等相关事宜，告知的主要形式为发放纸质宣教材料及口头宣教，患者签署入院须知，解答患者提出的疑问

2. 询问病史

（1）有无其他基础疾病，如糖尿病、高血压、高血脂等，及时监测并控制近期血糖、血压的变化。

（2）过敏史：有无药物、食物过敏史。

（3）家族史及个人史：有无家族性遗传病、个人异常生活史。

3. 心理护理

护士在整个护理过程中应针对性地进行心理指导，使患者及家属了解前列腺根治性切除术的过程，解除思想顾虑，积极配合术前准备，保证手术的顺利进行，使患者快速康复出院。

三、住院期间日间手术护理

（一）当日术前准备

（1）入院后发放干净的手术衣服、裤子，并脱掉内衣、内裤，取下眼镜、饰品、活动性义齿等物品，佩戴腕带，戴上一次性帽子和脚套。

（2）术前不留置胃管、导尿管。

（3）核对手术交接单。

（二）术中麻醉

给予气管插管和静脉麻醉，麻醉过程中常规静脉给予氟比洛芬酯预防疼痛、托烷司琼预防呕吐，体位采取头低脚高位，倾斜约 15°，消毒皮肤并铺巾。

（三）术后护理

1. 体位管理

术后 6 小时内取平卧位或者低半卧位。

2. 个体监护

术后 6 小时内给予心电监护及血氧饱和度监测，完善病情记录，若发现异常指标立即汇报医师及时处理。

3. 氧气疗法

术后 6 小时内鼻导管吸氧 3 L/min，以改善患者呼吸并促进麻醉药物代谢。

4. 管路护理

护士严密观察盆腔引流管中液体的性质、颜色和量，以及切口的渗液、渗血情况，如有异常，及时汇报医师；嘱患者家属注意保持尿管及引流管通畅，勿折叠、扭曲、牵拉。术后次日晨，如果患者达到出院标准，引导患者带盆腔引流管和尿管出院。出院时，护士详细告知患者及家属更换引流袋的方法，时刻与患者保持联系，嘱患者每日将引流液的情况上传，方便医师进行观察。当引流袋内的引流液逐日减少，达到拔除标准（＜ 50 mL）后，可在门诊就诊时拔除引流管；当发现引流液异常增多，或易凝固、颜色变为鲜红，提示可能有出血；当发现引流液的量偏多但颜色淡黄，提示可能发生尿漏。告知患者及家属在出现上述情况时，及时联系医师进行处置。术后 14 天来院拔除尿管。

5. 饮食指导

按表 3-42-3，术后 6 小时在患者意识恢复后，护士指导其饮适量温水，若无呕吐、腹胀等不良症状，术后 8 小时进流质饮食；术后第 1 天，在营养师的指导下，患者进少量半流质饮食，少食多餐，并逐步过渡到普通饮食。日间手术患者若在出院前仍未过渡到普通饮食，可以根据营养科的饮食指导制订出院计划，出院后继续执行该饮食计划，避免患者因腹胀等不适而拒绝进食，影响营养的摄入。

表 3-42-3 术后饮食指导

时间	饮食类型	具体饮食种类
术后 6 小时	禁食，无恶心、呕吐可饮少量温水	
术后 8 小时	流质饮食	无渣果蔬饮料、薄米汤
术后 1 天	易消化的半流质饮食	稠米汤、藕粉、蛋羹、烂面条

6. 疼痛护理

护士常规给予患者镇痛泵止痛，为患者安置舒适的体位，对其进行疼痛缓解方法的健康宣教，减轻患者的疼痛，让患者主动参与疼痛管理。

7. 活动指导

为了避免患者形成下肢深静脉血栓，护士为患者准备防血栓弹力袜，并在患者返回病房后，指导家属为其按摩四肢。术后 6 小时内，指导患者适当进行踝泵运动，协助患者取半坐卧位，告知其在床上活动四肢，避免做大幅度的动作，以免牵拉伤口。

术后12小时，患者在护士的协助下适当翻身和进行床上被动活动，当患者可以耐受时，引导患者进行床边活动。若患者无明显出血倾向，出院前遵医嘱对患者进行低分子肝素钠皮下注射，预防血栓。指导患者在出院后循序渐进地增加运动量，适当活动，避免剧烈运动，以免引发出血。

8. 术后常见并发症的观察与护理

（1）尿失禁：是前列腺癌根治术的一大并发症，严重影响患者的生活质量，表现为患者术后2周拔除尿管后，出现无法控制的尿液溢出，是由尿道外括约肌受损及膀胱逼尿肌功能不稳定所致。大部分患者术后尿失禁是暂时的，一般在3～6个月可恢复正常。鉴于1小时尿垫试验在实际中实施相对困难，对于尿失禁的判断可采用“任何时候都不使用尿垫”，反之视为尿失禁。随访时间不满1年的患者应详细记录尿失禁发生的术后时间及程度（每天使用尿垫的数量）。解剖清晰的前列腺癌根治术及精细的前列腺尖部切除可明显提高术后的控尿能力。尿失禁的发生可能与患者年龄、前列腺的大小、肿瘤分期、是否曾行经尿道前列腺电切术、术前控制排尿能力等有关，锻炼盆底肌和括约肌并增强收缩能力可防止前列腺癌根治术后出现漏尿。术后14天行盆底肌训练：患者想象中断尿液的流出，先收紧盆底肌，做出中断排尿的动作，期间正常呼吸，不要屏住呼吸或试图收紧臀部，然后找到排尿时的感觉，彻底放松盆底肌。当盆底肌收缩时，其会收缩和闭合肛门及尿道。慢收缩：收缩3秒，放松3秒，重复10次。快收缩：收缩1秒，放松1秒，重复10次。每天至少进行3组，每组10～15分钟。

（2）尿道狭窄：是前列腺癌根治术后又一影响患者正常排尿功能的并发症，包括膀胱吻合口狭窄和膀胱颈挛缩，可能是由于膀胱颈部重建时缝合过紧或尿道与重建的膀胱颈吻合时黏膜对合不良所致，也可能由吻合口缺血引起的纤维化所致。一般在术后1～6个月出现，前列腺癌根治术后发生尿道狭窄与术中出血量、手术时间、是否曾行经尿道前列腺电切术，以及术前是否有糖尿病、冠状动脉血管病变、原发性高血压、吸烟史等相关。

（3）性功能障碍：前列腺癌根治术后发生勃起功能障碍的原因可能是手术造成的神经与血管损伤，神经血管束的损伤可导致海绵体平滑肌氧合作用下降，从而引起勃起功能的减退或丧失，甚至可能造成海绵体纤维化和静脉关闭障碍。但是，术中神经血管束的保全并不能保证术后性功能的恢复。

（4）生化复发：自血清PSA检测广泛应用于诊断前列腺癌以来，前列腺癌根治术的病例数明显增加，同时 PSA 检测也是判断其术后疗效与复发或转移的重要指标。生化复发是指前列腺癌根治术后血清 PSA 降至某一界定值以下后又出现持续的上升（> 0.2 μg/L）。

（5）尿道直肠瘘：术中未及时发现损伤的直肠，于术后 1 周发现尿道直肠瘘，临床表现为肛门流出淡黄色的液体，患者尿频、尿急、高热。处理措施：行结肠造口和膀胱造瘘后 1 周经直肠行直肠修复术。护理：①低渣流质饮食，减少肠活动并观察几天，多饮水，多排尿，冲洗尿路；②留置导尿管，防止尿管扭曲、受压及脱落，保持尿管及膀胱造瘘引流管通畅，密切观察引流液的颜色及性质，每天擦洗尿道口 2 次，尿管及膀胱造瘘管延迟拔除，在术后 4 周拔除；③保持会阴部通风干燥；④用大便软化剂，避免便秘，不能灌肠，因直肠内插管会造成损伤，保持会阴部及肛周的清洁干燥；⑤按照造口护理常规护理结肠造口；⑥针对敏感菌应用抗生素抗感染治疗。

四、出院

（一）日间手术患者的出院标准

（1）无发热。

（2）血流动力学稳定（心率< 100 次 / 分、收缩压> 100 mmHg，室内空气下血氧饱和度> 90%、血细胞比容> 28%、尿量> 30 mL/h）。

（3）口服止痛药可以控制疼痛。

（4）可进半流质饮食，无不可控制的恶心、呕吐或腹胀。

（5）可下床活动，无严重的头晕、头痛。

（二）随访

在患者拔除导尿管后第 1 天、术后 3 个月、术后 6 个月、术后 12 个月，随访患者的控尿能力。在术后 2 年内每 3 个月返院复查 1 次 PSA 水平，2 年后每 6 个月返院复查 1 次，5 年后每 1 年返院复查 1 次。

参考文献

[1] 廖佳丽，杨荆艳，曾俊，等. 日间病房护理模式在机器人辅助下前列腺癌根治术患者中的应用 [J]. 当代护士（中旬刊），2022，29（11）：40-43.

[2] 朱华，潘永昇，施春梅，等．层面解剖和“六步法”程序化手术步骤在经腹膜外途径行腹腔镜下前列腺根治性切除术中的应用效果 [J]. 广西医学，2022，44（20）：2348-2352.

[3] 朱涵菁，杨艳．前列腺癌根治术后生化复发的影响因素及随访管理的研究进展 [J]. 中国男科学杂志，2022，36（3）：91-96.

（陈天娇）

案例 43　肛周痔切除术

病历摘要

现病史：患者，女，42 岁，因间歇性便血 10 年余，肛门视诊肛前位痔块凸起，黏膜外翻，杨梅球样改变，肛门指检示 6 cm 直肠内未触及肿物，后位触及肛裂，门诊以“混合痔”收入院。

既往史：体健，否认高血压、糖尿病等疾病史，否认手术、药物过敏史，预防接种史不详。

个人史：原籍长大，无特殊宗教信仰，博士学历，普通职员，性格外向，家庭关系和睦；否认吸烟、饮酒、吸毒、药物依赖及成瘾史，否认不洁性生活史。

家族史：父亲、母亲体健，无兄弟姐妹，否认二系三代中有类似疾病及家族性遗传病史。

专科体检：意识清醒，脉搏 91 次 / 分，呼吸 18 次 / 分，血压 129/73 mmHg，体温 36.4 ℃，自主体位，无病面容，体重 55 kg，身高 1.6 m，BMI 21.48 kg/m^2。查体：腹部平坦，蠕动波未见，腹壁紧张度柔软，无压痛、反跳痛。

住院期间：患者入院当天立即给予开塞露肛塞肠道准备，行“痔切除术”，术后去枕平卧位休息，肛周切口敷料干燥，切口胀痛，NRS 评分为 2 分，自理能力评定为中度依赖，跌倒 / 坠床评分为 1 分，压力性损伤评分为 19 分，营养评分为 0 分。医嘱给予二级护理、禁食 6 小时后改流质饮食，并给予止痛、止血、补液治疗。鼓励患者术后早期活动，并行双下肢踝泵运动以预防深静脉血栓。患者术后 6 小时，少量饮水无不适，鼓励早期排尿，术后第 1 天医嘱予以出院，完善出院健康宣教。

知识拓展

一、概述与日间手术标准

（一）概述

临床上最常见的混合痔切除术是痔上黏膜环切钉合术、选择性痔黏膜环切术、外剥内扎术、硬化注射治疗、需要麻醉支持的复杂痔套扎或切除术。

（二）日间手术标准

（1）主要适用于Ⅲ度、Ⅳ度内痔和外痔切口不超过 5 处或合并血栓性外痔不超过 2 个象限的患者。

（2）未长期使用抗凝药物。

（3）术后有成人陪同，住所有 24 小时急诊医院且车程在 1 小时内的。

（4）无严重心肺疾病，可耐受手术及麻醉。

（5）患者≤ 75 周岁，儿童患者除外，且无严重合并症、器质性疾病。

（6）患者及家属签署手术知情同意书。

（三）术前门诊评估

（1）决定手术前在短时间内对患者进行全面评估和体检，以及评估麻醉风险。

（2）术前治疗将患者一般状态调整至最佳。

（3）调整患者对手术的期望值，使患者充分了解并接受将要进行的手术治疗。

（4）确定手术相关工作人员，协调患者所需医疗资源。

二、入院前护理

（一）指导完成术前各项检查

入院准备中心护士指导患者完成术前各项检查与化验，患者经评估符合准入标准，于门诊预约手术日期。术前检查类型及项目详见表 3-43-1。

表 3-43-1 术前检查类型及项目

检查类型	检查项目
实验室检查	血常规＋血型、凝血功能（凝血酶原时间、凝血酶原时间活动度、国际标准化比值、抗凝血酶Ⅲ、纤维蛋白原、纤维蛋白原降解产物、D- 二聚体）、生化（血糖、肝功能、肾功能、血脂、电解质）、乙肝五项＋丙肝抗体、HIV 抗体、梅毒螺旋体抗体（筛查试验）

续表

检查类型	检查项目
影像学检查	胸部正侧位 X 线
心电图检查	心律与心率如有异常，需进一步检查
术前麻醉评估	ASA 分级为Ⅰ～Ⅱ级，Ⅲ级患者需待全身状况稳定 3 个月以上，术中需密切监测
专科检查	肛门镜检查、肛门指检

（二）常规次日手术院前准备

1. 健康宣教

（1）告知患者手术及麻醉方式、可能出现的并发症和治疗方案。

（2）指导患者术前停药时间：如华法林等抗凝血药物至少停药 1 周，糖尿病患者手术当日暂停降糖药物的使用，高血压患者术前 2 小时口服降压药。

（3）饮食指导：全麻手术患者术前 6 小时软食，术前 2 小时流质饮食，详见表 3-43-2。

（4）告知患者办理入院的时间、住院病房、生活物品的准备、医保缴费等相关事宜，告知的主要形式为发放纸质宣教材料及口头宣教，患者签署入院须知，解答患者提出的疑问。

表 3-43-2 术前饮食指导

时间	饮食类型	具体饮食种类
术前 6 小时	软食	含脂肪或悬浮颗粒的液体食物
术前 2 小时	流质饮食	清水、糖水、无渣果汁、碳酸类饮料、清茶及黑咖啡，口服 12.5% 的碳水化合物饮品≤ 400 mL，但不包括酒精类的饮品

2. 询问病史

（1）有无其他基础疾病，如糖尿病、高血压、高血脂等，及时监测并控制近期血糖、血压的变化。

（2）过敏史：有无药物、食物过敏史。

（3）家族史及个人史：有无家族性遗传病、个人异常生活史。

3. 心理护理

护士在整个护理过程中应针对性地进行心理指导，使患者及家属了解混合痔手术的过程，解除思想顾虑，积极配合术前准备，保证手术的顺利进行，使患者快速康复出院。

三、住院期间日间手术护理

（一）当日术前准备

（1）入院后发放干净的手术衣服、裤子，并贴身更换（不包括内衣、内裤），取下眼镜、饰品、活动性义齿等物品，佩戴腕带，戴上一次性帽子和脚套。

（2）入院后给予清洁灌肠或给予开塞露进行肠道准备。

（3）核对手术交接单。

（二）术中麻醉

局部浸润麻醉、蛛网膜下腔阻滞麻醉、骶管麻醉、静脉麻醉加局麻均可，我科以蛛网膜下腔阻滞麻醉为主要麻醉方式，术中采取俯卧位。

（三）术后护理

1. 个体监护

全麻术后给予心电监护及血氧饱和度监测，完善病情记录，尤其注意切口渗液、渗血情况，若发现异常指标立即汇报医师及时处理。

2. 体位管理

全麻术后取平卧位或者低半卧位，腰麻术后取去枕平卧位，6 小时后改侧卧位。

3. 氧气疗法

全麻术后 6 小时按医嘱给予鼻导管吸氧 3 L/min，以改善患者呼吸并促进麻醉药物代谢。

4. 饮食指导

按照表 3-43-3 进行术后饮食指导，手术后切口未愈合前给予流质饮食，以减轻排便时对切口的刺激。切口愈合后多食高纤维食物，如蔬菜、水果，促进水分吸收，使大便易于排出。

表 3-43-3 术后饮食指导

时间	饮食类型	具体饮食种类
术后 6 小时	流质饮食	米汤、鲜果汁、菜汤
术后第 1 天	半流质少渣软食	饮食以高维生素、高能量、高蛋白、低盐易消化的清淡饮食为主

5. 疼痛护理

根据疼痛程度采取药物与非药物方法镇痛，推荐以非药物方式缓解疼痛，如音乐放松疗法、正念冥想法、深呼吸放松法等。术后口服阿片类或非甾体类药物，中药坐浴、美辛唑酮栓纳肛，局部外用利多卡因软膏、硝酸甘油软膏。

6. 切口护理

保持局部清洁，术后需要换药，换药频率可采取 2 次 / 周或隔日 1 次。术后 3 天内尽量不解大便，以保证手术切口良好愈合。每次排便后应彻底清洗并坐浴，坐浴后擦干再盖上纱布。

7. 术后常见并发症的观察与护理

（1）尿潴留：为痔切除术后最常见的并发症，与麻醉蓄积、术后长期卧床、不习惯床上排尿及肛门部位疼痛刺激引起膀胱括约肌反射性痉挛等因素有关。术前应指导患者练习床上排尿，术后尽可能地为患者创建良好的排尿时间和空间，减少室内人员流动、噪音等各种不良因素，待病情允许可以下床排尿时，可将床帘遮挡，为患者提供隐蔽场所。诱导自行排尿可以采取流水诱导法；尿潴留患者膀胱已经充盈时，可在脐下四横指、腹前正中线处，相当于膀胱底部，用右手示指垂直向下按压，持续 1 ～ 2 分钟，当患者有明显排尿感时再取合适体位排尿；对于镇痛药物引起的尿潴留，可采用纳洛酮进行拮抗。

（2）恶心、呕吐：是手术麻醉后最为常见的并发症。由于全麻手术需静脉泵入麻醉药物，导致患者神经出现兴奋，刺激胃肠道，产生恶心、呕吐。因此，护士应根据医嘱使用预防恶心及呕吐的药物。术后 6 小时护理人员可酌情为患者提供流质食物（白开水或米汤）以刺激胃肠道收缩、分泌，从而促进胃肠功能恢复，但应避免食用易胀气或刺激性的食物，且采取少食多餐的方式，严禁食用生冷、硬、膨化、油腻等食物。

（3）出血：排便腹压过大、术中黏膜切除不完整、术后感染等因素均可导致术后出血。术后 24 小时内应密切观察肛内填塞纱布或纱条有无渗血情况，同时注意血压、脉搏和呼吸的变化。如少量非持续性渗血，无须特殊处理，认真记录大便的次数、量、颜色、性质和气味，定时送大便化验；如渗血过多，应立即通知医师对症处理。

（4）水肿：肛缘水肿是痔术后常见并发症之一，患者的性别、年龄、手术操作及术后排便均可引起术后肛缘水肿。术后早期给予地奥司明片口服，必要时行中药坐浴或红外线光照治疗。

（5）肛门狭窄：由术后感染、创面裂开、皮肤切除过多，以及肛门部瘢痕挛缩等所致。为防止肛门狭窄，术后 5 ～ 10 天内可行扩肛，每日 1 次。告诉患者有便意时应及时排便。

四、出院

（一）出院标准

（1）口服药物可达到止痛效果。

（2）术后无活动性出血。

（3）无严重并发症。

（4）可进固体食物，无须静脉输液。

（5）可自行排尿。

（6）可独立活动或活动达到入院前水平。

（二）出院指导

嘱患者尽量卧床休息，保持平和心态，戒烟酒，防止过度疲劳，出院后坚持定期门诊复查；病情允许情况下，可循序渐进地做适当活动，增强机体免疫力；注意饮食和营养支持，平时可以多吃香蕉、蜂蜜、橘子、芹菜、菠菜等；保持大便通畅，切勿大便时久蹲或用力过猛，防止旧病复发。

（三）随访

出院后 4 小时及出院后第 1 天晨起电话随访，询问患者疼痛、出血及排便情况；术后是否有寒战、发热（≥ 38 ℃）、切口严重疼痛等问题。术后第 7 天门诊复诊，追查病理结果。

参考文献

[1] 陈希琳，陈朝文，段宏岩，等 . 痔诊疗日间手术专家共识（2020 年版）[J]. 实用临床医药杂志，2020，24（10）：1-8.

[2] 陶燃，屈展，孙德峰，等 .《直肠肛门日间手术临床实践指南（2019 版）》解读 [J]. 中华胃肠外科杂志，2019，22（12）：1118-1123.

[3] 中华医学会麻醉学分会 . 日间手术麻醉指南 [J]. 中华医学杂志，2023，103（43）：3462-3471.

[4] 王兴鹏，朱新伟 . 日间手术的实践 [M]. 上海：上海交通大学出版社，2009.

[5] 纳德 · 弗朗西斯. 结直肠加速康复外科手册 [M]. 郗洪庆，乔治，卫勃，译. 长沙：中南大学出版社，2019.

（周春聪）

案例 44 肛门瘘管切除术

病历摘要

现病史：患者，男，32 岁，发现肛周硬结 1 年余。肛门视诊：距肛周 1 cm 左侧可见一硬结，似有窦道通向肛门。肛门指检：肛门左侧触及一包块，触痛，指套未染血。常规肛管直肠超声示肛周低回声，考虑经括约肌瘘（液化不明显）。门诊以“肛瘘”收入院。

既往史：体健，否认高血压、糖尿病等疾病史，否认手术史、药物过敏史，预防接种史不详。

个人史：原籍长大，无特殊宗教信仰，大学文化，普通职员，性格外向，家庭关系和睦；否认吸烟、饮酒、吸毒、药物依赖及成瘾史，否认不洁性生活史。

家族史：父亲、母亲体健，无兄弟姐妹，否认二系三代中有类似疾病及家族性遗传病史。

专科体检：意识清醒，脉搏 77 次 / 分，呼吸 18 次 / 分，血压 146/89 mmHg，体温 37.3 ℃，自主卧位，无病面容，体重 84 kg，身高 1.74 m，BMI 27.74 kg/m^2。查体：双侧腹股沟及其他全身浅表淋巴结未触及肿大。腹部平软，全腹无压痛及反跳痛。

住院期间：患者入院当天在蛛网膜下腔麻醉下行“肛门瘘管切除术”，术后返回病房，给予去枕平卧 6 小时，肛周切口敷料干燥，切口持续性钝痛存在，NRS 评分为 2 分。术后自理能力评分为 40 分，重度依赖，已通知医师，压疮危险评分为 19 分，跌倒 / 坠床评分为 1 分。医嘱给予二级护理、禁食，并予以止痛、止血、营养支持等对症治疗。鼓励患者术后适当活动，多休息，并行双下肢踝泵运动以预防深静脉血栓。患者术后 6 小时，少量饮水无呛咳后进粥、面条等半流质饮食，小便自解，双下肢感觉及活动已恢复，下床后无头晕、头痛。术后第 1 天患者肛门处切口轻微水肿，少量淡血性渗血、渗液，自诉切口钝痛存在，NRS 评分为 2 分，医嘱予以出院，完善出院健康宣教。

知识拓展

一、概述与日间手术标准

（一）概述

肛门瘘管切除术一般在腰麻下进行，先用探针由入口沿瘘管曲折方向深入，直达内口。若寻找不到内口，可由外口注入亚甲蓝或过氧化氢 2 ～ 3 mL，以判定内口位置。再用电刀切开全部瘘管，敞开瘘管，在敞开的瘘管两侧皮肤上各做切口，切除整块瘘管，压迫止血或缝扎止血。将创缘部分皮肤修剪整齐，使创面敞开，并刮除瘘管壁的肉芽组织，然后放置凡士林纱布进行引流。

（二）日间手术标准

（1）临床诊断为肛瘘，且为括约肌间或经括约肌较浅部分的低位单纯性肛瘘。

（2）年龄范围：≤ 75 周岁，儿童患者除外。

（3）具有良好的沟通能力，能够接受日间手术模式，并且本人签署日间手术同意书、麻醉同意书等医疗文书。

（4）具有随访条件：出院后有相对固定的住所和畅通的联系电话，有能力在出院后出现紧急状况时进行呼救，以及配合完成出院后的电话随访。

（5）具备出院继续诊疗的条件：有成年人陪伴，能够协助完成出院后照护。出院后手术伤口换药较便利。肛瘘手术后换药时间较长，出院后住所到医院或者诊所换药较便利。

（6）未长期使用抗凝药物。

（7）排除严重的心、脑、肺疾病及凝血功能严重异常，以及高度可疑的出血倾向。

（8）排除妊娠期妇女。

二、入院前护理

（一）指导完成术前各项检查

入院准备中心护士指导患者完成术前各项检查与化验，患者经评估符合准入标准，于门诊预约手术日期。术前检查类型及项目详见表 3-44-1。

表 3-44-1 术前检查类型及项目

检查类型	检查项目
实验室检查	血常规＋血型、凝血功能（凝血酶原时间、凝血酶原时间活动度、国际标准化比值、抗凝血酶Ⅲ、纤维蛋白原、纤维蛋白原降解产物、D-二聚体）、生化（血糖、肝功能、肾功能、血脂、电解质）、乙肝五项＋丙肝抗体、HIV 抗体、梅毒螺旋体抗体（筛查试验）、肿瘤标志物系列
影像学检查	胸部 CT、肛管直肠超声、肛瘘 MRI
心电图检查	心律与心率如有异常，需进一步检查
术前麻醉评估	ASA 分级为Ⅰ～Ⅱ级；Ⅲ级患者需全身状况稳定 3 个月以上，术中需密切监测
专科检查	肛门指检 肛门镜检查：可配合亚甲蓝注射液确定内口位置 探针检查：初步探查瘘道的形态和走向 肠镜检查：合并可疑症状（如腹痛、便血、黏液便等），尤其是 40 岁以上患者，术前需完善肠镜检查，以排除肠道肿瘤和炎症性肠病

（二）常规次日手术院前准备

1. 健康宣教

（1）告知患者手术及麻醉方式、可能出现的并发症和治疗方案。

（2）指导患者术前停药时间：如华法林等抗凝血药物至少停药 1 周，糖尿病患者手术当日暂停降糖药物的使用，高血压患者术前 2 小时口服降压药。

（3）饮食指导：全麻手术患者术前 6 小时软食，术前 2 小时含碳水化合物的饮品，详见表 3-44-2。

（4）告知患者办理入院的时间、住院病房、生活物品的准备、医保缴费等相关事宜，告知的主要形式为发放纸质宣教材料及口头宣教，患者签署入院须知，解答患者提出的疑问。

表 3-44-2 术前饮食指导

时间	饮食类型	具体饮食种类
术前 6 小时	软食	口服固体食物，但不包括油炸、脂肪及肉类食品
术前 2～3 小时	含碳水化合物的饮品	无渣清亮饮料，口服 12.5% 的碳水化合物饮品≤ 400 mL，但不包括酒精类饮品

2. 询问病史

（1）有无其他基础疾病，如糖尿病、高血压、高血脂等，及时监测并控制近期血糖、血压的变化。

（2）过敏史：有无药物、食物过敏史。

（3）家族史及个人史：有无家族性遗传病、个人异常生活史。

3. 心理护理

护士在整个护理过程中应针对性地进行心理指导，使患者及家属了解肛门瘘管切除术的过程，解除思想顾虑，积极配合术前准备，保证手术的顺利进行，使患者快速康复出院。

三、住院期间日间手术护理

（一）当日术前准备

（1）入院后发放干净的手术衣服、裤子，并贴身更换（不包括内衣、内裤），取下眼镜、饰品、活动性义齿等物品，佩戴腕带，戴上一次性帽子和脚套。

（2）术前清洁灌肠即可，建议使用肥皂水、开塞露或甘油灌肠剂灌肠 1 ～ 2 次。

（3）核对手术交接单。

（4）术晨清洗肛周皮肤。

（二）术中麻醉

可采用局部浸润麻醉、蛛网膜下腔阻滞麻醉、骶管麻醉、静脉麻醉加局麻，一般采用蛛网膜下腔阻滞麻醉，麻醉过程中给予 0.5% 的罗哌卡因腰麻处理，体位采取俯卧位，抬高臀部。

（三）术后护理

1. 病情观察

术后密切观察患者病情变化，监测其生命体征，查看敷料是否松动、局部是否有渗血现象，观察有无腹胀、腹痛情况，注意渗出液的颜色和量。

2. 体位管理

腰麻患者术后取去枕平卧位 6 ～ 12 小时后可改侧卧位，全麻患者术后取平卧位或者低半卧位。

3. 排便护理

术后当天不宜排便，尽量将首次排便时间控制在术后 24 ～ 48 小时，排便时勿用力过大，以免造成肛门损伤。为预防便秘，告知患者术后按时排便的重要性，督促患者按时排便，每日 1 次。由于患者担心术后排便时伤口疼痛，常常采取少进食的办法来减少大便，或主观上克制便意，致使术后便秘，此时须遵医嘱给予灌肠，以免大便干结，用力排便时引起切口疼痛和创面出血，嘱患者在饮食中增加蔬菜、水果及富含粗纤维的食物。

4. 饮食指导

按照表 3-44-3 进行术后饮食指导，患者饮食要循序渐进，保持大便通畅。如果患者出现恶心、呕吐，应暂时停止进食，按医嘱使用止吐药物。

表 3-44-3 术后饮食指导

时间	饮食类型	具体饮食种类
术后 6 小时	清淡易消化的半流质饮食	稀饭、面条，减少牛奶、豆浆等产气食物的摄入
术后 3 天	软食	多食蔬菜、水果、蜂蜜等具有润肠作用的食物，避免进辛辣、刺激性及干硬食物

5. 疼痛护理

尽量分散患者注意力，减轻紧张情绪；通过家属的亲近、安慰、鼓励增强患者战胜疼痛的信心；嘱其通过听音乐、看电视、聊天等方式转移注意力，减轻疼痛；如不能缓解，按医嘱正确使用止痛药物，并评估用药效果。

6. 伤口护理

排便后用清水清洗伤口，指导患者术后第 2 天开始便后使用 1 ∶ 5000 的高锰酸钾溶液坐浴，换药后使用无菌纱布包扎。肛瘘切除术后 48 ～ 72 小时内如未排便可仅更换外敷料，排便后开始温水坐浴，坐浴后取出伤口内纱布，检查伤口引流情况。伤口内填充的纱布要逐渐减少，既要保持引流通畅，又不延长伤口愈合时间。伤口愈合后期，要注意肛管内创面，每隔数日行直肠指诊扩张肛管，防止出现假性粘连。

7. 加强肛门锻炼

一般在术后第 3 天进行提肛运动，可采用站、坐、卧等多种姿态进行，方法是吸气时将肛门上提缩腹 3 ～ 5 秒，呼气时将肛门放松 3 ～ 5 秒，如此反复，一提一放为 1 遍，每次 20 ～ 30 遍，每日 1 ～ 2 次。

8. 术后常见并发症的观察与护理

（1）术后出血：是肛瘘手术常见的并发症，术后 6 小时内每隔 30 分钟观察敷料有无渗血。如纱布上有少许渗血及排便时有少许出血为正常现象，无须紧张。若敷料渗血严重可能存在活动性出血，需要立即报告医师进行止血。对于合并腹痛及强烈便意的出血患者，考虑为肠腔积血，需要进一步确定出血性质后进行止血。

（2）尿潴留：①先给予膀胱区热敷、按摩；②听流水声以诱导排尿；③适当松解过紧敷料，减轻压迫；④针刺双侧三阴交、阴陵泉、足三里等穴位，或艾灸气海、关元、中极等穴位；⑤若仍未解除尿潴留，则遵医嘱给予导尿处理。

（3）头痛：腰麻后头痛是临床中常见的麻醉后并发症之一，其典型症状为体位性头痛，即站立或坐起时才出现头痛或头痛加重，平卧位时消失或减轻，伴或不伴恶心、呕吐、耳鸣、眩晕等临床症状。预防措施为建议术后平卧位 6 ～ 12 小时，治疗措施为减少脱水，人为增加摄入量和输入量，口服非甾体抗炎药或中药硬膜外腔注入、针灸等。

（4）肛门失禁：早期经常发生暂时性肛门失禁，通常与炎症和组织破坏过多有关，可以配合医师使用阿莫西林胶囊、阿奇霉素分散片等药物进行治疗。

（5）感染：保持手术创面清洁干燥，少吃辛辣、刺激性食物，养成排便习惯，保持大便通畅，防止便秘的发生。要求：每次大便后要清洁、局部换药处理，避免术口感染。如果发生感染，单纯红肿挤压无渗出时可先消炎观察，一旦挤压有脓性分泌物，需通畅引流，加强换药以促进愈合。

（6）肛门水肿：肛管直肠局部血管淋巴管分布丰富，且局部组织比较疏松，手术创伤后，肛门疼痛，肛门内括约肌收缩，导致血液、淋巴液回流受阻，进而导致术后肛门不同程度的水肿。术后早期给予地奥司明片口服、高锰酸钾溶液坐浴，必要时行中药坐浴和红外线光照治疗。

四、出院

（一）出院标准

（1）麻醉恢复，无恶心、呕吐、头痛、椎管内感染等麻醉并发症。

（2）无威胁生命安全的高危因素，如重度贫血、凝血功能障碍、过敏性休克等。

（3）疼痛数字分级评分法评分≤ 3 分。

（4）无严重并发症。

（5）无尿潴留、深部切口感染、活动性出血等术后急症。

（6）后续治疗方案可居家进行，无须静脉输液等必须住院的治疗及护理。

（二）随访

日间手术病房的医护人员应在 72 小时内进行随访，出院后随访内容应包括：①全身情况，如发热、恶心、呕吐等；②手术部位情况，如疼痛、出血、伤口愈合不良或感染、排尿困难、尿频、尿急、尿潴留、肛门失禁、排便困难等；③生活恢复情况，如饮食、活动、睡眠等；④病理结果反馈；⑤患者就诊满意度等。出院后每隔 1 周左右至门诊复查换药。

参考文献

[1] 蔡仲达，蔡和杰，谢尚锦，等．肛瘘切开术与切除术治疗低位单纯性肛瘘中的价值 [J]. 中外医疗，2018，37（23）：84-86.

[2] 谢安，伍萍，杨静．肛周脓肿患者单纯切开引流术后发生肛瘘的危险因素及护理措施 [J]. 国际护理学杂志，2022，17（9）：1673-4351.

[3] 陶燃，屈展，孙德峰，等．《直肠肛门日间手术临床实践指南（2019 版）》解读 [J]. 中华胃肠外科杂志，2019，22（12）：1118-1123.

[4] 屠英戟．基于快速康复外科理念的中西医结合护理在高位复杂性肛瘘手术患者中的应用分析 [J]. 中国肛肠病杂志，2021，41（2）：67-68.

[5] 苏丹，万星阳，张恒，等．快速康复外科方案在肛肠良性疾病手术中的应用效果 [J]. 实用医学杂志，2021，37（5）：626-631，636.

（鲁春艳）

案例 45　下肢静脉结扎 + 大隐静脉主干射频闭合 + 小隐静脉高位结扎、抽剥 + 静脉注射硬化剂术

病历摘要

现病史：患者，女，55 岁，4 年前站立时无意中发现右下肢皮肤蚯蚓样隆起，抬高患肢稍有好转。无发热、胸闷、气促、下肢酸胀等不适，当时未予重视，未行诊治。4 年来上述症状逐渐加重，下肢静脉曲张逐渐明显，且出现右下肢酸胀及瘙痒，以右下腿较重，无皮肤色素沉着、发红、脱屑、皮温改变、溃疡、活动障碍，无畏寒、发热。门诊以“下肢静脉曲张”收入院。

既往史：体健，否认高血压、糖尿病等疾病史，10 年前因青光眼在外院行手术，具体不详。否认食物、药物过敏史。中毒史，预防接种史不详。

个人史：原籍长大，无特殊宗教信仰及需求，小学文化，务农，家庭关系和睦；否认化学性物质、粉尘、放射性物质、有毒物质接触史，否认疫区、疫情、疫水接触史，否认牧区、矿山、高氟区、低碘区居住史，否认吸烟、饮酒、吸毒、药物依赖及

成瘾史，否认冶游史。

家族史：适龄结婚，育有1子，配偶及子女均体健，家庭关系和睦。

专科体检：神志清，精神好，体温37 ℃，脉搏72次/分，呼吸18次/分，血压135/67 mmHg，体重40 kg，身高1.55 m，BMI 16.64 kg/m^2。查体：右侧大腿内后方及小腿内后方可见较多曲张静脉，静脉迂曲成团，无压痛，无皮温增高，无活动障碍，下肢无明显肿胀。右侧下肢Brodie-Trendelenburg试验（+）、Perthes试验（–）、Pratt试验（–）。右下肢股动脉、腘动脉、足背动脉、胫后动脉搏动可触及，趾端血运可，无营养风险。

住院期间：患者入院当天行"下肢静脉结扎+大隐静脉主干射频闭合+小隐静脉高位结扎、抽剥+静脉注射硬化剂术"，术后取平卧位，下肢穿刺处敷料弹力绷带包扎下外观干燥，穿刺处持续性钝痛，NRS评分为3分。自理能力评定为中度依赖，跌倒/坠床评分为1分，压力性损伤评分为20分，营养评分为0分，VTE评分为中-高危风险。医嘱给予二级护理、禁食、鼻导管吸氧2 L/min、心电监护；测血压、脉搏、血氧饱和度（q2h，3次）；抗凝、活血、穴位敷贴、补液等治疗。患者术后2小时，饮20 mL水无呛咳，改变体位为半坐卧位；术后4小时进食50 mL米汤无腹痛、腹胀不适，床边站立；术后6小时，床边活动，停鼻导管吸氧和心电监护，自解小便1次。患者术后8小时，医嘱予以出院，完善出院健康宣教。

知识拓展

一、概述与日间手术标准

（一）概述

下肢静脉结扎+大隐静脉主干射频闭合+小隐静脉高位结扎、抽剥+静脉注射硬化剂术一般在全麻下进行，沿大隐静脉解剖走行，在超声引导下探及大隐静脉大腿段主干，6F穿刺针自膝关节处顺利穿刺进入大隐静脉主干内，置入静脉腔内射频闭合导管，上行至隐股静脉交界开口处下方2.0 cm，沿大隐静脉主干走行周围注射肿胀液（500 mL生理盐水、利多卡因0.2 g、罗哌卡因0.1 g、肾上腺素0.25 g），注射完毕后行大隐静脉主干射频闭合术，完毕后超声下见大隐静脉主干闭合效果佳。在自膝关节下方约 10.0 cm 处上行穿刺处理大隐静脉小腿段主干上段明显处，射频导管以上述方式顺利闭合。在小腿段已标记的曲张浅静脉处注射聚桂醇（聚桂醇：空气 =1 ：3），曲张静脉明显处结扎抽剥曲张静脉团。术后右下肢用弹力绷带包扎。

（二）日间手术标准

（1）符合《慢性下肢静脉疾病诊断与治疗中国专家共识》中的相关诊断标准。

（2）静脉瓣膜功能完整。

（3）根据 2004 年美国静脉和淋巴学会发布的下肢慢性静脉疾病临床表现—病因学—解剖学—病理生理学分级为 C2 ～ C5。

（4）术前双下肢血管彩超检查提示具有手术适应证，无手术绝对禁忌证，即深静脉通畅，隐股静脉瓣处反流时间＞ 0.5 秒，无双下肢深静脉血栓。

二、入院前护理

（一）指导完成术前各项检查

入院准备中心护士指导患者完成术前各项检查与化验，患者经评估符合准入标准，于门诊预约手术日期。术前检查类型及项目详见表 3-45-1。

表 3-45-1 术前检查类型及项目

检查类型	检查项目
实验室检查	血常规、凝血功能、生化系列、输血前检查 + 丙肝抗原、B 型尿钠肽定量测定、心肌肌钙蛋白测定
影像学检查	胸部 CT
心电图检查	常规心电图检查及彩超检查
术前麻醉评估	ASA 分级为 Ⅰ ～ Ⅱ 级
专科检查	双下肢血管彩超及髂血管超声检查

（二）常规次日手术院前准备

1. 健康宣教

（1）建立患者档案，加入日间手术医护患者微信群。

（2）医护患共同合作，充分评估患者的麻醉及手术耐受性，进行入院前的健康教育：介绍日间手术流程、疾病相关知识、手术的目的、意义、所需费用。

（3）饮食指导：采集血标本后口服碳水化合物饮料，根据手术时间安排患者于术前 2 小时停止进食液体。

2. 询问病史

（1）有无其他基础疾病，如糖尿病、高血压、高血脂等，及时监测并控制近期血糖、血压的变化。

（2）过敏史：有无药物、食物过敏史。

（3）家族史及个人史：有无家族性遗传病、个人异常生活史。

3. 心理护理

护士在整个护理过程中应针对性地进行心理指导，使患者及家属了解手术过程，解除思想顾虑，积极配合术前准备，保证手术的顺利进行，使患者快速康复出院。

三、住院期间日间手术护理

（一）当日术前准备

（1）入院后发放干净的手术衣服、裤子，并贴身更换（不包括内衣、内裤），取下眼镜、饰品、活动性义齿等物品，佩戴腕带，戴上一次性帽子和脚套。

（2）左上肢留置静脉通路，常规使用 18G 留置针。

（3）术前不留置胃管、导尿管。

（4）核对手术交接单。

（二）术中护理配合

护士遵医嘱准确配置麻醉肿胀液，配合医师在 B 超定位下沿大隐静脉主干逐段注射至大隐静脉主干周围，术中严密观察。观察患者生命体征，有无胸闷、气急、胸痛、视物模糊、头痛、头晕等不适。

（三）术后护理

1. 个体监护

术后 6 小时内给予心电监护及血氧饱和度监测，完善病情记录，尤其注意下肢渗液、渗血情况，如患者出现胸闷、气促及氧饱和度下降，应警惕肺栓塞的发生；还需要注意观察患者下肢感觉、足背动脉搏动及皮肤颜色情况，如发现异常，及时汇报医师。

2. 体位管理

待患者生命体征平稳后应尽早下床活动，病情许可下在病区走廊内步行活动 30 分钟。

3. 氧气疗法

术后 6 小时内按医嘱鼻导管吸氧 2 L/min，以改善患者呼吸并促进麻醉药物代谢。

4. 饮食指导

指导患者饮食要循序渐进，如果出现恶心、呕吐，暂时停止进食，必要时使用止吐药物。患者术后 2 小时饮 20 mL 水无呛咳；术后 4 小时进食 50 mL 米汤无腹痛、腹胀等不适；术后 6 小时给予低脂饮食。

5. 疼痛护理

根据疼痛程度采取药物与非药物方法镇痛，推荐以非药物方式缓解疼痛，如音乐放松疗法、正念冥想法、深呼吸放松法等。常规使用数字分级评分法评估疼痛情况，观察疼痛的部位、程度、性质、持续时间、诱因，评分大于 3 分按医嘱正确使用止痛药物，并评估用药效果。

6. 术后常见并发症的观察与护理

（1）肺栓塞及深静脉血栓：是最严重的并发症。深静脉血栓的形成大体可分为 2 种：①浅静脉系统的血栓或栓子进入深静脉系统，主要是大隐静脉近端的血栓或硬化剂及在术中形成的新鲜血栓；②由浅静脉曲张术后制动和自身的高凝状态导致围手术期深静脉血栓的发生，也可由大量硬化剂进入深静脉导致。为预防静脉血栓栓塞的发生，VTE 评分提示高危的患者可用低分子肝素或利伐沙班片进行预防性抗凝治疗。护士应指导患者尽早下床活动，评估患者的意识状态，观察患者的呼吸频率、节律及皮肤黏膜有无发绀、血氧饱和度等情况，并注意观察双下肢有无疼痛、肿胀情况。指导患者抬高患肢，保持患肢高于心脏水平面 20 ～ 30 cm，促进下肢静脉血液回流。

（2）神经损伤：一般发生于浅表曲张静脉泡沫硬化剂治疗后小切口点状剥脱区域的周围，应与血管抽剥而导致感觉神经末梢受到损伤有关，经营养神经类药物对症治疗 2 ～ 3 个月后可缓解。护士应密切关注患者足部感觉情况，如有足部麻木、刺痛等不适，及时汇报医师处理。

（3）皮下瘀斑及血肿：大隐静脉主干剥脱后需处理小腿曲张的静脉团，大隐静脉走行区加压包扎不及时导致肿胀液弥散并吸收，分支血管断端压迫解除就会引起少量出血；术后应用抗凝药物预防深静脉血栓而影响凝血。局部皮下瘀斑及少量血肿可自行吸收，较大血肿可切开局部皮肤清除血肿，再加压包扎。护士应密切关注患者的敷料清洁情况，一旦出现渗血、渗液，应及时通知医师。同时注意患者的足背动脉搏动及皮肤颜色、感觉情况，如有异常，及时处理。

四、出院

（一）出院标准

（1）生命体征平稳，无恶心、呕吐、胸闷、气急。

（2）伤口无出血或剧烈疼痛，无严重并发症。

（3）能自行活动，术侧下肢绷带松紧适宜，末梢血运良好。

（4）主管医师发放出院小结，宣教出院后注意事项。

（二）随访

出院后 3 天来院复诊，出院后第 7 天、第 10 天、第 14 天接受电话随访。在患者出院后第 3 天完成首次延续护理，主管医师拆除弹力绷带，观察患肢情况。

参考文献

[1] 韩鹏，刘冰 . 下肢浅静脉曲张手术并发症的预防及处理 [J]. 中华血管外科杂志，2020，5（3）：141-145.

[2] 石代红，宋琴，陈代鸿，等 . 基于加速康复外科理念的医护患一体化模式在整合式大隐静脉曲张日间手术患者中的应用 [J]. 西南医科大学学报，2020，43（2）：192-195.

[3] 谢志勇，张邦唐，王春明，等 . 聚多卡醇联合大隐静脉高位结扎剥脱术在下肢静脉曲张日间手术的临床效果评价 [J]. 北方药学，2023，20（2）：11-13.

[4] 许磊，林晨 . 日间手术模式下不同方法治疗大隐静脉曲张的临床疗效 [J]. 血管与腔内血管外科杂志，2023，9（9）：1044-1048.

[5] 祖红林，李胜玉，刘明明，等 . 日间手术模式下腔内射频消融治疗下肢静脉曲张的临床观察 [J]. 中国现代手术学杂志，2021，25（3）：169-173.

（成霞霞）